Knaur
MensSana

Von Carola und Ravi Roy ist bei Knaur außerdem erschienen:
Selbstheilung durch Homöopathie

Über die Autoren:

Carola Lage-Roy führt seit Beendigung ihrer Heilpraktikerausbildung eine Praxis und behandelt beinahe ausschließlich homöopathisch. Sie hält Vorträge über Homöopathie, Chakrablüten-Essenzen und über die Nebenwirkungen von Impfungen.

Ravi Roy kam nach Abschluss seines Medizinstudiums in Indien 1979 nach Deutschland, um die Homöopathie in ihrem Heimatland zu studieren. Er hat sich als Dozent, Autor und Leiter von Homöopathie-Fortbildungsseminaren im In- und Ausland einen Namen gemacht. Zusammen mit seiner Frau schrieb er 1988 das Standardwerk *Selbstheilung durch Homöopathie* und veröffentlicht im Eigenverlag die Schriftenreihe *Homöopathische Ratgeber.*

Carola und Ravi Roy

Kinder mit Homöopathie behandeln

Knaur
MensSana

Besuchen Sie uns im Internet: www.droemer-knaur.de
Alle Titel aus dem Bereich MensSana finden Sie im Internet unter
www.mens-sana.de

Vollständig überarbeitete Neuausgabe März 2010
Dieser Titel erschien bereits unter den Bandnummern 76130 und 87109

Umschlaggestaltung: ZERO Werbeagentur, München
Umschlagabbildung: Gettyimages, BLOOMimage und
FinePic®, München
Satz: Adobe InDesign im Verlag
Druck und Bindung: GGP Media GmbH, Pößneck
Printed in Germany
ISBN 978-3-426-87463-9

2 4 5 3 1

Inhalt

I. EINFÜHRUNG

Die Homöopathie gestern und heute

Homöopathie ist eine medizinische Therapie, die die Ursache und den Kern von Krankheiten auflösen und heilen will. Sie ist nicht daran interessiert, die Folgen falscher Handlungen zu beseitigen, sodass der Mensch weiterhin so leben kann, wie er bisher gelebt hat.

Die Homöopathie wurde uns in der Form, wie sie heute praktiziert wird, von dem berühmten deutschen Arzt Dr. Samuel Hahnemann gegeben. In über 50 Jahren wissenschaftlicher Arbeit stellte er die Grundsätze der Homöopathie dar. Diese Prinzipien fasste er in seinem Grundwerk »Organon der Heilkunst« zusammen, dessen erste Auflage im Jahre 1810 erschien. Sein größtes Werk ist jedoch die Abhandlung über »Die chronischen Krankheiten«, die 1829 zum ersten Mal erschien. Seine erste Veröffentlichung über dieses neue universale Heilprinzip machte er im Jahr 1796 in einem Aufsatz in Hufelands Journal.

Die Ideen von Hahnemann waren genauso revolutionär wie die der Physik am Ende des 19. Jahrhunderts. Akzeptiert hat die Welt die Quantentheorie und die Relativitätstheorie von Einstein zwar schon, verstanden haben sie aber nur die wenigsten. Die Physik ist eine anerkannte Wissenschaft, da sie die Grundsätze der Wissenschaft ähnlich wie die Mathematik erfüllt. Auch die Homöopathie erhebt den Anspruch, eine Wissenschaft zu sein. Damit ein Spezialgebiet oder eine Lehre als Wissenschaft fungieren kann, müssen die Grundsätze wissenschaftlichen Arbeitens erfüllt sein. Jeder wissenschaftliche Zweig leistet das auf seine Weise.

Die Grundsätze der Wissenschaft lauten:

1. Durch Beobachtung von Naturphänomenen wird eine *Arbeitshypothese* aufgestellt.
2. Diese Arbeitshypothese bildet die Grundlage für *Versuche und Experimente.*
3. Stimmen die Ergebnisse im großen Umfang überein, wird die Arbeitshypothese zu einer *Theorie* erhoben und akzeptiert.
4. Sind die Ergebnisse der Anwendung der Regeln und Prinzipien dieser Theorie über jahrelange Versuche immer exakt nachzuprüfen, wird die Theorie zu einem *Naturgesetz* erhoben und akzeptiert.
5. Ein *Naturgesetz ist unfehlbar* in seinem Rahmen der Existenz. Durch Einsteins Theorie wurden die Newtonschen Gesetze nicht widerlegt, sondern sie stellte nur eine höhere Gesetzmäßigkeit dar. Die Newtonschen Gesetze sind in ihrem Rahmen richtig. Wenn man die Angelegenheit von einer höheren Warte betrachtet, dann sind die alten Gesetze aufgehoben, und es treten höhere Gesetze in Kraft.
6. Ein Naturgesetz gibt uns die Basis, um etwas *genau bestimmen* und *voraussagen* zu können. Es sind die Naturgesetze, die es dem Menschen ermöglichen, zum Mond zu fliegen.
7. Um ein Naturgesetz unfehlbar in der Praxis anwenden zu können, müssen die *Prinzipien und Regeln verstanden, beachtet und exakt ausgeführt werden.*
   Aus diesem Grund forderte Hahnemann:
   Macht's nach, aber macht's genau nach!

Nun betrachten wir Hahnemanns Homöopathie, ihre Entwicklung und Ausarbeitung nach diesen Grundsätzen.

Zu Punkt 1: Im Jahre 1790 machte Hahnemann die Beobachtung über das Naturphänomen, wie und auf welche Weise sich alle Substanzen auf einen lebendigen und gesunden Organismus auswirken: Sie produzieren Symptome von bestimmten Krankheitsrichtungen. Hahnemanns revolutionärer erster Selbstversuch mit seinen eigenen Worten:

»Ich nahm zum Versuch halber etliche Tage zwei Mal täglich jedes Mal 4 Quäntchen gute China ein; die Füße, die Fingerspitzen wurden mir erst kalt, ich ward matt und schläfrig, dann fing mir das Herz an zu klopfen, mein Puls ward hart und geschwind: eine unleidliche Ängstlichkeit, ein Zittern (aber ohne Schauder), eine Abgeschlagenheit durch alle Glieder, dann Klopfen im Kopfe, Röthe der Wangen, Durst, kurz alle mir sonst beim Wechselfieber gewöhnlichen Symptome erschienen nacheinander, doch ohne eigentlichen Fieberschauder …«

In seinem Kopf blitzte der Gedanke auf: Heilt die Chinarinde Wechselfieber, weil sie in der Lage ist, sie im menschlichen Körper hervorzurufen?

Zu Punkt 2: Er stellte nun folgende Arbeitshypothese auf:
Eine bestimmte Substanz kann eine Krankheitsäußerung heilen, weil sie diese im »gesunden« Körper produziert.
Um mit dieser Hypothese Versuche mit Kranken durchführen und experimentieren zu können, musste er erst viele solcher Beobachtungen von Mittelwirkungen an sich selbst und gesunden Menschen machen. Also nahm er die gewöhnlichen Arzneien der damaligen Zeit und führte Selbstversuche mit Aconit, Belladonna, Chamomilla usw. durch. Nun gab er seinen Patienten diese Mittel, wenn er ähnliche Krankheitsäußerungen bei ihnen feststellen konnte.
Nach sechs Jahren des Experimentierens war er so weit, dass er es wagen konnte, der Welt bzw. seinen Kollegen die Quintessenz seiner Experimente und Thesen bekannt zu machen.

Zu Punkt 3: Schon Ende des 18. Jahrhunderts waren von Hahnemann so viele Heilungen durch die Anwendung protokolliert worden, dass es für ihn keine Arbeitshypothese mehr war. Er fasste die neue Theorie und die neue Arbeitsweise in einem Satz zusammen: *»Similia similibus curentur«* – Ähnliches soll durch Ähnliches geheilt werden. Anfang des 19. Jahrhunderts machte er Gebrauch von weiteren Anwendungsmöglichkeiten seiner Theorie.

Es liegt jedem Heiler, Therapeuten oder, wie Hahnemann es ausdrückte, Heilkünstler am Herzen, nicht nur seine Mitmenschen von Krankheiten zu heilen, sondern sie auch davor zu bewahren. In der damaligen Zeit gab es schlimme Scharlachepidemien. Hahnemanns Versuche mit der neuen Methode zeigten ihm, in welcher Weise Belladonna ein Replikat (Ebenbild) des Arzneimittels am gesunden Menschen produzieren kann. Aus diesem Grund setzte er Belladonna bei Scharlachepidemien mit großer Sicherheit als Prophylaxe ein. Die Resultate übertrafen all seine Erwartungen, erfüllten ihn mit großer Freude und gaben ihm den Mut, seine wissenschaftlichen Arbeiten weiterzuführen. Keiner der Menschen, die die Scharlachprophylaxe erhalten hatten, erkrankte an Scharlach. Der Schutz war 100%ig.

Im Jahre 1805 veröffentlichte er den Vorläufer zum »Organon«, in dem er seine bisher bekannten Grundsätze und Regeln der Homöopathie zusammenfasste. 1807 wurde die neue Wissenschaft auf den Namen »Homöopathie« getauft. Hahnemann erschuf das Wort aus dem Griechischen mit der Bedeutung »ähnliches Leiden«. Gleichzeitig erhielt die Schulmedizin auch einen richtigen Namen – »Allopathie« –, der auch von Hahnemann geschaffen wurde. *Allos* bedeutet anders, also »anderes Leiden«.

Zu Punkt 4: Nachdem Hahnemann 20 Jahre mit der Theorie gearbeitet hatte, erhob er sie um 1810 zu einem Naturgesetz: *»Similia similibus curantur«* – Ähnliches wird durch Ähnliches geheilt. Hahnemann schrieb auch das Grundwerk der Homöopathie, das »Organon der Heilkunst«. Im »Organon« bittet er, dass auch seine Kollegen mit dem Ähnlichen heilen sollten. Er schreibt, dass das Naturgesetz der Heilung benutzt werden sollte, und verwendet dafür weiterhin die Worte – *Similia similibus curentur.*

Zu Punkt 5: Hahnemanns Heilerfolge waren jetzt weit und breit bekannt, und auch seine Vorbeugungsmethode gewann immer mehr an Akzeptanz unter seinen Schülern und Kollegen, die angefangen hatten, mit der Homöopathie zu experimentieren. In den nächsten Jahren erlebte Hahnemann jedoch immer mehr Enttäuschungen bei der Anwendung des von ihm entdeckten Heilgesetzes. Sein Glaube an dieses Heilgesetz war aber unerschütterlich, also machte er sich nach vielen Monaten klar, dass die Fehlschläge nicht im Gesetz begründet liegen konnten, sondern in der Art der Anwendung, und dass sie auf ungenügendem Wissen beruhten. Die nächsten zwölf Jahre bestanden in einer wahren Herkulesarbeit, in der Erforschung und Aufstellung der Grundursachen von Krankheiten. Seine Miasmentheorie und die Vorgehensweise für die Behandlung von chronischen Krankheiten legte er in seiner Abhandlung »Die chronischen Krankheiten« nieder, die 1829 veröffentlicht wurde.

Zu Punkt 6: Hahnemann stellte die Theorie auf, dass allen Krankheiten nur drei Krankheitsursachen zugrunde liegen, die er Psora, Sykosis und Syphilis nannte. Mit der Entdeckung dieser Tatsache wurde seine Wissenschaft unfehlbar. Die Heilungen nach Hahnemann haben sich inzwischen als legendär erwiesen.

Zu Punkt 7: Hahnemann hat seine Wissenschaft zielsicher in der Praxis umsetzen können. Auch seine Schüler, die das Gesetz richtig verstanden und genauso anwandten, konnten die Unfehlbarkeit bestätigen.

Homöopathie in der Praxis

Die Anwendungsweise der Homöopathie hat Hahnemann in § 3 des »Organons« präzise zusammengefasst:

§ 3

Sieht der Arzt deutlich ein, was an Krankheiten, das ist, was an jedem einzelnen Krankheitsfalle insbesondere zu heilen ist (Krankheits-Erkenntnis, Indication), sieht er deutlich ein, was an den Arzneien, das ist, an jeder Arznei insbesondere, das Heilende ist (Kenntniß der Arzneikräfte), und weiß er nach deutlichen Gründen das Heilende der Arzneien dem, was er an dem Kranken unbezweifelt Krankhaftes erkannt hat, so anzupassen, daß Genesung erfolgen muss, anzupassen sowohl in Hinsicht der Angemessenheit der für den Fall nach ihrer Wirkungsart geeignetsten Arznei (Wahl des Heilmittels, Indicat), als auch in Hinsicht der genau erforderlichen Zubereitung und Menge derselben (rechte Gabe) und der gehörigen Wiederholungszeit der Gabe: – kennt er endlich die Hindernisse der Genesung in jedem Falle und weiß sie hinwegzuräumen, damit die Herstellung von Dauer sei: so versteht er zweckmäßig und gründlich zu handeln und ist ein ächter Heilkünstler.

Das Verständnis von Krankheiten

Hahnemann fordert uns als Therapeuten auf, uns ein gründliches Verständnis der Krankheiten zu verschaffen. Der Mensch besteht aus Geist, Seele und Körper, wobei der Geist das bestimmende Prinzip ist, die Seele der Vermittler und der Körper das ausführende Prinzip oder Organ. Alle Krankheitsursachen haben ihren Sitz in der Seele. Die Äußerung dieser Krankheitsursachen findet in den mentalen, emotionalen, energetischen und physischen Körpern des Menschen statt. Wenn wir von geistigen Symptomen sprechen, dann meinen wir damit die auf der Mentalebene, denn der Geist ist das reine göttliche Prinzip, er ist und bleibt immer perfekt. Er kann von Krankheiten nicht berührt werden. Der Geist ist das heilende Prinzip. Das homöopathische Mittel ermöglicht dem Geist, in den niederen Körper einzutreten und die Heilungen zu bewirken, indem es den entsprechenden Widerstand auflöst.

Studium der Arzneimittellehre

Hahnemanns zweite Aufforderung besteht darin, dass wir uns genaue Kenntnisse der Arzneien aneignen sollten. Dies ist das Studium der Arzneimittelbilder, die inzwischen einen beträchtlichen Umfang angenommen haben. Jedoch ist die Handhabung der göttlichen Prinzipien einfach. Wir müssen dafür das Wesen eines Mittels in unserem tiefsten Inneren verstehen.
Darüber hinaus benötigen wir Kenntnisse der wesentlichen Symptome dieser Arznei. Dies ist für jeden Menschen, der ernsthaft darum bemüht ist, gut möglich.

Die Anamnese

Der Heilkünstler muss wissen, wie seine Kenntnisse der Arzneimittel auf die der Krankheit zu übertragen sind. Um dies tun zu können, muss das Krankheitsgeschehen bei einem Menschen in seinem Wesen erfasst werden. Dies nennt man die Fallaufnahme oder Anamnese. Dann wird der Fall in seinem Kernpunkt analysiert, die wesentlichen Symptome werden herausgestellt, und in den Repertorien und Arzneimittelbildern wird gesucht, welches Mittel mit der Krankheitsrichtung der herausgearbeiteten Symptome übereinstimmt. Dies ist die sogenannte Mittelfindung.

Die Dosierung
Vor der Verabreichung des Similimums (des am besten passenden Mittels) müssen die Potenz, die Anzahl der Tropfen und die Abstände bestimmt werden. Für die Dosierung gibt es in der Homöopathie eine Anzahl von Regeln, die ab S. 373 übersichtlich dargestellt sind.

Hindernisse bei einer Heilung
Weiterhin erklärt uns Hahnemann, dass der Heilkünstler die möglichen Hindernisse und Blockaden für eine Heilung kennen muss. Darüber hinaus muss er wissen, wie sie zu beseitigen sind, damit sich die volle Genesung entfalten kann. Diese Hindernisse sind im Inneren und im Äußeren zu finden. In der äußeren Welt ist eine entsprechende und individuelle Korrektur der Lebensweise für eine gute homöopathische Arbeit notwendig. In der inneren Welt sind die Traumen (Verletzungen) auf allen Ebenen als Blockaden zu betrachten bis hin zu den Grundursachen der Krankheit, den Miasmen.
Die weitere Arbeit und die Forschungen auf dem Gebiet der Homöopathie lassen uns heutzutage sieben Miasmen aufstellen.

Die Miasmen

Vom geistigen Standpunkt sind die Miasmen ein Missbrauch des Göttlichen im Menschen.

- Das Grundmiasma ist die Psora.
  Die Psora ist der Missbrauch des Wissens und der Weisheit.
- Das zweite Miasma ist die Sykose.
  Sie kommt zustande durch den Missbrauch des Lebens, und zwar der Schönheit des Lebens.
- Das dritte Miasma ist die Syphilis.
  Sie entstand aus dem Missbrauch der Macht.

- Das vierte Miasma ist die Tuberkulose.
  Sie beruht auf dem Missbrauch des Bewusstseins, das das reine Göttliche beinhaltet.
- Das fünfte Miasma ist die Carcinose.
  Dies ist der bewusste Missbrauch der individuellen Wahrheit für eigene Zwecke.
- Das sechste Miasma ist die Ambrosis.
  Es ist der willentliche Missbrauch der Schöpfungskraft.
- Das siebte Miasma ist das Lyssinus.
  Es ist der egoistische Missbrauch der Gaben Gottes.

Potenzen und Potenzierung

Am Anfang seiner Versuche arbeitete Hahnemann selbstverständlich mit Urtinkturen. Eine Urtinktur ist ein alkoholischer Auszug aus Pflanzen oder eine reine chemische Substanz bzw. ein Mineral oder ein Element. Chemische Substanzen sind z. B. Atropin, Kalium sulfuricum, Hepar sulfuris usw. Mineralien und Elemente sind z. B. Grafit, Sulfur (Schwefel), Aurum (Gold), Kohle, Petroleum usw.

Die Begriffe Potenzen und Potenzierung existierten vor Hahnemanns Entdeckung gar nicht im Sinne der Homöopathie. Hahnemann hatte nur die Ursubstanzen zur Verfügung und benutzte diese in der Weise, wie er es gelernt hatte. Die Dosierung war simpel, es wurde einfach mehr oder weniger von den Substanzen verwendet, nur mit dem Unterschied, dass sie jetzt aufgrund des homöopathischen Prinzips angewandt wurden. Hahnemann erkannte jedoch, dass die großen Mengen an Mitteln, wie sie in der Schulmedizin üblich waren, bei den Patienten starke Reaktionen auslösten, wenn sie homöopathisch angewandt wurden. Manche Reaktionen waren sogar sehr bedrohlich. Er versuchte diese heftigen Reaktionen abzumildern, indem er die Dosis reduzierte. Sein wissenschaft-

licher Geist schloss aber willkürlich Reduzierungen der Dosis als Basis für weitere Experimente aus. Also reduzierte er die Dosis in einer ganz exakten Weise durch systematische Verdünnung.
Er nahm einen Teil der Urtinktur und verdünnte ihn mit 99 Teilen Alkohol als Trägersubstanz; bei unlöslichen Substanzen wurde die Verdünnung mit 99 Teilen Milchzucker durchgeführt, wobei er sorgfältig auf eine vollständige, gleichmäßige Verteilung von Trägersubstanz und Mittel achtete. Dies erreichte er, indem er Flüssigkeiten zehn kräftige Schüttelschläge gab und feste Substanzen eine Stunde lang mit dem Milchzucker verrieb. Dies war die erste Verdünnung, später Potenzierung genannt, und sie wurde als »Eins centisimal«, kurz »1« bezeichnet. Heutzutage wird sie in Deutschland wegen der Unterscheidung von anderen Potenzen als »C 1« bezeichnet.
Diese Verdünnung war für einige seiner Patienten viel besser verträglich, aber für andere immer noch zu stark. Also beschloss er, weiter zu verdünnen, und es entstand die zweite Stufe bzw. »C 2«. Nachdem die zweite Potenz immer noch für manche sensiblen Menschen zu stark war, reduzierte er weiter auf die »3«. Nun konnten fast alle Patienten die Mittel gut vertragen. In dieser Weise arbeitete Hahnemann viele Jahre, bis er sich vornahm, auch diese leichten Reaktionen zu vermeiden, und sein experimentierfreudiger Geist forschte weiter. Er verdünnte auf die vierte, fünfte und sechste Stufe und weiter. Dabei beobachtete er, dass die Verdünnungen ab der sechsten Stufe eine neue Art von Wirkung zeigten, die vor allem bei seinen sensiblen Patienten auftrat. Es war keine rein physische Wirkung mehr, sondern eine energetische.
Ab diesem Zeitpunkt nannte Hahnemann diese Stufen der Arzneimittelverarbeitung Potenzen und das Verfahren Potenzierung bzw. Dynamisierung. Es gibt heute drei Arten von Potenzen, die einen festen Platz in der Homöopathie eingenommen haben. Die D-, C- und LM-Potenzen, die Dezimal-, die Centisimal- und die Quin-

quagintamila-Potenzen. Die Begriffe bezeichnen den Verdünnungsgrad (10-fach, 100-fach und 50 000-fach). Die eigentliche Potenzierung findet durch die Schüttelschläge bei jeder Stufe der Verdünnung statt.

Man könnte denken, dass ab einer bestimmten Stufe der Verdünnung eine weitere Verdünnung nicht mehr nötig wäre, sondern nur noch eine Potenzierung, da das Mittel bereits so stark verdünnt ist, dass keine starken Reaktionen mehr ausgelöst werden können. Dies hat sich jedoch in der Praxis nicht bestätigt. Höhere Potenzen, die ohne weitere Verdünnung hergestellt wurden, erwiesen sich als gewaltige Energiequellen. Diese hohe Konzentration von Energie war sogar gesunden Menschen kaum zumutbar, geschweige denn kranken, bei denen sie unter Umständen lebensgefährlich gewirkt hätte. Hahnemann machte all diese Experimente an sich selbst, seiner willigen Familie und seinen Freunden. Als echter Wissenschaftler probierte er erst alles genauestens aus, bevor er damit praktizierte und Ergebnisse veröffentlichte. Das Fazit war: Bei jeder weiteren Potenzierung musste auch weiter verdünnt werden.

Die D-Potenzen besitzen durch den niedrigen Verdünnungsgrad eine hohe Energiekonzentration und haben die härteste Wirkung von allen Potenzen. Je höher die Potenz, umso feiner und daher tiefgehender die Wirkung. Wenn solche feinen Energien in zu hohen Konzentrationen auftreten, dann können sie bei schwachen Menschen gefährlich werden.

Die C-Potenzen sind zwar auch noch sehr stark, aber für eine große Anzahl von Menschen doch genügend verdünnt, um keine Gefahr darzustellen. Jedoch verursachen sie in vielen Fällen die so genannte »Erstverschlimmerung«.

Um auch diese zu beheben, widmete Hahnemann die letzten Jahre seines Lebens vielen Versuchen, bis er endlich die LM-Potenzen schuf. Diesen liegt ein ganz anderes Verfahren zugrunde als den C-Potenzen. Der Hauptunterschied besteht in der Art der

Verdünnung. Bei jeder Stufe der Potenzierung wird die Verdünnung nämlich auf zwei Vorgänge verteilt. Beim ersten Vorgang geschieht eine hundertfache und beim zweiten Vorgang eine fünfhundertfache Verdünnung; zusammen ergibt dies eine fünfzigtausendfache Verdünnung. Diese Potenzen sind äußerst sanft, gleichzeitig aber auch sehr schnell wirksam. Um sie richtig anwenden zu können, muss man mit allen Prinzipien und Regeln gründlich vertraut sein.

Letztendlich muss jeder Therapeut hier seinen eigenen individuellen Stil finden. Jede Potenz hat ihre Berechtigung, und ein erfahrener Homöopath wird sich die ganze Palette der Potenzen zunutze machen.

Die Fallaufnahme

Wenn wir eine brauchbare Anamnese im Sinne der Homöopathie erstellen wollen, müssen wir die Anweisungen Hahnemanns beherzigen. Wir müssen das Wesen der Krankheit und die wesentlichen Symptome erfassen.

Die erste Regel lautet: Das kranke Kind reden lassen, es nicht unterbrechen, sodass es im Fluss des Erzählens bleiben kann, immer tiefer in sein eigenes Wesen eindringt und tief verborgene Probleme herausholen kann.

Sollte es irgendwo bei der Erzählung stecken bleiben, geben Sie nur mit Hilfsworten einen Anstoß. Nur wenn es anfängt, vom wirklichen Thema abzuweichen, sollte man es sanft zurückbringen, indem man z. B. sagt: »Du wolltest mir etwas über die Schulzeit erzählen« usw.

Die zweite Regel lautet: Stellen Sie keine Fragen, die mit ja oder nein beantwortet werden können. Je allgemeiner die Frage gestellt wird, umso besser, z. B.: »Kannst du mir etwas über deine Essgewohnheit sagen?« und nicht etwa: »Hast du einen guten Appetit?«

Die dritte Regel lautet: Zwingen Sie das Kind nicht in eine bestimmte Richtung, bzw. legen Sie ihm nicht die Worte in den Mund, z. B.: »Also du bist sehr vorsichtig!« Sagt das Kind: »Ja«, so könnte es stimmen oder nicht. Auch wenn es zutrifft, haben Sie nichts gewonnen. Sie haben bloß einen Krankheitsbegriff gefunden, aber keine wesentlichen Züge erfassen können. Sagen Sie stattdessen etwa Folgendes: »Von dem, was du mir soeben erzählt hast, ist es zu verstehen, dass du dich nicht recht wohl fühlst.« Sie können jetzt ruhig warten, bis das Kind seine Erzählung weiterführt und Ihnen dabei interessante Einzelheiten mitteilt.

Wenn Ihnen am Ende der Erzählung noch allgemeine Details und Modalitäten (Umstände, die bessern oder verschlimmern) fehlen, können Sie jetzt sehr gezielt, aber unter Beachtung der drei Regeln, Fragen stellen. Die gezielte Befragung haben wir in dem Kapitel »Durchfall« exemplarisch und ausführlich dargestellt. Sie können diese Vorgehensweise auf alle anderen Krankheiten übertragen.

Die konstitutionelle Behandlung

Die Konstitution eines Menschen beruht auf der miasmatischen Belastung, mit der er auf die Welt kommt. Jedes Kind ist aber am Anfang ganz rein. Gäbe es die Möglichkeit, die Kinder vor allen negativen Einflüssen zu bewahren, würden sie niemals von ihren Miasmen erfahren und berührt werden, sie wären sogar frei davon.

Die negativen Einflüsse nähren die Miasmen, und sie wachsen und gedeihen in dem Maße, wie diese Einflüsse Macht haben. Das wiederum hängt davon ab, wie groß die Schwächen sind und welche Stärken als Gegengewicht ins Spiel kommen.

Die negativen Einflüsse kommen aus dem Umfeld, wobei das nächstliegende Umfeld natürlich die Familie ist. Die Schwächen und Stärken der Familie, vor allem der Eltern, ihre Lebens- und Ernährungsweise, ihr Wissen in Hinsicht auf Lebensführung u. a. bestimmen das Wachstum der Miasmen. Dazu kommen alle Traumen (geistig, seelisch und körperlich) vom Zeitpunkt der Zeugung über Schwangerschaft und Geburt bis zum Kindesalter. Diese Traumen können eine direkte Beziehung zu einem Grundmittel des Kindes oder zu einem Randmittel haben. So kann eine Kopfverletzung z. B. begrenzt sein auf ein Arnica-Trauma oder das Tuberkulose-Miasma aktivieren. In diesem Fall ist Arnica ein Randmittel, es wirkt auf die direkten Folgen eines äußeren Einflusses; Tuberculinum wäre das Grundmittel, denn es geht die miasmatischen Belastungen an.

Eine konstitutionelle Behandlung auf dieser Grundlage bedeutet, dass als Erstes die gesamte miasmatische Struktur und alle Traumen des Kindes erfasst werden. Dies muss nicht und kann auch gar nicht auf einmal geschehen. Der Organismus drückt nur das aus, was momentan vorrangig ist und verarbeitet, aufgelöst und geheilt werden muss.

Von den Informationen, die man vom Kind erhält, sucht man das vordergründige Miasma heraus und gibt aufgrund der wesentlichen Symptome das passende Mittel. Manchmal ist auch eine Verordnung von zwei Mitteln notwendig.

Verlangt der Organismus nach einer Weile ein neues Mittel, indem er einen neuen Zustand entwickelt, wird dieses dann auch verabreicht. Jedes Mittel bringt das Kind ein Stück näher zu seiner Gesundheit. Zwischendurch können Randtraumamittel eingesetzt werden, wenn die Traumen als Blockade fungieren und der Organismus sie meldet. Auf diese Weise geht man Stück für Stück alle

Schwächen und Blockaden durch, bis alle Mängel abgebaut worden sind. So versucht der Therapeut, die negativen Einflüsse, die Lebensweise usw. auf eine gesunde Art zu ändern sowie eine positive Lebensweise herbeizuführen.

Deswegen ist es am günstigsten, wenn alle Familienangehörigen, vor allem aber die Eltern, sich gleichzeitig homöopathisch behandeln lassen.

Auch wenn die eigentliche konstitutionelle Behandlung abgeschlossen ist, aber die negativen Einflüsse noch sehr mächtig sind, können die miasmatischen Schwächen gelegentlich aufflackern. Eine kurze Weiterbehandlung reicht meistens, um sie wieder unter Kontrolle zu bekommen. Im Grunde genommen wird das Kind durch die konstitutionelle Behandlung so gestärkt, dass es mit seinem Umfeld gut zurechtkommt und sich davon nicht mehr unterkriegen lässt. Es wächst an den Erfahrungen und kann sie als eine freudige Aufforderung des Lebens zu mehr Wachstum akzeptieren.

Wie wir in unserem Leben bestimmte Phänomene wissenschaftlich anwenden

Es ist wohl allgemein anerkannt, dass ein gesunder Mensch, der mit genügend Abwehrstoffen ausgestattet ist, für Infektionskrankheiten nicht anfällig ist. Der Organismus besitzt einen Abwehrmechanismus, der, solange er aufrechterhalten wird, in der Lage ist, mit allen Arten von Bakterien und Viren zurechtzukommen. Dies lässt uns folgern, dass die Bakterien und Viren in einem gesunden Körper keine Macht haben und keine Krankheit auslösen können. Weitere Folgerungen sind: Wenn ein Körper doch erkrankt, hat der Abwehrmechanismus in irgendeiner Weise nicht richtig funktionieren können.

Der wissenschaftliche Weg, dieses Geschehen anzugehen, ist, herauszufinden, wo der Fehler liegt, und ihn zu beseitigen. Wenn wir aber anfangen, die Bakterien mit Antibiotika zu bombardieren, dann arbeiten wir in einer sehr unprofessionellen Weise. Dies ist die unwissenschaftliche Anwendung der Beobachtung, dass sich bei bestimmen Pilzsorten, aus denen die Antibiotika hergestellt werden, keine Bakterien ansiedeln können. Eine richtige wissenschaftliche Anwendung ist z. B. die Arbeit von Dr. Sandler*, der die Ursachen für eine herabgesetzte Abwehrlage herausgefunden hat. Darüber hinaus hat er auch die notwendigen Maßnahmen herausgearbeitet, wie eine gute Abwehrlage wiederhergestellt werden kann.

Betrachten wir das gesamte Thema in einer anderen Weise. Nehmen wir an, eine Festung ist von einem Feind belagert, und den Verteidigern gehen die Patronen aus. Jetzt können sie sich nicht mehr richtig verteidigen, und die Feinde können die Festung stürmen. Was kann man noch tun, um die Festung zu retten? Kann man eine Bombe auf die Stelle fallen lassen, an der der Feind eindringt, durch die der Feind, aber auch einige Verteidiger zugrunde gehen? Der Feind hat vielleicht große Reservetruppen, von denen immer mehr heranstürmen, woraufhin noch mehr Bomben auf sie abgeworfen werden. Natürlich schadet dies auch den Verteidigern in immer größerem Maße.

Anstatt hier eine Möglichkeit zu finden, den Verteidigern Munition zu beschaffen, mit der sie sich selber verteidigen können, hat man sich auf den Feind konzentriert und dabei den Verteidiger in einem desolaten Zustand zurückgelassen. Die Festung und die Verteidiger können zwar gerettet werden, aber mit großen Verlusten. Die restliche Feindestruppe hat sich zwar zurückgezogen, wartet aber im Hintergrund, jederzeit bereit zu einem neuen Angriff, wobei sie die Bombenangriffe in Kauf nimmt und nach einer Mög-

* Ein ausführliches Quellenverzeichnis finden Sie im Anhang des Buches.

lichkeit sucht, um sich davor zu schützen. Dieses Resultat beobachten wir im Antibiotikakrieg gegen die Bakterien, wobei die Bakterien gegen die Antibiotika immun werden.
Die wissenschaftliche Methode, die von Dr. Sandler entwickelt worden ist, bezieht sich auf den physischen Körper und eine bestimmte Art von Krankheiten. Da Sandlers Methode die wichtigsten Prinzipien der gesunden Ernährungslehre beachtet und grundsätzlich die Ursache der herabgesetzten Abwehrlage behandelt, hat sie im Rahmen des Physischen eine unfehlbare Wirkung. Jedoch werden hier der Energie-, Emotional- und Mentalkörper nicht in Betracht gezogen.
Werden die Gesetzmäßigkeiten der physischen Welt verstanden, anerkannt und angewandt, wird der physische Körper gesund. Der materielle Körper ist aber den anderen Körpern untergeordnet, und sollten dort irgendwelche Gesetze gebrochen werden, wird dies auch eine direkte Wirkung auf den physischen Körper haben und die Gesundheit stören, wobei der physische Körper die Störung durch eine vitale Energie sofort ausgleichen kann. Bleibt die Störung in den anderen Körpern bestehen oder wird sie noch stärker, dann wird der Körper irgendwann zusammenbrechen, trotz Beachtung aller physischen Grundsätze.
Die Betrachtungsweise der Miasmen beinhaltet die sieben Grundtypen des Menschen. Jeder dieser Grundtypen braucht eine andere Ernährungsweise, um seinen Körper ganz gesund zu erhalten, wobei die grundlegenden Prinzipien einer gesunden Ernährung immer gleich bleiben. Daher kann ein bestimmter Typus morgens schon Stärkehaltiges sogar mit etwas Honig oder Zucker zu sich nehmen. Ein anderer Typ würde dadurch nach etwa drei Stunden in die Unterzuckerung kommen. Der eine Typ braucht vielleicht morgens Sauermilchprodukte und wiederum ein anderer nur Obst. Ein Frühstück bestehend nur aus Brot, Käse, Marmelade und Kaffee beachtet aber die Grundsätze einer gesunden Ernährung nicht

und gehört daher zu keinem Typus. Es wird einen je nach Veranlagung krank machen.

Von dieser Betrachtungsweise her können wir verstehen, dass keine Ernährungsrichtlinie für alle Menschen pauschal gelten kann, sondern sie muss immer individuell für den jeweiligen Typus herausgefunden werden. Für den einen Typus kann beispielsweise momentan die Hildegard-Medizin genau das Richtige sein, für den anderen sind es die Schüsslersalze oder die Phytotherapie. Das arbeiten die Homöopathie, die Chakrablütentherapie und andere auf der seelischen Ebene heraus und schließen dabei alle vier Körper mit ein. Aus diesem Grund sind sie universal und hilfreich für alle Menschen.

Impfen – ein Mythos gerät ins Wanken

In den letzten Jahren haben immer mehr Menschen eine eher distanzierte Haltung dem Impfen gegenüber eingenommen, weil viele die Erfahrung gemacht haben, dass Impfungen das Immunsystem schädigen können und dass die Gefahren, die von Impfstoffen ausgehen, verharmlost oder gar nicht erwähnt werden.

Auf jeder Zigarettenpackung und -werbung muss heute vermerkt sein: »Rauchen schadet Ihrer Gesundheit.« So schreibt es das Gesetz vor. Ebenso muss auf jeder Medikamentenwerbung der Hinweis stehen: »Zu Risiken und Nebenwirkungen fragen Sie Ihren Arzt oder Apotheker.« Impfstoffe gehören ebenfalls zu den verschreibungspflichtigen Medikamenten und müssten eigentlich auch diesen Vermerk tragen. Doch auf keinem der Plakate, nicht in Werbebroschüren oder Werbespots im Fernsehen und Rundfunk sowie in keiner Schaufensterreklame von Apotheken wird dieser aufklärende Satz zum Schutz der Patienten erwähnt. Den Impfstoffen wird also eine Art Freibrief ausgestellt. Auch wenn das Gesetz dies nicht ausdrücklich fordert, haben die Menschen doch das Recht zu wissen, was ihnen schaden könnte.

Die Sonderbehandlung, die die Impfstoffe genießen, verwundert umso mehr, als ausgerechnet für diese Medikamente die einschneidendsten Kontraindikationen gelten. Dazu gehören schon eine vorübergehende Abwehrschwäche und allein der Verdacht auf einen Schnupfen oder anderen Infekt, der noch gar nicht ausgebrochen zu sein braucht. Deswegen darf ein Kind auch nicht geimpft werden, wenn in der Familie jemand akut krank ist. Außerdem können Impfstoffe lebenslange therapieresistente Nebenwirkungen haben. Grundsätzlich haftet in Deutschland der Staat, wenn es nach öffentlich empfohlenen Impfungen zu einem Impfschaden kommt. Dies gilt allerdings nicht, wenn der Impfling zum Zeitpunkt der Impfung an einem banalen Infekt leidet oder sich in der Inkubationsphase einer Krankheit befindet. Letzteres lässt sich schwerlich im Voraus diagnostizieren. Wer macht schon eine große Blutuntersuchung vor einer Impfung, um dies abzuklären? Welche Mutter misst drei Tage vor der Impfung täglich die Temperatur des Kindes? Doch die Liste der Kontraindikationen ist damit noch nicht beendet. Auch im Genesungsstadium befindliche Kinder sollten nicht geimpft werden.

Andere Kontraindikationen sind auffälliger, z. B. Hautausschläge jeglicher Art. Den alten Hausärzten war es noch bekannt, dass Kinder mit Milchschorf nicht geimpft werden dürfen. Es genügt bereits, wenn eine familiäre Veranlagung zu Hautkrankheiten, Allergien, Heuschnupfen und Asthma vorliegt. Denn den Impfungen haben wir es mit zu verdanken, dass heute fast jeder dritte Bundesbürger an einer Allergie leidet. Vor Einführung der Impfungen hat es z. B. den »Heuschnupfen« nicht gegeben. Diese Krankheit trat zum ersten Mal in England auf, nachdem dort mit den Impfungen begonnen wurde. Heute ist der Heuschnupfen so weit verbreitet, dass in Tageszeitungen und Nachrichten ein Pollenfluginformationsdienst eingerichtet werden musste. Ferner sollten weder Frühgeborene noch Spätentwickler geimpft werden und keine Kinder, deren Immunsystem chronisch oder akut geschwächt ist. Hier drängt sich förmlich die Frage auf, wie sich die Impfungen wohl auf die unterernährten Kinder in den armen Ländern der Welt auswirken.

Abwehrschwache Kinder dürfen nicht geimpft werden, und die abwehrstarken Kinder haben die Impfung nicht nötig, da ihr Immunsystem gut funktioniert. Der Säugling wird über die Muttermilch mit Antikörpern gegen fast alle Kinderkrankheiten, außer Windpocken, versorgt. Trotzdem werden schon zwei Monate alte Säug-

linge »durchgeimpft«, meist ohne abzuklären, ob ein Schutz vor Infektionskrankheiten über die Muttermilch gegeben ist oder intrauterin (bereits innerhalb der Gebärmutter) gewährleistet wurde. Hier könnte die Gefahr einer Hyperimmunisierung bestehen. (Siehe auch unter »Tetanusimpfung« im Teil IV.) Welchen Sinn hat es, diese mit Abwehrkörpern gut ausgestatteten Kinder zu impfen?
Kinder, die im Säuglingsalter einen Impfschaden erleiden, müssen im schlimmsten Fall ihr ganzes Leben in einem Pflegeheim fristen. Sie sind womöglich körperlich und geistig 100%ig behindert. Je früher ein Kind geimpft wird, desto leichter kann es zu einem Impfschaden kommen, da das Gehirn und die Nerven noch nicht voll entwickelt sind. Der Impfschadensexperte Dr. Buchwald empfiehlt Eltern, die ihre Kinder unbedingt impfen lassen möchten, dies erst im zweiten oder dritten Lebensjahr zu machen. Die Kinder können dann sprechen und mögliche Beschwerden, die nach einer Impfung auftreten, im Falle eines Impfschadensprozesses vor Gericht selber formulieren. Das mag für Eltern makaber klingen, aber Dr. Buchwald spricht aus der Sicht eines Gutachters.

Es ist normalerweise sehr schwierig, einen Impfschaden als solchen anerkannt zu bekommen. In der Regel müssen jahrelange Gerichtsverhandlungen durchgefochten werden, bis dem Impfopfer eine Rente nach dem Bundesversorgungsgesetz zugesprochen wird. Man muss davon ausgehen, dass sehr viele behinderte Kinder, deren Behinderung als eine Folge der Schwangerschaft oder Geburt diagnostiziert wird, in Wirklichkeit Impfopfer sind. Bei keiner anderen Medikamentengabe werden so starke lebenslängliche Schädigungen hingenommen. Im Falle des Medikamentes Contergan führten die Nebenwirkungen an etwa zehntausend Embryos zu einem vollständigen Verbot des Mittels.
Im Vergleich dazu stellten im Jahre 1991 10650 Menschen in der BRD einen Antrag auf die Anerkennung eines Impfschadens bei

den Versorgungsämtern. Nach sechs Jahren wurden jedoch nur 26,7 % (= 2849) anerkannt. 57 % der eingereichten Anträge wurden abgelehnt, der Rest befand sich noch in Bearbeitung. Man kann aber davon ausgehen, dass der tatsächliche Schaden wesentlich höher ist, da die meisten Menschen sich gar nicht bewusst sind, dass es sich um einen Impfschaden handeln könnte. In Italien z. B. wurden 30 000 Anträge auf Schadensersatz wegen Impfungen gestellt. Viele Krankheiten und Beschwerden haben wenig Chancen, als Impfschaden anerkannt zu werden. Dazu gehören z. B. Neurodermitis, Verdauungsbeschwerden, Candidabefall, Karies, Sehstörungen, Konzentrationsschwierigkeiten, Hyperaktivität, Ängste und Phobien, Menstruationsbeschwerden, Tumore, Diabetes, Multiple Sklerose, Lähmungen, Sprechstörungen, Autismus, spastische Zustände, epileptische Anfälle.

Ein Impfschaden wiegt in der Regel wesentlich schwerer als jede andere Schädigung durch Medikamente oder Gifte. Auch vom ethischen Standpunkt aus kann er nicht mit anderen Schäden verglichen werden – denn er wird wehrlosen Säuglingen und Kleinkindern zugefügt. Es ist zwar die Pflicht des Arztes, vor jedem körperlichen Eingriff sowie bei jedem verordneten Medikament auf mögliche Risiken hinzuweisen, vor Impfungen wird dies in der Regel jedoch nicht so gehandhabt. Würde die Aufklärung immer durchgeführt, dann würden höchstwahrscheinlich weniger Eltern als bisher ihr Kind impfen lassen. Im Falle eines Impfschadens kann der Arzt von den Eltern zur Rechenschaft gezogen werden, wenn er der gesetzlich vorgeschriebenen Aufklärungspflicht nicht nachgekommen ist. Auch den ohnehin überstrapazierten Krankenkassen käme eine Impfrisikoaufklärung zugute, wenn dadurch unnötige Impfungen und Folgeschäden verhindert würden.

Durchgemachte Kinderkrankheiten sorgen meist für eine lebenslange Immunität gegen diese spezielle Krankheit. Menschen, die nie geimpft wurden, sind durchwegs gesünder und stabiler als Geimpfte. Aidskranke haben fast immer viele Impfungen erhalten. Laut Herstellerangaben soll der Impfschutz gegen Diphtherie und Keuchhusten nur fünf Jahre halten, gegen Tbc, Tetanus und Polio ca. zehn Jahre, gegen Windpocken drei Jahre. Diese Angaben haben jedoch keine wissenschaftliche Basis. Das Durchstehen der Kinderkrankheiten ist dagegen ein Training für das Immunsystem, das sich für das ganze Leben bezahlt macht.

Impfrisiko abwägen

Eltern sollten vor jeder Impfung ihrer Kinder die Möglichkeit eines irreversiblen Impfschadens und das Risiko, nach Kinderkrankheiten an Folgeerkrankungen zu leiden, gegeneinander abwägen. Nehmen wir hier als Beispiel die Kinderlähmung (Polio). Diese Krankheit ist seit fast 30 Jahren hier zu Lande nicht mehr aufgetreten; es sind nur vereinzelte Fälle von Ausländern bekannt. Dagegen gibt es aber eine Anzahl von Polioerkrankungen, die durch die Impfung ausgelöst worden sind. Ein geimpftes Kind ist ein potenzieller Krankheitsüberträger. Es hat einige Fälle gegeben, in denen Kinder ihre eigene Mutter nach einer Impfung angesteckt haben. Aus diesem Grund impfen Kinderärzte in manchen Bundesländern gleich die ganze Familie bis hin zu den Großeltern. Anschließend wird vorsorglich ein Fieberzäpfchen mitgegeben, da es sehr häufig nach einer Impfung zu Fieberanfällen kommen kann.

Bei der echten Kinderlähmung (inzwischen unterscheidet man zwischen dem »Polio-Wildvirus« und dem »Impfpolio-Virus«), die wohl die gefürchtetste aller Kinderkrankheiten ist, bilden sich in den meisten Fällen die Lähmungserscheinungen innerhalb eines Jahres wieder vollständig zurück. Diese Menschen können trotz ihrer Krankheit ein voll erfülltes Leben führen. Der Verstand wird durch Polio nicht beeinträchtigt. »Eine Impfung dagegen kann aus einem fröhlichen, lebenslustigen Kind ein idiotisches, von Krämpfen geschütteltes, dahinvegetierendes Wesen machen«

(Dr. Buchwald). Ein Impfschaden ist aus schulmedizinischer Sicht nicht zu beheben und von daher auch nicht zu verantworten! Den Eltern der Betroffenen bleibt nichts anderes übrig (wenigstens unter allopathischen Bedingungen), als sich in ihr Leid zu ergeben und sich wenigstens eine finanzielle Entschädigung zu erkämpfen, wobei mit keinem Geld dieser Welt solch ein Schaden wiedergutgemacht werden kann. Das Leid, das über Familien gebracht wird, die nur das Beste für ihr Kind wollten und vorher nie etwas von Impfschäden gehört haben, ist unvorstellbar. So manche Ehe zerbricht unter dieser schweren Prüfung. Viele Heimleitungen lehnen die Aufnahme solcher Kinder ab, da sie genau wissen, welche Anforderungen auf sie zukommen. Schwer impfgeschädigte Kinder erfordern den größten Einsatz an Betreuung und Pflege, nicht zu vergleichen mit dem anderer Behinderter. Impfgeschädigte Kinder sind ständig auf Hilfe angewiesen, können weder alleine essen noch sich waschen, anziehen oder auf die Toilette gehen. Sie können meist nicht sprechen oder anderweitig, etwa durch Kopfnicken, ihre Bedürfnisse zum Ausdruck bringen.

Warum sind Impfungen so gefährlich?

Dafür gibt es mehrere Gründe; der wichtigste ist der Impfstoff an sich. Hierbei handelt es sich nämlich um einen tierischen oder gentechnisch hergestellten Krankheitserreger, der einem gesunden Menschen eingespritzt wird. Es ist äußerst schwierig, wenn nicht sogar unmöglich, den Krankheitserreger mit schulmedizinischen Methoden in seiner Toxizität so weit zu entschärfen, dass er vor der Krankheit schützt, ohne selber Nebenwirkungen auszulösen. Die Impfstoffhersteller versuchen deshalb, mit allen möglichen Zusatzstoffen die krank machenden Eigenschaften des Impfstoffes unter Kontrolle zu halten.

Impfstoffzusätze

Antibiotika: allergieauslösend
Betapropiolacton (inaktiviert Impfstoffe): Krebs erregend
Formaldehyd: Allergieauslöser, Bronchitis, Asthma, Krebs erregend
Natriumtimerfonat (als Konservierungsmittel)
Thiomersal (als Konservierungsmittel): Allergen
Protaminsulfat (blutungshemmend): plötzlicher Blutdruckabfall, Atemstörungen, Hautrötungen
Neomycin (Komaprophylaxe): Allergie, Magen-Darm-Störungen
Gentamicin (Antibiotikum): Nieren-, Hör- und Gleichgewichtsstörungen, Allergen, Immunsuppressivum
Human-Albumin (als Stabilisator): Allergen
Hühnereiweiß: Allergen
Hydrolysierte Gelatine (als Füllstoff, Bindemittel): aus Tierknochen
Aluminiumhydroxid (als Adjuvans): Allergen
Aluminiumphosphat (als Adjuvans): Allergen, Alzheimersche Krankheit

Auffällig ist, dass sich unter diesen Zusatzstoffen viele befinden, die Allergien auslösen oder verstärken können. Durch ein einfaches Rechenexempel lässt sich die Toxizität der Impfungen darstellen. Addiert man den Quecksilbergehalt aller Impfungen, die einem Kind bis zu seinem zwölften Lebensjahr verabreicht werden, so überschreitet diese Summe bei weitem den zulässigen Höchstwert im Körper eines Erwachsenen. Kinder, deren Mütter Amalgamfüllungen haben, sind stärker betroffen, da sie schon vor ihrer Geburt vier Mal stärker mit Quecksilber belastet sind als Kinder von Müttern ohne Amalgambelastung. Hier muss dringend eine Änderung der bisherigen Praxis herbeigeführt werden.
Die noch gefährlicheren Auswirkungen der herkömmlichen Impfungen sind aber den tierischen Produkten zuzuschreiben, die für

den Impfstoff verwendet werden. Die meisten Impfstoffe werden nämlich aus tierischen Seren, manchmal sogar aus menschlichen Krebszellen hergestellt. Hierdurch wird die Artenschranke durchbrochen. Tierische Seren wirken sich extrem schädlich aus, wenn sie künstlich, unter Umgehung des Verdauungskanals, in den Körper eingebracht werden, besonders wenn es sich um Krankheitserreger handelt. Die Folgen dieses Eingriffes sind nicht leicht zu fassen, aber durch genaues Beobachten von Patienten, die unter den Folgen einer Impfung leiden, lassen sich die Zusammenhänge deutlich erkennen.
Diese Menschen berichteten uns, dass sie nach der Impfung den Eindruck hatten, als ob eine Mauer zwischen ihrem Verstand und ihrem Gefühlsleben entstanden wäre. Sie haben das Gefühl, als hätten sie den Zugang zu ihrer Seele verloren. Der Amerikaner Coulter beschreibt in seinem Buch »Impfungen – der Großangriff auf Gehirn und Seele« anhand von Beobachtungen der amerikanischen Gesellschaftsstruktur seine Eindrücke vom Impfen, die sich mit unseren Erfahrungen decken. Das Einbringen tierischer Seren in den menschlichen Körper öffnet natürlich auch der Allergiebereitschaft Tür und Tor. Heute leiden schon Kinder im Vorschulalter an Nahrungsmittelallergien, besonders auf tierisches Eiweiß, und an Neurodermitis.

Was muss getan werden, um Impfschäden zu vermeiden?
Möglicherweise sind Sie nach dem Lesen dieses Kapitels über Impfrisiken, Kontraindikationen und Vorsichtsmaßnahmen beim Impfen besser informiert als Ihr Arzt. Daraus können sich Interessenkonflikte ergeben. Mit etwas Verständnis für Ihren Arzt können Sie diese jedoch meistern! Bedenken Sie, dass Vorlesungen über Impfen nicht zum Pflichtprogramm eines Medizinstudiums gehören. Da dieses Studium bereits sehr umfangreich ist, kann man ein Interesse für außerplanmäßige Fächer nicht unbedingt erwar-

ten, zumal das Thema »Impfschäden« ein sehr weites und unübersichtliches Gebiet darstellt.
Bei der Ärzteschaft klafft eine Informationslücke über Impfschäden. In die Approbationsordnung sollte der Impfkurs für Studenten wieder aufgenommen werden. Dieser wurde vor wenigen Jahren gestrichen, nicht etwa, weil es darüber nichts zu lehren gäbe, sondern weil er zu umfangreich war. Die Impfaufklärungspflicht der Ärzte sollte endlich in die Tat umgesetzt werden. Um das zu gewährleisten, sollten die Eltern eine schriftliche Einwilligung zur Impfung geben. Diese dient gleichzeitig dem Schutz des Kindes und sichert den Arzt gegen eventuelle Regressforderungen ab.
Die wissenschaftlichen Forschungen auf dem Gebiet der Früherkennung von Impfschäden müssen forciert werden. Die notwendigen Früherkennungsmaßnahmen und Untersuchungen eines möglichen Impfschadens sollten zum Bestandteil der *Vorsorgeuntersuchungen* durch den Kinder- oder Hausarzt erklärt werden. Die Impfungen mit möglichen Nebenwirkungen sollten in die Untersuchungshefte eingetragen werden und nicht in den separaten Impfpass.
Neben infektiösen Kinderkrankheiten, die durch Impfungen ausgelöst werden können, sollten auch alle anderen Impfkomplikationen der Meldepflicht unterworfen werden. Nur so kann ein schädlicher Impfstoff schnellstmöglich aus dem Verkehr gezogen werden. Nur so kann verhindert werden, dass Polioerkrankungen vom Typ des Impfvirus sich epidemisch ausbreiten, wie es in Holland und Brasilien geschah.
Schließlich sollten die Impfstoffe, genau wie alle anderen Medikamente, mit der Warnung vor möglichen Gesundheitsschädigungen und Nebenwirkungen versehen werden.

Worauf Sie nach einer Impfung besonders achten sollten*

Auf folgende Reaktionen Ihres Kindes sollten Sie bis zu acht Wochen nach der Impfung achten:

Bei Säuglingen:

- starkes Weinen ohne Grund und ohne das Kind beruhigen zu können
- schrille Schreie, eventuell begleitet von kurzen Zuckungen
- Krampfanfälle, die durch kein Medikament zu beeinflussen sind
- Schlaflosigkeit
- Kinder, die nach der Impfung viel schlafen und sehr ruhig sind, können am plötzlichen Kindstod sterben
- Retardierung – das Kind »vergisst« bereits gelernte Verhaltensweisen, lutscht wieder am Daumen, hört auf zu sprechen, zu gehen etc.
- allergische Hautausschläge, wie Nesselsucht, Neurodermitis
- allergisches Asthma oder Bronchitis
- Infektanfälligkeit
- Apathie, Interesselosigkeit, autistisches Verhalten
- Schielen

Bei größeren Kindern:

- Unselbstständigkeit – wenn ein selbstständiges Kind nach der Impfung unselbstständig wird
- Konzentrationsstörungen, Lese-, Rechtschreib- oder Rechenschwäche
- große Unruhe, Zappeligkeit

---

* Eine ausführliche Beschreibung der Impfschäden und ihrer Behandlungsmöglichkeiten finden Sie in dem Homöopathischen Ratgeber Nr. 15 »Impffolgen und ihre Behandlung« von Ravi und Carola Roy.

- Angst, aus dem Haus zu gehen, Freunde zu besuchen, Angst vor Neuem, Angst in engen Räumen
- Sehschwäche
- Karies, Zahnfleischentzündung mit Schwellung, bei schweren Impfschäden Abbröckeln der Zähne
- eifersüchtiges Verhalten
- Abmagerung, fortschreitender Schwund der Muskulatur
- Blässe und Schwäche, wie sie bei Leukämie (Blutkrebs) vorkommen
- Infektanfälligkeit
- Periodenschmerzen bei jungen Mädchen
- chronischer Durchfall, Pilzbefall
- aggressives Verhalten
- Heuschnupfen
- jugendlicher Diabetes
- Suchtverhalten, z. B. Fernsehsucht
- Entwicklungsknick, das Kind verfällt in kleinkindliches Verhalten

Bei *Verdacht auf einen Impfschaden,* auch wenn die Impfung schon jahrelang zurückliegt, beginnt der bürokratische Weg durch die Instanzen:

1. Informieren Sie Ihren Hausarzt.
2. Dieser meldet den Verdacht beim Gesundheitsamt.
3. Stellen Sie einen Antrag auf Anerkennung als Impfschaden an das für den Wohnsitz zuständige Versorgungsamt.
4. Nach § 839 Abs. 1 BGB können Schadensersatzansprüche gestellt werden, und zwar an den Arzt, falls dieser nicht genügend aufgeklärt oder eine Erkrankung des Kindes nicht beachtet hat, an den Staat bei öffentlich empfohlenen Impfungen oder an den Impfstoffhersteller; dies ist aber in Deutschland fast aussichtslos. (In den USA haftet dagegen der Hersteller.)

Was können Sie als Eltern tun, um Impfschäden zu vermeiden?

- Lassen Sie sich umfassend vom Arzt über mögliche Impfschäden aufklären, am besten den Beipackzettel geben lassen.
- Lassen Sie sich bei jedem Arztbesuch einen schriftlichen Bericht über Ihr Kind geben.
- Nicht impfen lassen, wenn Ihr Kind noch gestillt wird. Muttermilch schützt vor Kinderkrankheiten, außer Keuchhusten und Windpocken.
- Nicht unter einem Jahr bzw. zwei Jahren impfen lassen. Je kleiner das Kind, desto leichter können Gehirnschäden auftreten.
- Wägen Sie ab zwischen Impfrisiko und aktuellem Erkrankungsrisiko. Erkundigen Sie sich bei Ihrem zuständigen Gesundheitsamt, ob in Ihrem Landkreis z. B. gerade eine Polio- oder Diphtherie-Epidemie umgeht bzw. wann die letzten Erkrankungsfälle gemeldet wurden.
- Keinesfalls dürfen kranke oder genesende Kinder geimpft werden. Die Impfstoffhersteller raten auf den Beipackzetteln sogar dann von einer Impfung ab, wenn auch nur der Verdacht besteht, ein Schnupfen oder eine andere Krankheit könne in den nächsten Tagen ausbrechen.
- Nicht geimpft werden dürfen Kinder mit Milchschorf, familiärer allergischer Belastung, besonders Neurodermitis und Heuschnupfen, oder schwächliche Kinder, Frühgeborene und Spätentwickler. (Weiterführende Literatur: Homöopathischer Ratgeber Nr. 14 »Neurodermitis« von Ravi und Carola Roy.)
- Impfungen mit dem DPT-Impfstoff sollten grundsätzlich unterlassen werden, wenn nach einer früheren Diphtherie-, Keuchhusten- und/oder Tetanusimpfung ein vorübergehender Abfall von Blutplättchen oder das Nervensystem betreffende Komplikationen aufgetreten sind. (Beipackzettel der Behring-Werke)

- Lassen Sie ältere Kinder mitentscheiden, ob sie sich impfen lassen möchten. Kinder haben in der Regel eine gute Intuition für das, was ihnen guttut oder nicht. Ferner unterliegen sie nicht so stark den Ängsten, die durch eine einseitige Information entstehen können.

Impfungen: eine Bestandsaufnahme

In der Geschichte der Impfungen stehen zwei Namen ganz oben – Edward Jenner und Louis Pasteur. Ein dritter, Robert Koch, kann dazugezählt werden. Sie sollen eine wissenschaftliche Grundlage für die schulmedizinische Impfung geschaffen haben. Wir werden Ihnen jedoch in diesem Kapitel zeigen, wie wenig dies mit der Wissenschaft zu tun hat.

Edward Jenner wurde auf die Tatsache aufmerksam, dass die Milchmägde, die an den Kuhpocken erkrankt waren, später anscheinend gegen die Pocken immun waren bzw. nur sehr leicht daran erkrankten.

Diese Tatsache war einigen Bauern und Ärzten schon länger bekannt. 1796 nahm sich Jenner ein Experiment vor: einem achtjährigen, gesunden Jungen das Sekret aus der Pustel einer an Kuhpocken erkrankten Milchmagd in die Haut einzuritzen (einzuimpfen). Sein Ziel war es, einen Schutz aufzubauen. Diese Methode des Einritzens von Krankheitssekret geht bis in die Antike zurück. Also war es keine neue Erfindung Jenners. Nachdem der Junge die Reaktionen auf den Kuhpockeneiter überstanden hatte und wieder gesund war, ritzte Jenner in die (infizierte) Haut des Jungen die echten Pocken, und der Junge blieb gesund. Hier ging es darum, den Schutz unter Beweis zu stellen. Aufgrund dieses einen glücklich verlaufenden Falles schlussfolgerte Jenner voreilig, dass der Junge durch die Impfung mit den Kuhpocken gegen die Pocken immun geworden war. Damit begann unter der Flagge von Jenner die Ära der Vakzination (von lat. vacca = Kuh) bzw. die Zeit des Impfaberglaubens und richtete unsagbar viel Leid und Schaden bei den Menschen und Tieren an.

Eine Wissenschaft entsteht aus dem Studium von Naturphänomenen. Um einer gewissen Beobachtung nachzugehen, wird eine Arbeitshypothese aufgestellt. Wenn diese Beobachtung unter den verschiedensten Umständen untersucht worden ist und sie eine gewisse Stichhaltigkeit zeigt, wird eine Theorie aufgestellt.
Erst wenn die Theorie bei Einhaltung aller bekannten Regeln immer das gewünschte Resultat produziert, wird die Theorie als Naturgesetz anerkannt.

Auf dieser Basis wollen wir Jenners Impfhypothese betrachten. 1798 veröffentlichte Jenner seinen Bericht »*Untersuchungen über die Ursachen und Wirkungen der Kuhpocken*«. Dieses Heft ist die Bibel des schulmedizinischen Impfglaubens und wird in den höchsten Tönen gepriesen. Aber eine Analyse der darin enthaltenen 23 Fälle zeigt ein Vermischen von Darstellungen und Beobachtungen. Jenner dokumentiert aber auch strukturlos Fälle von Personen, die an Kuhpocken erkrankt waren und keine Pocken bekamen. Aber das war schon längst bekannt und ist ferner auch kein Beweismaterial für seine These: Die Impfung mit den Kuhpocken schütze vor den Pocken. Bei anderen dokumentierten Fällen erfolgte der Schutz durch eine Krankheit, die nur bei Pferden vorkommt (Mauke). Er ordnete sie, weil es seinen Zwecken dient, der Kuh zu, aber es ist trotzdem kein Kuhpockensekret, das benutzt wird. Also ganz gegen wissenschaftliche Grundsätze. Letzten Endes sind es nur vier Fälle, die sein eigenes Kriterium des Experimentierens erfüllen. Die Zahl ist nicht wirklich von großer Bedeutung, da wissenschaftliche Experimente viel mehr verlangen als die Schilderung von Jenner. Als Erstes verlangt sie ein gründliches Sammeln der Fakten bis zum Beginn des Experimentierens und deren Analyse. Im Falle einer Infektionskrankheit: die Entwicklung der Krankheit in den letzten Jahrzehnten und Jahrhunderten; die Zahl der Erkrankungen in einer bestimmten Gegend; der Schweregrad der

Erkrankungen; die Zahl der Toten usw. Welche sozialen, politischen und anderen Verhältnisse herrschten in dieser Gegend und welche Auswirkungen hatten diese auf die Krankheit. Sie werden sagen, viel verlangt zu den damaligen Zeiten. Aber nein. Es gab vor Jenner viele andere, die sich mit diesem Thema beschäftigt und schon einiges Wertvolles darüber berichtet hatten.

Im Jahre 1889 schrieb Prof. Edgar March Crookshank, englischer Arzt und Mikrobiologe, Mitglied des Royal College of Physicians, eine fast 1000 Seiten lange Abhandlung über dieses Thema: »The History and Pathology of Vaccination«. In diesem Buch sind alle Fakten bis in die Antike zurückreichend zu finden. Die Geschichte, wie der renommierte Professor der vergleichenden Krankheitslehre am King's College, London, dazu kam, dieses Buch zu schreiben, ist sehr interessant. Zwei Jahre zuvor hatte ein anderer bekannter Arzt, Dr. Creighton, eine Abhandlung gegen das Impfen, »Natural History of Cowpox and Vaccinal Syphilis«, über 160 Seiten verfasst. Sir James Paget, Arzt und Pathologe, bekannt für die Beschreibung der Pagetschen Krankheit, bat Crookshank, Creightons Buch wissenschaftlich zu widerlegen. Crookshank untersuchte die ganze Angelegenheit und kam zu der Überzeugung, dass Impfungen eine falsche Praktik seien. Auf Seite 465 schreibt er: »Unglücklicherweise ist der Glaube in die Wirksamkeit der Impfungen so tief im Schulmediziner verwurzelt, dass es kaum möglich ist, in dieser Generation der Nutzlosigkeit der Impfpraktik allgemeine Anerkennung zu verschaffen. Jedoch wäre es noch mehr zu würdigen, wenn sie es tun würden und dadurch der Pathologie und Hygiene den rechten Platz gewähren würden.« Selbstverständlich waren Dr. Crookshank die vorherigen kritischen Veröffentlichungen anderer Ärzte zu diesem Thema, darunter Schriften vieler namhafter Deutscher, sehr von Nutzen.

Schon längere Zeit, noch bevor Jenner mit dem Impfen begann, hatten Ärzte und Autoren berichtet, dass die Pocken im Schweregrad und in der Häufigkeit abnahmen. Im gleichen Maße reduzierte sich die prozentuale Anzahl der Toten. Die Gründe dafür konnten zwar nicht genau festgestellt werden, aber bessere Lebensverhältnisse und genügend Nahrungsmittel schienen dabei eine wichtige Rolle zu spielen. In Kriegszeiten, in denen schlechtere Hygiene, Hungersnot und Mangel herrschen, nehmen die Seuchen zu. Dieser Zusammenhang konnte im 19. Jahrhundert genau untersucht und nachgewiesen werden. Er erwies sich als der wirkliche Grund für die Abnahme von Infektionskrankheiten.

Nun kommen wir aber zu einigen sehr wichtigen Punkten, die bei wissenschaftlichen Untersuchungen zu beachten sind. Eine These kann nicht als richtig hingestellt werden, wenn die Anzahl der Fälle, auf die sie sich bezieht, sehr gering ist. Bei einer Epidemie von geringerem Schweregrad erkranken immer nur wenige Menschen aus der gesamten Bevölkerung. Auch waren die Pocken laut Beobachtung von Ärzten nicht mehr so bösartig, als Jenner seine Impf-Experimente begann. Ferner bestand das Experiment von Jenner darin, einem mit Kuhpockenserum Geimpften Pockensekret einzuritzen, um zu sehen, ob dieser Mensch von den Pocken verschont bleiben würde. Das würde aber bedeuten, dass jeder Mensch, dem das Pockengift eingeritzt wird oder der mit Pocken in Kontakt kommt, in der Folge immer die Pocken bekommen würde. Das ist jedoch bei weitem nicht der Fall. Nur dann wäre die Annahme von Jenner richtig. Hier sprechen aber zwei grundsätzliche Punkte gegen diese Annahme. Die Variolation mit Menschenpocken, wie diese Impfpraktik genannt wurde, reicht sehr weit zurück, bis in die Antike – China, Indien, Ägypten usw. Auch die bisherige Erfahrung hatte also gezeigt, dass diejenigen, denen das Pockengift eingeritzt wurde, selten die Krankheit selbst bekamen. Hätten sie in der Mehrzahl oder alle die Krankheit bekommen, wäre man schleunigst von dieser Vorgehensweise abgerückt. Natürlich gab es Komplikationen, dadurch Pockenerkrankungen und auch Todesfälle. Aber wie Crookshank in seinem Buch beschreibt, geschah das eher selten, da ganz strenge Regeln für die Impfung festgelegt waren. Es war eine heilige Zeremonie. Nur ganz gesunde Menschen durften geimpft werden. Keine Schwangeren, keine Kranken, keine schwächlichen Kinder, keine Kleinkinder usw. Als Wissenschaftler hätte sich Jenner erst dieses Wissen aneignen sollen. Dann hätte er durch seine Impfmethode nicht Fehlgeburten und Missbildungen bei Säuglingen auslösen können und sein eigener Sohn wäre dadurch nicht behindert geworden. Dann hätte er gewusst, dass durch das Einritzen von Menschenpocken in die Haut von Gesunden nicht unbedingt Pocken ausgelöst werden. Der zweite Punkt: Solch ein Experiment müsste unter verschiedensten Bedingungen und bei allen möglichen Menschen durchgeführt werden. Ferner müssten diese Menschen wiederholt den Pocken ausgesetzt sein, um festzustellen, wie der Schutz tatsächlich aussieht. Doch dafür hat sich Jenner keine Zeit genommen. Nach zwei Jahren (wobei eine lange Pause dazwischenlag), hat er auf dieser völlig unwissenschaftlichen Basis seine Hypothese als bewiesen angenommen und als Theorie aufgestellt.

Hahnemann dagegen sagte kein Wort, als er das Heilgesetz im Jahre 1790 entdeckte. 1796, nach sechs Jahren intensiver Überprüfung, stellte er seine Hypothese auf: »Versuch über ein neues Prinzip zur Findung der Heilkräfte der Arzneisubstanz, nebst einigen Blicken auf die bisherigen«. Weitere 14 Jahre vergingen, bevor er das »Organon der rationellen Heilkunde« schrieb. Eine klare, wissenschaftlich belegte Anweisung für die Umsetzung des Heilprinzips mit fundiertem Wissen.

Es bedarf vieler Jahre und Jahrzehnte des Überprüfens, wie sich etwas Neues in der Praxis bewährt. Vieles muss überdacht und dann wieder längere Zeit beobachtet werden. Das alles tat Hahnemann. Im Gegensatz dazu hielt Jenner seine Hypothese von Anfang an für perfekt. Den Fehlschlägen wurde nicht nachgegangen – sie wurden sogar vertuscht. Ein Wissenschaftler sollte sich stets durch einen offenen Geist auszeichnen. Allein der tragische Tod des fünfjährigen Knaben John Baker, fünf Tage nach der Impfung, hätte Jenner stutzig machen müssen. Er erwähnt dieses Ereignis erst gar nicht. Als sich die Kuhpockenimpfung in den Jahren nach diesem Zwischenfall durch massive Propaganda durchsetzte und immer mehr Menschen als direkte Folge der Impfung starben oder schwer krank wurden, gelang es Jenner durch die Hilfe einflussreicher Menschen, die Impfung nicht nur weiterzuführen, sondern sogar noch zu verbreiten. Das Sterben und Leid der Menschen interessierte ihn nicht sonderlich.

Jetzt, im Jahre 2009, nach den Todesfällen durch die Schweinegrippe-Impfung, wird ein Arzt im *Münchener Merkur* vom 5.11.2009 zitiert: »Trotz der Todesfälle ist die Impfung eine gute Sache.« Wie in Gottes Namen kann eine gute Sache Tod und Leid bringen?

Hahnemann schreibt im ersten Paragraphen seines Organon, *was die Grundeinstellung eines Arztes ausmacht: »Des Arztes höchster und einziger Beruf ist es, kranke Menschen gesund zu machen, was man Heilen nennt.«*

- Der Tod ist nicht immer zu vermeiden, aber er sollte nicht die Folge der Behandlung bzw. der Impfung sein. In der July 26, 2000-Ausgabe des »Journal of the American Association«, Band 284, Nummer 4, schreibt Barbara Starfield: »Is US Health Really the Best in the World?« »Sind die Amerikaner gesundheitlich wirklich am besten dran?« In diesem Artikel erwähnt sie, dass etwa 106 000 Menschen jährlich durch richtig verschriebene Medikamente in Amerika sterben. Sie arbeitete damals für die Johns Hopkins School of Public Health. Hier geht es um richtig angewandte Mittel, die Heilung bewirken sollen. Diese Medikamente sind durch das FDA (Food and Drug Administration = Amt für Lebensmittel und Medikamente) zugelassen. Das FDA ist für die Zulassung neuer Medikamente zuständig. Natürlich hat das FDA auch alle Medikamente zugelassen, die sich im Nachhinein als tödlich herausstellten oder schwerste Schäden auslösten. Trotz aller schädlichen Nebenwirkungen werden sie jedoch nicht vom Markt genommen, denn in aller Konsequenz würde das das Ende der Schulmedizin bedeuten, denn die Ärzte hätten nichts mehr zu verschreiben. Hier geht es nicht darum, trotz guter Behandlung zu sterben, sondern, dass als direkte Wirkung eines Medikamentes der Tod folgt. All diese Medikamente sind auch hier in Deutschland, Europa und auf der ganzen Welt zugelassen. Es gibt über 2 Millionen Todesfälle pro Jahr auf der ganzen Welt, obwohl diesen Menschen die »richtigen« Medikamente verschrieben wurden. Darüber hinaus gibt es noch die Todesfälle durch falsch verschriebene Medikamente, Krankenhausinfektionen, Chirurgie usw.

Es gibt viele Gründe dafür, dass sich die Impfungen durchsetzen konnten. Die Variolation (schützen mit dem Pockensekret) war schon bekannt. Jenners Methode war nur eine neue Variante, und zwar mit der Kuhpocke. Die Variolation wurde durch die englische Schriftstellerin Lady Mary Wortley Montagu (1689–1762) im Jahre 1717 eingeführt. Sie lebte damals in der Türkei und ließ ihren Sohn auf diese Weise impfen. Als sie 1721 nach England zurückkehrte, führte sie diese Impfmethode am englischen Hof ein. Von dort aus verbreitete sich dieses Verfahren über ganz England und in Europa. Diese Methode war aber schon einige Zeit in Verruf geraten, als Jenner mit seinem Verfahren an die Öffentlichkeit trat. Mit den Worten »Jetzt habe ich es geschafft« legte er den Grundstein für den medizinischen Aberglauben, dass Impfen schützen würde und bereits Millionen von Menschenleben gerettet hätte.

Aber im Grunde liegt es in der Natur des Menschen, sich am Aberglauben festzuklammern. Er möchte die Eigenverantwortung gerne abgeben. Die Verantwortung selber zu tragen ist keine einfache Entscheidung. Manche werden durch schwere Umstände dazu gezwungen. Andere haben mehr Durchblick und wissen, dass es die beste Entscheidung ist. Es ist deshalb schwer, weil wir damit jede Autorität in Frage stellen müssen, ohne dabei aber zynisch und ungläubig zu werden. Der Mensch wird selber zu einer gewissen Autorität. Jetzt wird dieser kritische Mensch jedoch eine Gefahr für jene, die sich als Autoritäten empfinden, sich aber nur mit Dogmen und Aberglauben umgeben. Der historische Roman »Die Päpstin« von Donna Woolfolk Cross hat heute noch Gültigkeit, das Thema ist nur subtiler geworden. Was die Wissenschaft betrifft, gab es vor etwa 800 Jahren in England einen Priester und Gelehrten namens Roger Bacon*, der wegen seiner wissenschaftlichen Wahrhaftigkeit von der Kirche lebenslänglich eingesperrt wurde. Glücklicherweise konnte ein mächtiger Freund seine Schriften vor der Kirche schützen. Sie sind erst Ende des 19. Jahrhunderts veröffentlicht worden. In seinem Hauptwerk »Opus Majus« schreibt er über die schlechten Autoritäten, welche sich nur rühmen wollen, denen aber an der Wahrheit nichts liegt. Sich rühmen wollen sowie Macht und Geldgier sind schlechte Begleiter für die wahre Wissenschaft. Diese Themen werden immer mehr in Büchern,

---

* »The First Scientist – A Life of Roger Bacon« von Brian Clegg

Zeitschriften, Artikeln und Filmen angesprochen. Es gibt in der Geschichte der Impfungen sehr viele Beispiele, die in Zusammenhang mit Geldgier stehen. Der am besten dokumentierte Betrug wurde 1921 in Amerika inszeniert, als Ärzte und das Gesundheitsamt eine Pockenepidemie herbeiführten, um Geld in ihre Koffer zu scheffeln (Surya Zeitschrift Nr. 14).

Es gibt *drei Hauptrichtungen* der Wahrheit:

- die *echte Wissenschaft,* welche zu einem immer größeren Verständnis der Dinge und Glücksgefühl führt;
- das *Dogma,* das sich an einem winzigen Teil der übergeordneten Wahrheit festklammert, jedoch zu Verbohrtheit und Unglück führt;
- den *Aberglauben,* der zwei unabhängige Ereignisse zusammenwirft und daraus eine These als absolute Wahrheit darstellt (... als die Katze von links über die Straße lief, passierte ein Unglück ...). Wenn solche Schlussfolgerungen mit wissenschaftlichem Fachjargon und mit wissenschaftlicher Methodik dargestellt werden, entsteht für die Masse ein glaubhafter, wissenschaftlich aussehender Aberglaube. Der Aberglaube jedoch führt zu fehlendem Einfühlungsvermögen, Unmenschlichkeit und Verderben der Menschen.

Wir sollten fest in unserem Bewusstsein verankern: Das Benutzen der wissenschaftlichen Methodik macht sie keineswegs zu einer Wissenschaft!

Nachdem der Wissenschaftler eine These aufgestellt hat, ist es seine Aufgabe, in der Praxis zu überprüfen, inwieweit die These in der Wirklichkeit stimmig ist. Das gesamte Wissen zum Thema und den dazugehörigen Fachrichtungen dient als Basis, um die Methodik für die Experimente auszuarbeiten. Die Methoden sind über die Jahrhunderte sehr gut ausgearbeitet worden. Sobald ein Mensch mit akademischem »Titel« eine wissenschaftliche Methodik benutzt, wird diese als Wissenschaft deklariert. Um dies zu verdeutlichen, möchte ich auf eine Szene in dem Film »Changeling – Das falsche Kind« von Clint Eastwood hinweisen. Hier geht es um eine wahre Geschichte aus dem Jahre 1928 in Los Angeles. Eine Psychiatrie-Patientin fordert die Hauptdarstellerin (ebenfalls Patientin der Psychiatrie) auf, das Frühstück brav aufzuessen. »Sie wollen hier rauskommen, oder?«, sagt sie. »Also müssen Sie sich normal verhalten.« Die arme Hauptdarstellerin, naiv wie sie war, erwiderte: »Aber ich bin nicht verrückt.« – »Ja, aber Sie sind eine Frau, d. h., Sie reagieren mit Emotionen. Deswegen sind Sie unglaubwürdig. Merken Sie sich, wenn Sie hier zu viel lächeln, gelten Sie als labil. Wenn Sie nichts sagen, werden Sie als depressiv abgestempelt. Wenn Sie sich neutral verhalten, seien Sie unfähig, in der ›realen‹ Welt passend zu agieren.« Mit pseudo-wissenschaftlichen Argumenten werden nach Lust und Laune das Normale, das Gesunde und die Gefühle im Menschen unterdrückt. Der Film ist nichts für Menschen mit schwachen Nerven, aber wenn wir der Wahrheit ins Auge blicken möchten, brauchen wir starke Nerven.

Heute ist es nicht anders als damals, nur viel subtiler. Das Weibliche im Menschen und damit in jeder Gesellschaft wird heute noch fast genauso unterdrückt. Es wird zwar ein bisschen mehr zugelassen als früher, aber es werden kaum die wahren Hintergründe der Gefühlswelt erforscht. Aber auch das männliche Denken – das wirklich logische, wissenschaftliche – wird unterdrückt. Betrachten wir das Beispiel anhand einer Katze.

1. Fall: Eine schwarze Katze rennt über die Straße. Der Fahrer hasst schwarze Katzen. Abgelenkt durch seine Hassgefühle, fährt er gegen einen Baum.

2. Fall: Es ist eine schöne weiße Katze, die Fahrerin liebt weiße

Katzen. Gefühle der Zuneigung durchströmen sie. Und wieder kracht es.
3. Fall: Der Wissenschaftler sieht eine gelb-weiße Katze mit einem schwarzen Punkt auf der Stirnmitte. Er verliert sich in Gedanken über diese interessante Genetik und fährt in einen Bach hinein. Hier erst fängt die Wissenschaft an. Das ist der Ur-Uranfang. Es muss nicht sein, dass es jedes Mal kracht. So ist das gesamte Wesen des Menschen sehr komplex, es kommt sehr langsam von einem Wissensstand zum nächsten, man arbeitet sich von einer Arbeitsplattform zur nächsten hin. Darüber hinaus ist die Basis des Menschen das Leben, das wir nicht wirklich zu verstehen vermögen. Nur durch die Göttliche Wissenschaft ist es möglich, ein gewisses Verständnis dafür zu bekommen. Leider ist diese Wissenschaft mit so viel Aberglauben und Dogmen negativ behaftet, dass sie einen schwereren Stand hat als die Medizin.

Wenn wir eine Arbeitshypothese in die Praxis umsetzen, dann erwarten wir ein Resultat. Was unser Thema »Schutz vor Infektionskrankheiten« betrifft, wollen wir heutzutage eine sichtbare Reduzierung der Erkrankungen sehen, bzw. wenn Erkrankungen auftreten, erwarten wir deutlich leichtere Fälle. Der Schutz, den wir wählen, soll auch nach ethischen und moralischen Vorstellungen keinem Lebewesen, auch nicht unserer Mutter Erde, schaden. Was passierte aber nach Einführung der Kuhpockenimpfung? Sobald in einer Gegend geimpft wurde, brachen dort die Pocken aus, und zwar deutlich mehr Fälle als in den vergangenen Jahren und viel schwerere Fälle als zuvor. Dies gilt grundsätzlich auch für jede andere Impfung bis zum heutigen Tag. Betrachten Sie dazu die Grafiken im Kapitel V.

Das Resultat der Kuhpockenimpfung verstieß gegen die erste Grundregel der Wissenschaft. Das Ergebnis war nicht wie erwartet. Doch bis dahin hatte Jenner schon zehntausend Pfund Sterling-Silber vom Staat für seine »Verdienste« um die Menschheit erhalten. Es gab zwar viele Kritiker, er war jedoch bereits sehr berühmt geworden. Was sollte er machen? Seinen Ruhm aufgeben? Die zehntausend Pfund (heute mehrere Millionen Euro wert) zurückgeben? Seinen Fehler eingestehen? Dazu hätte viel Menschenwürde und Ehre gehört. Eine Größe dieser Art erlangen wir jedoch nur, wenn wir das Leben und Gott, der uns das Leben schenkt, ehren. Einflussreiche Freunde ermöglichten Jenner damals, weiterzumachen und noch mehr Geld für seine »Forschungen« zu erhalten. Wenn man jedoch bewusst Menschen sterben lässt bzw. direkt dazu beiträgt, dass sie sterben, nennt man das Mord! Wenn Sie die Zahlen der Toten durch Impfungen in einem Jahr extrapolieren (die Daten von vielen Ländern, v. a. Afrika sind unbekannt), kommt man auf eine unglaubliche Zahl von Millionen und Abermillionen. Das betrifft die Menschen. Was ist aber mit anderen Lebewesen? Wie viele Millionen von Tieren haben seitdem qualvolles Leiden und Tod für die Herstellung von Impfstoffen erlitten? Das ist es, was Dr. James J. Garth Wilkinson, Arzt, Schriftsteller und Philosoph, 1876 Folgendes äußern ließ: »Die Impfung ist eine unglaubliche Tat der mörderischen Geisteskrankheit des gesamten ärztlichen Berufes. Es ist blutiger Mordanschlag.«

Das betrifft nur die Toten. Die Zahl der Impfgeschädigten ist kaum zu schätzen. Wenn man die Zahl der schweren Impfschäden bedenkt, über 12 000, die jedes Jahr in Amerika gemeldet werden, kann man sich das Ausmaß vorstellen. Das sind jedoch nur Meldungen von Menschen, die im Hinblick auf Impffolgen ein gewisses Bewusstsein erlangt haben. Die restlichen kleineren Schädigungen sind gar nicht mitgezählt. Die wirkliche Zahl ist mit Sicherheit wesentlich höher.

Aufgrund der schweren Impffolgen und der viel schlimmeren Pockenepidemien als Folge der Impfung wurde die Kuhpockenimpfung in Deutschland mehrmals verboten. Neue Fürsten und Könige wurden dann jedoch überzeugt, sie nochmals einzuführen. Der Mensch neigt nämlich dazu, in kürzester Zeit alles wieder zu vergessen. Diejenigen, die für die Freiheit gekämpft haben, sind nicht mehr da, nun können die Ketten noch einmal angelegt werden. Ein ganz anderes Beispiel: Welche Notwendigkeit gab es für die neue Rechtschreibform, außer Milliarden von Umsatz für neue Nachschlagewerke und Schulbücher? Wurden Sie als freie Bürger gefragt, ob Sie sie wollen? Haben Sie einen Fragebogen erhalten, und wurden uns die Konsequenzen klar und deutlich dargestellt? Nun sind jedoch Gesundheit, Leben und Tod weitaus wichtigere Themen. Dennoch werden Sie gezwungen, Dinge über sich ergehen zu lassen, die Sie, wenn Sie alles wüssten, niemals zulassen würden.

England ging es nicht so gut wie Deutschland. Dort wurde der Impfzwang eingeführt und blieb bis 1907 bestehen. Väter sind freiwillig zwei Jahre ins Gefängnis gegangen, um ihre Kinder vor der Pockenimpfung zu schützen. Das war damals die Strafe. Wer ist hier aber der Kriminelle? Die Eltern, die ihre Kinder schützen wollen, oder derjenige, der ihnen schaden will. Barbarisch ist die Tatsache, dass es im 21. Jahrhundert noch viel schlimmer ist. Ein Vater in Amerika wurde 1999 lebenslänglich plus 10 Jahre, d.h. keine Bewährungsmöglichkeit, wegen Kindesmord verurteilt, weil sein Baby als Folge einer Sechsfachimpfung starb. Der untersuchende Arzt hatte folgende Diagnose gestellt: Gehirnschädigungen und -blutungen durch zu starkes Schütteln des Babys (Shaken Baby Syndrom)! Er konnte durch außergewöhnliche Unterstützung von Experten aus aller Welt nach sechs Jahren freigesprochen werden. Unermüdlich engagiert hat seine Frau viele wertvolle Fakten gesammelt und auf ihre Webseite gestellt, sodass viele andere betroffene Unschuldige von diesem unmenschlichen Unrecht erfahren haben und seitdem vor Gefängnisstrafen bewahrt werden konnten. (Siehe *www.freeyurko.bizland.com)* Kürzlich ist eine unschuldige Frau in Kanada erst nach 14 Jahren freigesprochen worden. Der untersuchende Pathologe hatte absichtlich falsche Aussagen gemacht, um der Polizei einen Gefallen zu tun. Das tat er auch in fünf anderen Fällen, wie später aufgedeckt wurde.

Dr. med. Edgar Berman, beratender Arzt des Weißen Hauses in den siebziger Jahren, schreibt in seinem Buch *The Solid Gold Stethoscope:* Es gibt unglaublich viel Pfuscherei, Spekulation, falsche Diagnosen und Vertuschungen in und außerhalb von Krankenhäusern. Die oftmals tödlichen Nebenwirkungen bezeichneten die Ärzte gerne als kleines »Malheur«. Er sagt: »Wann lernen wir, dass wir einem Vergifteten (durch Ärzte sowie seine ungesunde Lebensweise) nicht noch mehr Gift geben können?«

Alle Impfexperten sind der gleichen Meinung. Impfungen sind höchst giftig und schaden 100%ig dem Impfling, manchen mehr, manchen weniger. Es ist nur eine Frage des Grades.

In der Homöopathie wissen wir seit dem Erscheinen des Büchleins *»Thuja und Vakzinose«* (Ende des 19. Jahrhunderts) von dem englischen Homöopathen James Compton Burnett, dass ohne die Beseitigung eines Impfschadens, auch eines ganz leichten, keine Heilung stattfinden kann. Mit Vakzinose werden die Folgen der Pockenimpfung bezeichnet.

Beobachtungen und Tatsachen leiten den echten Wissenschaftler. In den Jahren nach der Einführung der Kuhpockenimpfung wurden unzählige Beobachtungen gemacht, die die Impfungen in Frage stellen. Nur ein Beispiel (um die Unmenschlichkeit eines

Aberglaubens zu zeigen): Amerika übernahm 1898 die Philippinen und begann 1905, die Bevölkerung systematisch durchzuimpfen. Vor 1905 starben etwa 10 % an den Pocken, die wenigen Fälle verliefen meist sehr mild. Die Virulenz und Anzahl der Erkrankung stieg stetig, je mehr geimpft wurde. Die Sterberate sprang sofort von 10 % auf 25 % bis zu der schlimmsten Epidemie 1918/19. Mehr als 95 % der Bevölkerung war zweimal geimpft worden. Die durchschnittliche Sterberate lag bei 65 %. Manila hatte eine der höchsten Raten, da es am besten durchgeimpft war. Mindanao hatte die geringste Sterberate, da die Menschen aus religiösen Gründen am wenigsten geimpft waren. Die Bevölkerung einer kleinen Insel mit etwa 16 500 Menschen, die zuvor noch nie von der Pockenkrankheit befallen war, wurde nach der Impfung fast ausgerottet: über 15 000 Tote. Zu dieser Zeit gab es auch andere, extrem virulente Epidemien: 93 000 Tote durch Malaria, 91 000 durch Grippe, 80 000 durch Tuberkulose, Ruhr, Cholera und Fleckfieber – zusammen 70 000. Dies bestätigt die Beobachtung, dass die Impfungen das Immunsystem drastisch schwächen. (Aus dem Buch, *Horrors of Vaccination,* von Chas M. Higgins, 1920.)
Im Gegensatz zu den Philippinen gab es in Australien im selben Zeitraum fast keine Pockenimpfung, daher auch kaum Pockenerkrankungen und unter ihnen lediglich eine Sterberate von 3 %.

Louis Pasteur legte die Richtung der modernen Medizin fest. (Ausführlich darüber im Ratgeber: Risiko Impfung – Impffolgen behandeln, Lage & Roy Verlag.) Es gibt zwei Grundverstöße bei seinen »wissenschaftlichen Versuchen«. Der erste Verstoß besteht in dem undefinierten Vorgehen bei seinen Experimenten. Pasteur versuchte willkürlich diese und jene Methode. Der gewissenhafte Wissenschaftler legt genauestens fest, was er herausfinden will und wie er vorgehen wird. Warum er was tun wird. Was ist das Zwischenziel und das Fernziel – das sind wichtige Fragen. Wissenschaft ist kein Kinderspiel, bei dem immer mehr Farben gemischt werden, und am Ende hat man eine undefinierbare dunkle Farbe. Der zweite und viel größere Verstoß ist der komplette Mangel an Beobachtung. Die Wissenschaftler hatten damals gerade begonnen, Bakterien und später Viren zu entdecken. Die Idee, dass die Bakterien Krankheiten verursachen, existierte also schon. Der erste Schritt hätte jetzt sein sollen: Beobachten, was die Bakterien eigentlich machen, und dies unter den unterschiedlichsten Bedingungen. Das wurde nicht gemacht, sondern die Idee der Pathogenität der Bakterien weitergeführt und daraus resultierend Impfstoffe produziert. Bechamp, ein Zeitgenosse Pasteurs, machte genau das, was die Wissenschaft verlangt, und entdeckte damals das Gegenteil der herrschenden Schlussfolgerungen der Schulmedizin.

Die gleiche Methode wie bei der Kuhpocken-Impfung wird weiter angewandt. Pasteurs unwissenschaftliche Darlegungen werden allgemein akzeptiert: Infektionskrankheiten würden durch Bakterien verursacht. Pasteur hatte zu diesem Zeitpunkt schon viel Geld durch die Impfstoffe verdient. Niemand konnte ihm Widerstand leisten, obwohl seine Anthraximpfung in Russland total fehlschlug. Aber dennoch hat man heute international keine Chance, seine Rechte durchzusetzen, geschweige denn gehört zu werden.
Was konnten die russischen Bauern vor 130 Jahren gegen seinen Betrug mit der Milzbrandimpfung machen? Die mächtige Ärzteschaft hat seine Impfungen voll akzeptiert und in die Medizin fest eingebaut. Eine französische Impffirma hat schon angefangen, weltweit die Impfung zu vertreiben. Die Tore zur Wahrheit wurden damit geschlossen. Übrigens hat der Homöopath Dr. Weber schon 1830 – 50 Jahre bevor Pasteur seinen Aberglauben durchsetzte – mit der Homöopathie Schafe und Rinder vollständig gegen den Milzbrand (Anthrax) schützen können (siehe unser Buch »Biowaffen und Homöopathie«). Brauchen wir Menschen

so dringend einen Aberglauben? Müssen wir so viel Geld sinnlos ausgeben, um krank zu werden?

Es ist nicht anders mit Pasteurs Tollwutimpfung. Natürlich kann man an Tollwut sterben. Aber genauso wie bei anderen Infektionskrankheiten verläuft sie unterschiedlich und individuell. Der Gebissene muss aber nicht erkranken. Wie viel Leid es bei den Tieren ausgelöst hat, kann man nicht sagen, da keine Statistik geführt wurde. Aber wir können sicher sein, dass die Folgen genauso schlimm sind. Nur dass Tiere oft eine viel bessere Konstitution als der Mensch haben, sie verkraften es besser. Der Hund unserer Nachbarn hatte immer ein ganz sanftes Wesen. Einen Tag nach seiner Tollwutimpfung kam er in unseren Garten und brachte unsere beiden Hasen um. Die Tollwutimpfung macht tollwütig!

Beispiele aus der Praxis

Früher wussten die Ärzte besser, wann sie nicht impfen dürfen, auch wenn sie geimpft haben. Noch vor 20 Jahren gab es ältere Ärzte, die ihr Studium in den 50er Jahren absolviert hatten, die über die Gefahren Bescheid wussten. Denn Anfang der 60er Jahre wurde der Fachbereich »Impfungen« aus dem Studium der Ärzte gestrichen. Auf keinen Fall dürfen Allergiker, akut Kranke (auch bei Verdacht), Immungeschwächte usw. geimpft werden. Wir können uns an einen Fall von einem Kind mit Neurodermitis erinnern. Neurodermitis hat einen allergischen Hintergrund. Also wurde mit der Impferei aufgehört. Nachdem das Kind mit Hilfe der homöopathischen Behandlung geheilt war, wollte der Vater die Impfungen durchziehen. Das Gespräch fand zwischen der Mutter und uns statt. Wir haben sie gewarnt, dass die Neurodermitis wieder zurückkommen wird, vielleicht viel schlimmer und hartnäckiger. Sie sagte, dass der Druck vom Mann zu groß sei und sie nichts dagegen machen könne. Das

Kind wurde also durchgeimpft. Kurze Zeit darauf brach die Neurodermitis ganz schlimm aus. Glücklicherweise konnten wir das Kind bald wieder von seiner Neurodermitis befreien. Wir erleben aber immer wieder, dass die Schulmediziner trotz Neurodermitis, trotz anderer Krankheiten immer weiter impfen.

Bei einem anderen Kind lief es nicht so gut. Es hatte eine Erkältungsneigung mit schlimmen Pseudokrupp-Anfällen. Für uns war es eine klare Impffolge, aber die Eltern waren noch nicht davon überzeugt. Als das Kind so weit in Ordnung war, wollten die Eltern das Kind wieder impfen. Wir haben alles versucht, um sie zu überzeugen, aber der Mann hatte zu viel Angst. Wir haben die Konsequenzen dargestellt: viel schlimmere Kruppanfälle und eine Hartnäckigkeit. Der Vater war von seinem Impfwunsch nicht abzubringen. Innerhalb eines Monats nach der Impfung bekam das Kind den schlimmsten Kruppanfall, den es je hatte. Es dauerte 14 Tage, bis es wieder gesund war. Da die Mutter die gute Wirkung der Homöopathie bei den früheren Anfällen miterlebt hatte, hielt sie es durch. Jeden Herbst/Winter hatte das Kind mehrere Erkältungen, wobei eine sehr schwer war. Nur nach und nach, etwa 4 Jahre später, konnte die Homöopathie die Krankheit einigermaßen bändigen.

Bei vielen Menschen können wir die direkte Folge der Impfung nicht festlegen, besonders bei Erwachsenen. Die Menschen und auch deren Eltern können sich nicht erinnern, wie es sich nach den Impfungen entwickelt hat. Nach Jahren der Forschungen wissen wir, wie die Folgen aussehen, sowohl auf der körperlichen als auch auf der seelischen Ebene. All die subtilen Zeichen kennen wir. Wir haben die Impfstoffe homöopathisch zubereitet (Nosoden), an uns geprüft, und daher wissen wir, wann sie einzusetzen sind. Nicht routinemäßig, sondern immer zum richtigen Zeitpunkt. Das heißt, wenn gerade der Zustand, der zu dem Impfstoff passt, im Vordergrund ist. Nur wenn es richtig gemacht wird, können die Heilungen, welche teilweise an Wunder grenzen, erzielt werden.

Fälle, wo die direkten Folgen nicht festzustellen waren
Ein Junge hatte eine Erkältungsneigung. Er war voll durchgeimpft. Die homöopathische Behandlung bis dato hatte wirklich nicht geholfen, lediglich Linderung gebracht. Wegen krampfhafter seelischer Zustände bekam er jetzt die Tetanus-Nosode. In kürzester Zeit war die Erkältungsneigung verschwunden.

Tetanus (in der homöopathischen Sprache lassen wir meist den Zusatz Nosode fallen) geht mit einer verkrampften Spannung einher, die sich auch stark körperlich auswirkt. Beim Schreiben z. B. hat der Mensch bestimmte Hemmungen, die fast unüberwindbar sein können. Einem Patienten fiel es etwa schwer, mehrere Unterschriften hintereinander zu schreiben. Tetanus hatte das Problem ausgelöst. Wir finden eine ähnliche Schriftproblematik bei geimpften Schulkindern, die z. B. unter Spannung immer kleiner und unleserlich schreiben.

Es spielt keine Rolle, ob wir solche und viele Zustände als direkte Folge feststellen können oder nicht. Die Erfahrung hat gezeigt, dass die Tetanusimpfung die Ursache ist. Sie werden diese Zustände auch bei ungeimpften Kindern finden können, weil die Eltern voll durchgeimpft sind. Die Impfungen verankern sich in den Genen und verändern sie krankhaft!

Ein Mann hatte extrem ermüdende Herzschmerzen. Diphtherinum ist dafür bekannt, den Herzmuskel pathologisch zu schwächen. Auf dieser Basis bekam er Diphtherinum, was ihm allgemein sehr guttat und die Herzproblematik weitgehend in Ordnung brachte. War er durchgeimpft? Ja. Wusste er von den Folgen? Nein.

Schaden der Tetanusimpfung

Clarissa, einziges Kind, war aus innerer Überzeugung der Eltern nicht geimpft worden. Als sie 5 Jahre alt war, drängte der homöopathische Kinderarzt zur Tetanusimpfung, obwohl er ansonsten alle anderen Impfungen ablehnte, doch diese »müsse« sein. Das ist so ein Unsinn. Hier ist es egal, ob Sie mit einer Keule oder mit einem Stein zuschlagen. Ferner dürfte die Tetanusimpfung laut der schulmedizinischen Basis für die Wirksamkeit einer Impfung keine Wirkung haben, da sie aus dem *Toxin* des Tetanuserregers hergestellt wird. Also sind in der Impfung keine Erreger enthalten, weder tote noch lebendige! Sie als Heilsuchende erwarten mindestens vom Homöopathen mehr Einsicht in die Hintergründe von Krankheiten, mehr Wissen über die Tatsachen von Impfungen. Hahnemann lehrte uns, dass wir keine Mühe scheuen sollten, wo es um die Gesundheit unserer Mitmenschen geht.

Clarissa wollte sich keinesfalls impfen lassen, willigte schließlich doch noch ein, jedoch nur unter einer Bedingung: Ihre Eltern sollten sich zuerst impfen lassen!

Clarissa sollte drei Impfungen erhalten. Doch nach der zweiten stoppte die Mutter die Aktion, denn sie selbst hatte die Schäden durch die Impfung am eigenen Körper erlebt. Ihr Immunsystem brach zusammen, sie war ständig erkältet. Chlamydien hatten sich in ihr festgesetzt, die auch nach anderthalb Jahren noch nicht weichen wollten. Sie hatte zum ersten Mal in ihrem Leben Scheidenpilz. Ihr alter Hausarzt, der sich aufs Pendeln verstand, diagnostizierte einen Tetanus-Impfschaden.

Der Vater des Kindes bekam etwa ein halbes Jahr nach der Impfung eine Schilddrüsenunterfunktion in Kombination mit Mb. Hashimoto, einer Autoimmunkrankheit der Schilddrüse, wobei sich die Schilddrüse selbst zerstört. Er hatte sich vor zwei Jahren zum letzten Mal untersuchen lassen, wobei die Schilddrüse völlig normal arbeitete. Noch niemals in seinem Leben hatte er Probleme

mit der Schilddrüse gehabt – erst nach der Tetanusimpfung konnte der Hashimoto bei ihm ausbrechen.
Clarissa selber blieb durch Gottes Gnade verschont.
Der Vater bekam die Tetanus-Nosode C 200, alle 4 Tage 2 Tropfen auf einem Esslöffel Wasser. Jetzt stellte sich heraus, dass er schon seit langem einen Tetanus-Impfschaden gehabt haben musste, der sich bisher aber nur im geistigen Bereich gezeigt hatte. Clarissas Vater hatte sehr viele Tetanusimpfungen erhalten – jedes Mal nach einer Verletzung, und daran hatte es bei ihm nicht gemangelt. Es hatte sich eine generelle Angst vor Krankheiten bei ihm entwickelt, sich mit Infektionskrankheiten anzustecken, aber noch mehr Angst hatte er, an Krebs zu erkranken. Diese Ängste traten alljährlich im Herbst auf und bedrückten seine Seele derart, dass er an nichts mehr Freude hatte. Nach nur wenigen Gaben der Tetanus-Nosode C 200 verschwand seine Herbstdepression. Die Behandlung läuft erst seit kurzer Zeit, und es ist damit zu rechnen, dass sich dadurch auch seine Schilddrüse regenerieren wird, doch dies wird etwas länger dauern.

Entwicklungsverzögerung nach Mehrfachimpfung
Arons Geburt wurde eingeleitet. Dementsprechend war seine Leber durch die Medikamente belastet. Er hatte vier Monate Neugeborenen-Gelbsucht. Mit knapp drei Monaten erhielt er – in die Gelbsucht hinein – die erste Sechsfachimpfung und vier Wochen später die zweite und noch vier Wochen später die dritte. Jetzt beginnt seine Entwicklung zu stagnieren. Er kommt aus der Krabbelphase nicht heraus und krabbelt schon ein Jahr lang. Mit fast zwei Jahren erst lernt er laufen und kann mit zweieinhalb Jahren gerade zwei Wörter sprechen: Mama und Papa.
Mit drei Jahren erhält er die vierte Sechsfachimpfung und zusätzlich die MMR-Impfung – neun verschiedene Impfstoffe an einem Tag. Gerade hatte er sich halbwegs von den Impfungen erholt, als

alles zusammenbricht: Er bekommt Fieber, Husten und schreit drei Monate durch. Ein Jahr lang zeigt er weder in sprachlicher noch motorischer Hinsicht Fortschritte in seiner Entwicklung. Glücklicherweise wenden sich die Eltern von der Schulmedizin ab und lassen ihn homöopathisch von einer Heilpraktikerin behandeln, die Aron Thuja C 200 gibt, womit eine gewisse Linderung seines Zustandes eintritt.

Leider wird die Homöopathie teilweise sehr unwissenschaftlich praktiziert. Das routinemäßige Verabreichen von Thuja, z. B. nach Impfungen, ist eine unwissenschaftliche Praktik. Es muss immer die Ähnlichkeit zu dem Krankheitszustand erfüllt werden. Burnett hat mit Thuja die chronischen Folgen der Pockenimpfung erfolgreich behandeln können, weil Thuja eine große Ähnlichkeit zu den Schäden besitzt, die durch die Pockenimpfung verursacht werden. Bei einem Impfschaden müssen wir sehr genau die Pathologie erfassen und dann die Ähnlichkeiten suchen. In der Regel werden bei schweren Impfschäden nicht nur gleichzeitig mehrere Mittel in Frage kommen, sondern im Laufe der Behandlung auch die verschiedensten Mittel.

Praktiken auf der Basis von Aberglauben helfen niemandem. Sie schaden nur, und die Schäden sind existenziell. Dogmen – da sie einen Teil der Wahrheit abdecken – helfen begrenzt. Aber nach einer Weile geht es nicht weiter. Man kommt nicht weiter voran. Bei einfachen Fällen hat das Dogma den Anschein, perfekt zu funktionieren. Nur wenn mehr verlangt wird, versagt das Dogma, und der Mensch wird aggressiv. Die reine Wissenschaft, die keine Begrenzungen aufstellt, vermag Wunder zu schaffen.

F. L. Lorscheider, zusammen mit C.C.W. Beong und N.I. Syed, von dem Dept. of Physiology and Bio-Physics, Faculty of Medicine,

University of Calgary, Canada, haben bildhaft zeigen können, wie Quecksilber die Neuronen im Gehirn zerstört. Kein anderes Schwermetall tut das sonst. Video: *How Mercury causes Brain Neuron Degeneration.* Geben Sie einfach den Titel im Internet ein und schauen Sie sich das Video an. In seinem Artikel »Deadly Immunity«, berichtet Robert F. Kennedy, wie Autismus sich in Amerika zwischen 1989 und 2005 um das 15-fache vermehrte, nachdem das CDC zwei neue Impfungen mit Thiomersal als Konservierungsmittel für Babys eingeführt hatte: Hepatitis B schon innerhalb von 24 Stunden nach der Geburt. HIB (Haemophilus influenzae B) zusammen mit Diphtherie-Tetanus-Pertussis vor dem 3. Lebensmonat. Alle enthalten dieses Quecksilbersalz, ein Hirngift. Das macht 99 Mal mehr Quecksilber auf einmal als die erlaubte Höchstdosis, die ungefährlich sein soll. In Amerika spricht man von einer Autismus-Epidemie. Fast 750 000 Fälle und mehr als 40 000 neue Fälle jedes Jahr! Die skandinavischen Länder und Russland haben alle Quecksilber enthaltenden Impfstoffe verboten. Aber Deutschland nicht. In Deutschland schätzte die Ärztekommission 1998 etwa 35 000 Fälle von Autismus. Wobei die Diagnose zurückgehalten wurde, um diese Kinder nicht als unheilbar behindert abzustempeln. (Deutsches Ärzteblatt 95, Heft 31–32, 3. August 1998). Aber ist das wissenschaftlich? Wir schätzen heute eine Zahl von 250 000 Fällen.
Die Krankheit Autismus war bis 1943 unbekannt. Sie wurde erstmals bei 11 Kindern festgestellt, die in den Monaten, nachdem Thiomersal 1931 zum ersten Mal im Impfstoff zugesetzt wurde, geimpft wurden. Geheime Dokumente zeigen, dass die Firma Eli Lilly, welche als erste Thiomersal entwickelte, von Anfang an wusste, wie gefährlich dieser Zusatz ist. Der Schulleiter der Chemie, Kentucky University, Prof. Haley, sagt: »Man könnte keine Studie so gestalten, dass sie Thiomersal als ungiftig zeigen würde. Es ist halt zu giftig. Injizieren Sie ein Tier damit, verkümmert sein Ge-

hirn; applizieren Sie es auf lebendes Gewebe, stirbt es; tun Sie es in eine Petrischale, wird die Kultur getötet. Wie erwarten Sie, dass es für einen Säugling harmlos sein wird? Trotzdem wird es von den Behörden und vielen Ärzten verharmlost.

Durch eine Impfung werden Sie also zwei großen Gefahren ausgesetzt: erstens den krank machenden Bakterien – aber Millionen werden eingespritzt. Diese Folgen sind erregerspezifisch. Zweitens durch die Zusatzstoffe, wovon Quecksilber nur einer ist. Diese Folgen sind zusatzstoffspezifisch. Jeder Mensch reagiert individuell auf die Impfungen, und es gehört zur Wissenschaft und Kunst der Homöopathie, bei und nach der Fallaufnahme die individuellen Schäden festzustellen.

Als Aron zu uns in die Behandlung kam, war er schon 7 Jahre alt, konnte aber nur sehr undeutlich sprechen und unsicher gehen. Also ein schwerer Impfschaden. Die Augäpfel waren schmutzig-grau verfärbt – ein Zeichen der Leberbelastung. Er versteckt sich gerne vor Besuchern. Manche Sachen kann er sich gut merken, andere gar nicht, z. B. kann er 11 und 12 nicht auseinanderhalten.

Er soll eingeschult werden und vorher einen Test machen. Weil er sich standhaft weigert, diesen Test mitzumachen, kommen die Eltern zur Behandlung.

Als Erstes bekommt er die Polio-Nosode, da die Polioimpfung oftmals den schädlichsten Einfluss auf die motorische Entwicklung hat, dann erhält er eine Gabe Barium carbonicum in einer Hochpotenz.

Schon nach wenigen Tagen freut er sich auf den Schultest und besteht ihn schließlich bestens.

Die Homöopathie wirkt schnell. Die gut gewählten Mittel bringen binnen kürzester Zeit sichtbare Besserungen. Die Gesamtbehandlung geht über einen längeren Zeitraum, aber es ist eine stetige Besserung in der Gesamtentwicklung zu beobachten.

Tourette-Syndrom
Unserer Meinung nach ist das Tourette-Syndrom ein reiner Impfschaden. Der Bub J. hatte es sehr schwer im Leben. Er wurde in der Schule nur noch gehänselt, was sein Leben zur Plage machte. Aufgrund seiner Symptome bekam er ein paar Mittel, die seinen Zustand nur etwas besserten, d. h., nach anfänglich guter Besserung kam es fast gänzlich zum Rückfall. Dies an sich ist ein Zeichen, dass eine Impfung blockiert. Nach reichlicher Überlegung kamen wir zu dem Schluss, dass die BCG-Impfung (Tuberkulose) der Auslöser der Krankheit war. Schon nach einer Woche mit der C 200 ging es ihm sichtbar besser. Die vollständige Heilung konnte erst mit der XM-(Zehntausend-)Potenz erzielt werden. Diese schulmedizinisch unheilbare Krankheit war innerhalb weniger Monate geheilt, und das Kind erfreut sich auch nach Jahren bester seelischer und körperlicher Gesundheit.

Der Weg zu Schutz und zu Gesundheit liegt in dem Positiven, Heilsamen.

Hilfe für die, die keine andere Wahl haben, oder wenn sie sich trotz allem für den anderen Weg entscheiden

Es gibt viele Menschen, die gezwungen werden, die Impfungen zu nehmen (etwa Soldaten). Wir können denen eine große Hilfe sein, wenn wir sie an allen Fronten unterstützen.

Bei den Impfungen haben Sie als Betroffene an drei Fronten um Ihre Gesundheit zu kämpfen:

1. gegen die hochgiftigen allergieauslösenden Zusatzstoffe in der Impfung
2. gegen die krankhaften Zellen, z. B. Krebszellen, die für die Herstellung benutzt werden

3. gegen die krank machenden Bakterien, Viren und Zellen der Krankheit, wogegen die Impfung gedacht ist.

Zu 1: Die schlimmsten Gifte sind die Schwermetalle, wie Quecksilber, Formaldehyd, Triton X 100 und besonders Squalene – ein Öladjuvans. Alle Öladjuvantien haben bei Ratten MS-artige Krankheiten ausgelöst, sodass sie verkrüppelt und gelähmt waren. Bei der Schweinegrippe-Impfung finden Sie drei Öladjuvantien – Squalene, Tween 80 und Span85. Squalene verursachen ferner schwere Arthritis.
(Quelle: Kenney, RT. Edleman, R. »Survey of human-use adjuvants.« Expert Review of Vaccines. 2 (2003) p171.)
(Quelle: Matsumoto, Gary. Vaccine A: The Covert Government Experiment That's Killing Our Soldiers and Why GI's Are Only the First Victims of this Vaccine. New York: Basic Books. p54.)

Zu 2: Die höchste Gefahr für alle Betroffenen sind die Krebszellen, die bei vielen Impfungen für die Herstellung benutzt werden. Sie sind im Impfstoff enthalten.

Zu 3: Die letzte und aus homöopathischer Sicht schlimmste Vergiftung entsteht durch die krank machenden Bakterien und Viren. Sie geht tief sowohl in die körperliche Ebene als auch in die seelische Ebene. Die Wesensveränderung im Menschen ist zwar eindeutig für den Erfahrenden, aber so subtil, dass der Mensch es nicht als Folge der Impfung wahrnimmt. Das Wissen darüber erlangen wir nur über die sachgemäße homöopathische Behandlung von Menschen, die sehr tief betroffen waren. Die Wiederherstellung der ursprünglichen und gesunden Natur ist möglich, und der Vergleich zu den durch die Impfung krank Gemachten lässt uns das Wissen darüber erlangen (siehe Homöopathischer Ratgeber: Impffolgen behandeln).

Wie wir sehen, ist die Angelegenheit viel komplexer, als es gemeinhin dargestellt wird. Ferner werden die Auswirkungen dieser Giftstoffe regelrecht heruntergespielt: Mit dem wenigen Gift in den Impfstoffen könnte jeder fertig werden. Schauen Sie auch auf die Vorteile! (Welche es nicht gibt, sondern lediglich eine manipulative Darstellung der Tatsachen sind.) Natürlich lebt man mit den daraus resultierenden eingeschränkten Energien und eingeschränkten seelischen Möglichkeiten weiter. Die Qualität unseres Lebens und das Glück ist jedoch das Wertvollste! Sie können sich die Frage stellen, welche Vorzüge diejenigen haben, die Ihnen diese Wahrheiten nahebringen wollen, im Gegensatz zu denen, die Ihnen Gift verkaufen wollen und Ihnen Ihre Gesundheit nehmen.

Ausgewogene Lebensweise

Die Naturheilkunde empfiehlt eine ausgewogene und gesunde Lebensweise. Nahrhafte Lebensmittel, Gemüse, Obst, gute Öle usw. Das alles ist völlig in Ordnung, nur ist dies ein langer Prozess und für viele nur im geringen Maße durchführbar, zumal wir die seelischen Bedürfnisse nicht außer Acht lassen dürfen, sonst ist nicht nur die Lebensqualität dezimiert, sondern wird der Mensch durch die Unterdrückungen auf der seelischen Ebene beeinträchtigt und oft schwer krank.

Es wird auch empfohlen, Vitamine (v. a. C, D und E) und Nahrungsergänzungsmittel zu sich zu nehmen. Das ist im akuten Fall und bei schweren Erkrankungen sicher sehr empfehlenswert und auch oft notwendig. Aber auf die Dauer wird der Organismus immer mehr Zusatzstoffe dieser Art verlangen, statt sich mit Vitaminen aus ausgewogener Nahrung zu versorgen.

Für akute entzündliche Reaktionen empfehlen sie Kälte und kalt duschen. Ehrlich gesagt, das kann für eine kleine Gruppe von Menschen gut sein, aber als eine allgemeine Maßnahme ist es nicht der Natur entsprechend.

Empfehlungen, um die schädliche Wirkung der Impfungen zu reduzieren

- Die Empfehlung, Immunstimulantien (wie Pilze oder Molke) zu meiden, ist sicher vorteilhaft für die meisten Menschen.
- Natürlich sollte man in der akuten Phase nach einer Impfung alle Lebensmittel, welche viel Schwermetalle, v.a. Quecksilber, enthalten (Tiefseefisch) meiden.
- Sicher ist es auch gut, in den Tagen nach der Impfung Leber-, Nieren- und blutreinigende Tees zu trinken.

Die Homöopathie

Mit der Homöopathie sind Sie sowohl im akuten Fall als auch für die chronischen Folgen sehr gut beraten. Wir haben in unserer praxisbezogenen Forschung der letzten 30 Jahre nicht nur die Empfehlung der Homöopathen in den letzten 150 Jahren bestätigen können, sondern viel Wertvolles selber herausgefunden. Ausführliches über die Behandlung von akuten Folgen finden Sie in unserem Homöopathischen Ratgeber: Impffolgen behandeln.

II. ERKÄLTUNGS-KRANKHEITEN

Schnupfen und Sinusitis

(Nasenneben- und Stirnhöhlenentzündung)

Erkrankung

Schnupfen ist eine natürliche Ausscheidungsreaktion

Für ein gesundes Kind ist es normal, 1- bis 2-mal im Jahr einen Schnupfen zu bekommen, der bis zu einer Woche anhalten kann. Der Volksmund sagt: »Drei Tage kommt er, drei Tage bleibt er, drei Tage geht er« oder »Der Schnupfen dauert ohne Behandlung eine Woche, mit Behandlung sieben Tage«. Diese Prognose (bei einem unkomplizierten Schnupfen – aber v. a. durch Impfungen wird es hartnäckig) stellt sich mit einer homöopathischen Behandlung ganz anders dar. Im Frühjahr und Herbst ist das Kind anfälliger, da in den Übergangsjahreszeiten die Selbstreinigungskräfte aktiviert werden. Der akute Schnupfen ist der Versuch des Körpers, Stoffe loszuwerden, die über Leber, Nieren, Darm und Haut nicht genügend ausgeschieden werden konnten.

Durch die homöopathischen Mittel wird ganzheitlich auf den Körper des Kindes eingewirkt, denn die Mittel entfalten ihre Wirksamkeit nicht nur im Bereich der Nase. Die Funktion der übrigen großen Ausscheidungsorgane wird ebenso angeregt und optimal wiederhergestellt. Durch die generelle Entgiftung erreicht das kranke Kind in Kürze sein allgemeines Wohlbefinden wieder, obwohl der Schnupfen noch vorhanden sein kann; aber er ist jetzt nicht mehr lästig. Die Dauer der Ausscheidung wird durch die Homöopathie in der Regel sehr verkürzt.

Die Homöopathie ist aber kein Ableitungsverfahren. Bei Ableitungsverfahren wird auf ein Organ gezielt ein starker Reiz ausge-

übt. Es wird stimuliert, mehr zu leisten, als es von sich aus arbeiten würde, wodurch das Organ belastet wird.
Die homöopathischen Mittel sprechen das Zentrum an, von dort werden die Selbstheilungskräfte aktiviert. Die Information, die jetzt an die Organe weitergegeben wird, ist sanft und wirkt ausgleichend auf die Funktion aller anderen Organe.

Folgen von Unterdrückung des Schnupfens
Wenn nun die Selbstheilungskräfte des Körpers immer wieder empfindlich gestört werden, sei es durch schleimhautabschwellende Nasensprays oder durch Medikamente, die die Absonderung unterdrücken, so wird sich das Kind schnell wieder erkälten und auch für andere Krankheiten anfälliger werden. Nach einer Unterdrückung der Absonderung bleibt oft ein dumpfes Gefühl im Kopf und Schwere in den Gliedern zurück. Der Schnupfen ist zwar verschwunden, aber das Kind sieht blass aus, hat dunkle Ringe unter den Augen, keinen rechten Appetit, ist nicht mehr so belastbar und fühlt sich kränker als zuvor.
Durch das Richtige homöopathische Mittel stellt sich das Wohlbefinden schnell wieder ein, und die Ausscheidungsprozesse werden angeregt. Wie wichtig es ist, den Schnupfen auszuheilen und nicht zu unterdrücken, zeigt die Tatsache, dass Krebskranke vor Ausbruch der Krankheit oft jahrelang keine Erkältung mehr gehabt haben.

Der chronische Schnupfen
Man kann generell sagen, dass durch die richtige Behandlung von akuten Leiden die Konstitution am besten gestärkt wird. Hier kann eine gute homöopathische Therapie außerordentlich positive Auswirkungen auf den gesundheitlichen Allgemeinzustand des Kindes haben.
Eine einmalige akute Behandlung wird die Erkältungsneigung

nicht ausheilen, insbesondere dann nicht, wenn nur nicht so tiefwirkende Mittel wie BELLADONNA oder ACONIT eingesetzt wurden, die auf die grundlegende Konstitution des Kindes wenig Einfluss haben. Wenn dagegen tiefer wirkende Mittel eingesetzt werden, verlaufen die weiteren Erkältungen in der Regel milder und werden seltener.

Eine gründliche Behandlung der Konstitution dauert, je nach Alter des Kindes und nach Stärke der Grundschwäche, sechs Monate bis zwei Jahre.

Hausmittel

Grundsätzlich gilt: Es ist nicht günstig, Ihrem Kind andere Medikamente neben homöopathischen Mitteln zu geben. Warum? Um schnell und sicher das richtige Heilmittel finden zu können, braucht der Homöopath ein genaues und vollständiges Bild des Krankheitszustandes. Durch ein Kamillendampfbad z. B. werden die Schnupfensymptome verändert. Das Bild ist verschleiert, und das Richtige homöopathische Mittel ist nicht mehr zu erkennen.

Das Kamillendampfbad kann den Schnupfen nur dann ausheilen, wenn Symptome von Kamille (CHAMOMILLA) vorhanden sind, ansonsten wirkt es nur lindernd, manchmal aber auch unterdrückend. Es spricht nichts gegen Kamillendämpfe, solange nicht gleichzeitig eine homöopathische Behandlung vorgenommen wird. Im Gegensatz hierzu ist das Ziel der homöopathischen Behandlung die schnellstmögliche Ausheilung.

Vorbeugende Maßnahmen bei Verkühlungen

Wenn ein Kind durchgefroren ist und eine Erkältung befürchtet wird, aber der Körper noch nicht mit Krankheitszeichen reagiert hat, kann in diesem Stadium mit CAMPHORA-Urtinktur (oder bis D 6, 5 Tropfen auf ein Glas Wasser) vorgebeugt werden.

Tritt nach einer Verkühlung ein natürliches Verlangen nach heißen Getränken auf, so sollte dem nachgegeben werden, da dadurch die Abwehrkräfte angeregt werden.

Einen guten Tee können Sie aus *Basilikumblättern* (auch Holunder- oder Lindenblüten) herstellen. Nach Bedarf können auch Anis oder Fenchel dazugegeben werden. Etwas Salz und Honig runden den Geschmack ab.
Wenn Ihr Kind vor Kälte steif und durchgefroren ist und sich dabei erschöpft und müde fühlt, dann ist ein *Haferflockengetränk* zu empfehlen. Kochen Sie einen Teelöffel bis einen Esslöffel Haferflocken mit ½ Liter Wasser und etwas Salz kurz auf, seihen Sie das Getränk durch ein Sieb, und geben Sie etwas Honig oder braunen Zucker dazu.

Auch ein heißes Bad oder die Sauna schützen vor Erkältungen. Trotzdem kann es hier zu Fehlschlägen kommen. Wie ist das möglich? Wenn ein durchgefrorenes Kind sofort in die heiße Badewanne gesteckt wird, konzentriert sich das Blut auf die Oberfläche – ein Vorgang, der sonst physiologischerweise erst einige Zeit nach einer Unterkühlung auftritt.
Wird dieser Mechanismus zu stark forciert, wird es eher zu Ausscheidungsreaktionen wie Schnupfen oder Husten kommen. Es ist daher günstig, ein warmes Getränk vor dem Bad zu trinken, sodass die Körpertemperatur schon von innen erhöht wird.
Das Kind sollte aus der Badewanne steigen, bevor es ihm kalt wird. Danach kommt es gleich ins Bett zum Nachschwitzen. Trocknen Sie es gut ab, wickeln Sie es in ein großes Badetuch, und legen Sie sicherheitshalber ein zweites Handtuch unter das Kind, um das Bettzeug vor dem zu erwartenden Schweißausbruch zu schonen.

Ein Kind, das keine Lust hat, im heißen Wasser zu baden, können Sie auch in das angewärmte Bett legen; dies wirkt sanfter, ohne Überreaktion. Wenn Ihr Kind keine klaren Bedürfnisse nach bestimmten Nahrungsmitteln entwickelt, können Sie sich an die folgenden Empfehlungen halten:

Diätetische Ratschläge bei Schnupfen

- Bei Appetitstörungen lieber zwei als drei Mahlzeiten geben, bis sich der gesunde Appetit wieder einstellt.
- Keine Zwischenmahlzeiten.
- Nicht zu viel auf einmal essen.
- Keine schwere Kost.
- Kein hoch konzentriertes Eiweiß, überhaupt wenig Eiweiß (wie z. B. Fleisch, Eier, Fisch, Käse, Nüsse, Hülsenfrüchte).
- Bei einer starken Verschleimung sollten wenig Teigwaren und Getreideprodukte gegessen werden (wie z. B. Nudeln, Brot), ausgenommen Reis und Gerste.
- Es ist empfehlenswert, dem Kind genügend Flüssigkeit in Form von Suppen, Kräutertees, Brottrunk o. Ä. zu geben, damit der Körper die Giftstoffe besser ausscheiden kann. Wenn zusätzlich Magenbeschwerden vorhanden sind und ein Verlangen nach kalten Getränken besteht, können Sie ihm Schweden- oder Buttermilch geben. Sauermilchprodukte sollten allerdings nicht getrunken werden, wenn der Schnupfen zusammen mit Husten auftritt, da sie den Lungen- und Bronchienzustand verschlimmern können. Auch bei Regen oder feuchtem Wetter sollten Kinder möglichst keine Sauermilchprodukte zu sich nehmen.

Behandlung

Aconit (Acon.)
Das Aconit-Kind hat eine mehr oder weniger robuste Konstitution. Auf jeden Fall befindet es sich zur Zeit der Erkrankung in einem gesunden Zustand. Ein Schnupfen entwickelt sich immer dann, wenn die Temperaturen niedrig sind und es zu einer raschen Abkühlung kommen kann. Der Wind spielt eine wichtige Rolle dabei, wobei trockenkalte Winde (meist Ostwinde) die Aconit-Zustände noch deutlicher hervorrufen.
Die Symptome treten bald nach der Verkühlung ein und nehmen schnell an Intensität zu. Sie können sogar innerhalb von Minuten oder Sekunden sehr heftig werden bzw. von Anfang an sehr heftig auftreten. Das Kind fängt an, plötzlich heftig und häufig zu niesen. Die Nase wird ganz heiß und läuft, als ob der Wasserhahn aufgedreht worden wäre. Sie können diesen Zustand mit ein paar Gaben Aconit C 200, alle ½ Stunde, genauso schnell zum Verschwinden bringen, wie er gekommen ist.
Der Schnupfen ist draußen besser, und da anfangs kein Krankheitsgefühl vorhanden ist, neigt das Kind dazu, an die frische Luft zu gehen, dort zu spielen und sich im Freien aufzuhalten. Bleibt es zu lange draußen oder bläst ein frischer Wind, dann kann der Fließschnupfen stocken und ganz unterdrückt werden. Jetzt wird das Kind richtig krank. Meist entwickelt sich in den nächsten Stunden, spätestens bis Mitternacht, hohes Fieber. Rasende Kopfschmerzen treten ein, und das Kind ist sehr unruhig und bestürzt über das Ganze. Es findet keinen Schlaf, ist sehr wehleidig, aber mag nicht reden. Der Körper glüht und ist ganz trocken. Es wirft sich hin und her und hat großen Durst auf kaltes Wasser. Hier reichen auch ein paar Gaben Aconit C 200, sodass das Kind in einen tiefen, heilsamen Schlaf fällt.

Allium cepa (All-c.)

Das Allium-cepa-Kind ist leicht allergisch veranlagt, vor allem in Bezug auf Blumen, die stark duften, und den Geruch von Pfirsichen. Auch sein Schnupfen erfolgt manchmal durch Aufenthalt im Garten oder durch feuchtkalte Winde, aber oft ist das Wetter auch zweitrangig, wenn es zu deutlichen Schnupfensymptomen kommt. Die Nase läuft unaufhörlich mit viel Niesen und wird wund. Die Augen tränen. Es sucht die frische Luft, um sich Erleichterung zu verschaffen. Im warmen Raum fängt die Nase gleich wieder an, sehr schlimm zu fließen. Mit kaltem Wasser das Gesicht zu waschen hilft kurzzeitig. Meist fängt der Kopf an, weh zu tun. Anfänglich sind beim Kind der Mund und die Kehle trocken, aber es besteht kein Durst; jedoch abends, wenn ihm die Zimmerwärme auch noch zu schaffen macht, kommt großer Durst auf. Darüber hinaus entwickelt es einen Bärenhunger und kann gar nicht genug kriegen. Gelegentlich will es rohe Zwiebeln essen. Trotz großen Hungers sieht das Kind nicht gerade fröhlich aus, eher bedrückt, abwesend, der Geist ist abgestumpft.

Wenn das Kind übrigens Mitglied eines Chores ist und immer wieder Erkältungen mit Kehlkopfreizungen auftreten, könnte Allium cepa gute Dienste leisten.

Belladonna (Bell.)

Das Belladonna-Kind ist ein lebhaftes, fröhliches Kind. Zur Zeit der Erkrankung kann seine Aktivität noch ausgeprägter sein. Kleinere Unpässlichkeiten beeinträchtigen sein Allgemeinbefinden kaum bzw. gar nicht.

In seiner Überaktivität setzt sich das Kind der Kälte zu eifrig aus und bekommt zuerst eine rote, geschwollene Nase. Bald fängt sie an, reichlich zu laufen, und meist aus einem Nasenloch. Das Sekret fühlt sich heiß an, die Nasenspitze brennt und ist sehr empfindlich.

Das Belladonna-Kind ist empfindlich am Kopf und sollte ihn schützen. Nasse Haare bzw. Haarewaschen verträgt es überhaupt nicht. Bedingt durch seine Überaktivität hat es meist nicht genug Geduld, um die Haare gründlich trocknen zu lassen. Die Folge ist ein heftiger Fließschnupfen. Sogar nach dem Haareschneiden kommt es oft zu leichtem oder stärkerem Schnupfen. Der Fließschnupfen wechselt ab mit Stockschnupfen.

Bryonia (Bry.)

Das Bryonia-Kind ist eifrig und erledigt seine tagtäglichen Arbeiten und Pflichten mit selbstverständlicher Entschlossenheit. Es bringt eine bestimmte angefallene Arbeit zu Ende, auch wenn es Stunden über die Zeit hinausgeht. Die Ermüdung des Körpers bzw. des Geistes wird zwar wahrgenommen, aber es nimmt sie in Kauf. Eine günstige Wetterlage, wobei sein Stoffwechsel gut mitmacht, schafft es, alles im Gleichgewicht zu halten. Jedoch im Herbst oder Frühjahr, vor allem an wärmeren Tagen, oder bei milderem Winterwetter, merkt es die ungünstige Auswirkung.

Es wacht morgens mit steifen Gliedern auf und fühlt sich gar nicht wohl. Aber der Tag muss ja bewältigt werden, also steht es nach einer Weile auf. Sein Körper beschwert sich zwar, aber nachdem keine weiteren Krankheitssymptome da sind, außer Steifheit und Schmerzen, möchte es nun doch zur Schule gehen oder fängt an zu spielen. Gewöhnlich hat sich schon eine Verstopfung eingestellt. Obwohl es mehr Durst als Hunger spürt, isst es trotzdem seine normalen Portionen (mein Körper braucht doch die Nahrung!) und gibt den Bedürfnissen des Körpers nach Ruhe und weniger Nahrung nicht nach. Irgendwann merkt es die ersten Zeichen des Schnupfens. Diese sind ihm aber lästig, und es will sie gar nicht wahrhaben. In der gleichen Weise kann Überhitzung zu der Erkrankung führen.

Mit zunehmenden Schmerzen und Schlappheit kann es irgendwann nicht mehr und muss zwangsläufig dem Körper Ruhe gönnen. Es meidet jetzt jegliche Bewegung, da diese sehr schmerzhaft ist. Der Appetit ist ganz weg, aber nach und nach bekommt es immer größeren Durst auf kaltes Wasser. Nur wenn es friert, verlangt es nach warmem Tee oder warmer Suppe (Brühe). Meist ist reichliche Absonderung aus der Nase vorhanden, die später blutig und krustig wird. Naseputzen ist ihm lästig. Gewöhnlich muss das Bryonia-Kind für das Missachten des Körpers lange das Bett hüten. Nicht selten gesellen sich Fieber, Husten und Kopfschmerzen dazu.

Carbo vegetabilis (Carb-v.)

Das Feinschmeckerkind Carbo vegetabilis möchte auf die Ratschläge der weisen Mutter nicht hören. Das Frühjahr ist die Zeit der Reinigung, sagt sie – viel Kräuter und frisches, leichtes Essen sowie Löwenzahntee stehen auf dem Küchenzettel. »Das schmeckt nicht«, meint das Kind, »mach mir bitte lieber einen Pfannkuchen!«

Die warmen Tage kommen, die Luftfeuchtigkeit erhöht sich. Der Stoffwechsel des Körpers macht nicht mehr mit, er will jetzt endlich die angesammelten Schlacken der Wintermonate loswerden. Das Kind fühlt sich schlapp und sieht ganz blass und leidend aus. Wenn die Mutter es auffordert, irgendetwas zu tun oder die Hausaufgaben zu machen, dann hört man nur: »Oh, es geht mir so schlecht!« Es sitzt herum und hat zu nichts Lust, sogar im gewünschten Kartoffelbrei mit zerlassener Butter stochert es nur lustlos herum. Die Nasenschleimhäute schwellen an. Das Kribbeln und Prickeln in der Nase reizen mit einer solchen Heftigkeit zum Niesen, dass es das Kind schüttelt, oft aber sind es erfolglose Versuche. Die Nase läuft, die Augen tränen. Später kommt dicker, grüner Schleim aus der Nase. Auf dem Höhepunkt des Schnupfens oder nachher kann das Kind Durchfall bekommen; vor allem wenn es

sich nicht zurückhalten konnte, seine Lieblingsspeisen mit viel Soßen zu essen oder reichliche Mengen Eis.
Gegen Abend setzt gewöhnlich ein Kehlkopfreiz ein, und es muss öfter husten. Die Nase stockt, und die Stimme ist angeschlagen. Es kann nur noch flüstern. Der arme, mitleiderregende Liebling der Mutter! Am Morgen geht es ihm keineswegs besser. Nachdem es viel dicken, grünen Schleim vom hinteren Nasenrachenraum und Hals heraufgezogen hat, geht es bis zum Abend einigermaßen besser.

Dulcamara (Dulc.)

Das Dulcamara-Kind sieht sonst so robust und abwehrstark aus, aber seine Anfälligkeit gegen Kälte, besonders Feuchtigkeit, lässt einen erstaunen. Auch wenn es warm eingepackt ist, kann die feuchte Kälte es durchdringen und verkühlen. Es muss sich sehr vor Luftzug und feuchtkalten Winden schützen. Auch die Sommermonate sind nicht ohne Gefahr. Plötzliche Regenfälle und Abkühlung machen ihm zu schaffen. Eine Erkältung kann leicht einsetzen. Sogar an den heißen Tagen lauern durch Verkühlen, z.B. Speiseeis, Gefahren oder durch Spielen im kalten Wasser, im Planschbecken, auf dem nassen Rasen, Wasserrutschen, Waten durch Schlamm usw. Die Sommererkältungen sind oft von Durchfällen begleitet. Die Nachtruhe wird durch schmerzhaften Stuhl gestört, wobei ihm schwindlig wird.
Der Schnupfen kann als Fließ- oder Stockschnupfen anfangen, bei sehr kaltem Wetter meist als Stockschnupfen, dann ist die Nase verstopft. Solange das Dulcamara-Kind am Tag in Bewegung bleibt, hält sich alles im Rahmen, außer wenn es an die kalte Luft geht oder wenn es im Hause sehr zieht. Abends, vor allem wenn es richtig zur Ruhe kommt und ins Bett geht, merkt es, wie alles schlimmer wird und die Nase zugeht. Die Steifheit und Schmerzhaftigkeit im Nacken machen sich bemerkbar. Heiße, feuchte An-

wendungen tun ihm gut. Die Nase wird frei dadurch, und es kann besser atmen. Es hat nicht gerade die beste Stimmung und will schnell wieder gesund werden. Neugeborene, die sehr quengeln, denen man nichts recht machen kann und die sich erkältet haben, können DULCAMARA brauchen.

EUPHRASIA (EUPHR.)

Das Euphrasia-Kind ist sehr empfindlich gegenüber dem Wind, ansonsten hat es wenig Beschwerden. Der Wind reizt seine Augen immerzu; sie werden ganz rot und tränen stark. Es kann zu einer Augenerkältung kommen, oder ein richtiger Schnupfen entwickelt sich bei windigem Wetter. Die Nase läuft heftig, vorne und hinten, besonders wenn es sich draußen aufhält. Der Tränenfluss ist wundmachend, und die Augen sind sehr lichtempfindlich. Im Kopf herrscht eine ziemliche Verwirrung, als ob es sich den Kopf gestoßen hätte. Die Verwirrung nimmt gegen Abend zu, die Nase hört dann allmählich auf zu laufen und stockt richtig. Das Gesicht wird heiß, aber es ist ihm kalt. Beim Hinlegen wird alles noch ärger. Im Grunde genommen tut ihm die Wärme nicht gut. Am nächsten Morgen fängt die Nase gleich wieder an zu laufen, der Schnupfen kann auch erst mal dicklich sein oder dicklich bleiben; er kann auch abwechselnd fließen und stocken. Draußen ist er auf jeden Fall fließend, und im warmen Raum neigt er zum Stocken. In der Frühe hat sich schon ein Husten dazugesellt. (Mehr darüber unter »Husten«.)

FERRUM PHOSPHORICUM (FERR-P.)

Das Ferrum-phosphoricum-Kind mag gesund und stark aussehen, aber eine gewisse tief liegende Schwäche existiert in ihm, welche ein erfahrener Homöopath in seinen Augen und der durchscheinenden Haut sehen kann. Unter Belastungen leidet es sehr. So ist es bei den Erkältungen, die harmlos anfangen, aber einen schweren, sogar gefährlichen Verlauf nehmen können. Zu Beginn kann man das Ferr-p. an dem fieberhaften Krankheitsgefühl, der verstopften Nase mitsamt den schmerzenden Nebenhöhlen, dem hochroten Gesicht, dem klopfenden Schmerz im Gesichtsbereich und dem schnellen, nicht vollen, eher schwachen Puls erkennen.

Das Kind fühlt sich schwach und müde, dabei ist es unruhig und legt sich immer wieder kurzzeitig hin (nicht mehr als ½ bis 1 Stunde lang). Trotz der Gesichtsröte ist eine oberflächliche Blutleere vorhanden, die sich durch ein blasses inneres Unterlid zeigt. Es fehlen aber die kennzeichnenden Symptome (»Modalitäten«), die wir bei anderen Mitteln gewöhnt sind. Aber gerade das ist typisch für Ferr-p., und das auch in den späteren Stadien.

In der Regel folgt bald eine Kehlkopfentzündung und/oder eine Bronchitis, wenn diese nicht schon von Anfang an vorhanden ist. Starke klopfende Kopfschmerzen kommen dazu, wobei sein Sehvermögen beeinträchtigt wird. Es mag aber die Augen nicht schließen und liegt mit halb offenen Augen da. Kälte tut zwar dem Kopf gut, aber im Allgemeinen tut sie ihm nicht gut. Das Nasensekret ist blutig, mit blutigen Krusten, und es kommt leicht zum Nasenbluten (mit hellrotem Blut), besonders morgens.

Die Absonderung ist ätzend und wird bald eitrig. Der Appetit ist schlecht, und es wird ihm immer wieder schlecht. Essen tut ihm nicht gut, denn es drückt noch mehr im Magen und Kopf (Stirn). Der Durst auf Kaltes ist aber groß. Die gewöhnliche Hausmannskost ist ihm zuwider, vor allem Fleisch und Milch mag es nicht. Es wird ihm schlecht davon, und es kann zum Erbrechen kommen. Am besten isst es gar nichts und gönnt sich Ruhe.

Gelsemium (Gels.)

Das Gelsemium-Kind ist sehr begeisterungsfähig und begabt, aber eine fast lähmende Angst überfällt es, wenn seine Fähigkeiten auf den Prüfstand gestellt werden. Im Frühling, Frühsommer oder wenn das Wetter länger ganz mild bleibt, holt sich das Gelsemium-Kind seine Erkältung mit viel Niesen in der Frühe, das Wasser strömt aus der Nase. Es prickelt in der Nase, und sie fühlt sich voll an. Die Innenseite der Nase wird durch die Absonderung wund und fühlt sich heiß an. Das Völlegefühl sitzt an der Nasenwurzel und erstreckt sich von dort aus zum Nacken und Schlüsselbein. Ein benommener Kopfschmerz, vom Hinterkopf ausgehend, kann dazukommen. Der ganze Körper fühlt sich sehr schwer und müde an, und das Kind liegt völlig apathisch da. Es hat keinerlei Hunger oder Durst. Ihm ist kalt, besonders am Rücken.

Hepar sulfuris calcareum (Hep.)

Das Hepar-sulfuris-Kind ist geprägt durch seine Überempfindlichkeit auf alle Reize und erkältet sich leicht bei kalter Wetterlage, besonders wenn es dabei trocken ist oder trockenkalte Winde wehen. Das Hepar-Kind hat unvernünftigerweise seine Mütze abgezogen. Eine Erkältung ist jetzt unweigerlich die Folge. Eine reichliche, wässrige Absonderung ist vorhanden, hauptsächlich auf einer Seite. Die Nase ist innerlich geschwollen und schmerzhaft. Das viele Naseputzen fängt an weh zu tun. Die Nase wird immer wunder, sowohl durch die ätzende Absonderung als auch durch das Putzen. Am ersten Tag fühlt das Kind sich noch nicht richtig krank; erst am nächsten Morgen wacht es auf und meint Fieber zu haben. Der Hals fühlt sich rauh an, und die Glieder sind müde und schmerzhaft. Es friert und zieht sich warm an. Morgens ist ein Nasenloch mit Unmengen von gelbem Schleim verstopft. Im Laufe der Zeit wird die Absonderung richtig eitrig, gelbgrün bis grün und riecht nach altem Käse. Der Appetit ist ihm aber nicht vergangen. Er hat sogar einen prächtigen Hunger und möchte stark schmeckende, gut gewürzte Speisen essen, z. B. Essiggurken. Die Erkältung ist hartnäckig und hält lange an. Erleichterung können Sie ihm durch heiße Dämpfe verschaffen.

Kalium bichromicum (Kali-bi.)

Das mollige, lethargische Kalium-bichromicum-Kind genießt zu viele süße Getränke, wie Limonaden oder vielleicht Malzbier (Kinderbier). Meist ist ihm zu warm, und es zieht sich gerne aus. Kein Wunder, dass es sich dabei leicht erkältet, vor allem im Herbst und Frühling. Was als ein wässriger, wundmachender Fließschnupfen beginnt und die ganze Nacht fließt, ist schon am nächsten Morgen dickflüssig. Die Absonderung wird zäh, fadenziehend, blutgestreift, bis aus elastischen Popeln festsitzende Krusten werden. Morgens kommen grüne Massen aus der Nase. Die festsitzenden Krusten schmerzen und bluten beim Entfernen. Es ist eine Prozedur, die dick verstopfte Nase frei zu bekommen. Die Stimme des erkälteten Kindes klingt ganz nasal. Die Verstopfung der Nase ist morgens beim Aufwachen und abends schlimmer. Aber auch in der Schule, wenn es einen Text vorlesen muss, geht die Nase zu und macht ihm große Schwierigkeiten. Am Tag hat es immer wieder das Gefühl, es sei etwas Hartes in der Nase. Vergeblich versucht es, die trockene Nase durchzuputzen, es kommt aber nichts, und es kann dadurch auch heftige Stiche in der Nase, besonders rechts, geben.

Auch die Nasenwurzel und der hintere Teil der Nase können ganz verstopft sein. Dabei besteht heftiger Druck an der Nasenwurzel, der sehr schmerzhaft sein kann. Kalium bichromicum ist auch für Säuglinge ein nützliches Mittel, wenn die Nase ganz verstopft ist (abends und morgens schlimmer) und am Trinken hindert, aber in der Nase keine Absonderung vorhanden ist, nur am Morgen kann man grüne Popel herausholen.

Lycopodium (Lyc.)

Das Lycopodium-Kind ist völlig vertieft in seine Beschäftigung, wenn es plötzlich von der Erkältung überrascht und in die Realität zurückgeholt wird. Die ätzende Absonderung macht die Oberlippe wund. An der Nasenwurzel geht die Nase immer mehr zu.

Abends kann es kaum mehr durch die Nase atmen, und nachts ist sie total zu. Das Kind schläft mit weit offenem Mund, und trotzdem scheint es nicht richtig atmen zu können. Morgens ist die Nase immer noch zu, bis es richtig in Bewegung ist. Das Leben ist gar nicht mehr schön. Meistens hört das Fließen irgendwann auf. Es entsteht eine Verwirrung im Kopf, die hinteren Nasengänge sind trocken, und ein brennender Schmerz in der Stirn trägt nicht gerade zur Erleichterung seines Leidens bei. Sein Gesicht wird immer verspannter, und es bemitleidet sich selbst. Nachts ist die Nase jetzt voller Eiter, und es bilden sich elastische Popel. Appetit hat es nicht. Da vor allem seine Kopfbeschwerden damit besser werden, isst es mäßig und nicht zu schwer. Auch Säuglingen kann mit Lycopodium gute Dienste geleistet werden, wenn sie sich leicht erkälten und nicht richtig saugen können, weil die Nase ganz zu ist. Beim Stillen schlafen sie immer ein und wachen dann erschreckt und atemlos auf. In der Nase finden wir eitrigen Schleim, der bis zur Oberlippe alles gelblich verschmiert.

Natrium muriaticum (Nat-m.)

Das Natrium-muriaticum-Kind hat sich allerlei Ärger und Kummer eingehandelt. Es zieht sich zurück in die Ruhe der Natur und setzt sich auf eine Bank, um die heilsame Stille auf sich wirken zu lassen. Es nimmt seine Kappe ab und legt sie neben sich. Eine leichte Brise streicht sanft durch sein Haar, und schon kommen die ersten Niesanfälle, die sich in ihrer Heftigkeit und Stetigkeit steigern. Reichliches, eiweißartiges Sekret fließt aus der Nase. Nach einer Weile treten immer größere Pausen zwischen den Attacken auf, und dabei stockt die Nase. Jedes Mal, wenn es gedankenlos seine Kappe absetzt (es wird ihm immer zu heiß am Kopf), fängt der Schnupfen wieder an. Die ersten Fieberbläschen lassen nicht lange auf sich warten und befallen Lippen und Nasenflügel. Sie sind offen, empfindlich und brennen. Sein Geruchs- und Geschmackssinn geht verloren, und trotz Hunger schmeckt alles fade, besonders Brot, welches es sonst gerne mag. Wenn es ins Schwitzen kommt, auch durch körperliche Anstrengung (wofür es sich aber reichlich anstrengen muss), geht es ihm und dem Schnupfen wesentlich besser.

Nux vomica (Nux-v.)

Das Nux-vomica-Kind hat sich durch seinen Eifer zum wiederholten Male selbst in Stress gebracht. Darüber hinaus sind die Erwachsenen so dumm, dass Ärger kaum zu vermeiden ist. Zu allem Überdruss setzt es sich auch noch auf einen kalten Stein, um auf einen Schulkameraden zu warten.

Das Nux-vomica-Kind ist sehr empfindlich, wenn ein Körperteil kalt wird, besonders der Kopf (durch Haarewaschen und -schneiden oder durch Wind), Gesäß, Rücken und Füße.

Unweigerlich kommt der Schnupfen mit den ersten Zeichen des Frierens. Die Nase fließt, wobei aber abwechselnd ein Nasenloch zu ist. Das Gesicht wird immer heißer, und dem Kind wird immer elender. Im warmen Raum fließt die Nase fast unaufhörlich, auch die Niesanfälle kommen immer häufiger. Draußen fühlt es sich bedeutend wohler; es hört auf zu niesen, und die Nase läuft nicht mehr. Die kühle Luft tut dem heißen Gesicht gut. Es muss sich nur gut bekleiden und warm halten. Nachts geht es wieder los. Ein Nasenloch ist komplett zu. Das andere ist gerade so weit geöffnet, dass es nicht durch den Mund atmen muss. Am Morgen wacht es früher als gewöhnlich auf, und es geht sofort mit dem Niesen los, oft bevor es richtig wach ist. Appetit hat es nicht, aber es friert so, dass es nach einer warmen Mahlzeit verlangt, die ihm allerdings gar nicht bekommen würde. Auch für den Neugeborenen-Schnupfen erweist sich Nux vomica oft als ein sehr heilsames Mittel sowie auch für die verstopfte Nase des Säuglings. Die Nux-vomica-Züge bei der Mutter können ein Hinweis dafür sein.

Pulsatilla (Puls.)

Das Pulsatilla-Kind hat sich wieder einmal nicht zurückhalten können und seinen Essensgelüsten auf cremige, sahnige Leckereien nachgegeben. Es war ihm danach nicht mehr so wohl, und im überheizten Raum wurde es ihm regelrecht übel. Es ging in die frische Luft hinaus – was für eine Wohltat! Zurück im Haus spürt das Pulsatilla-Kind ein leichtes Frieren. Es fühlt sich zunehmend lethargisch, und die Nase wird immer trockener. Die Atmung ist auch irgendwie erschwert, zumindest muss es bewusst tief einatmen, sonst hat es das Gefühl von Luftmangel. Macht es die Fenster und Türen auf oder geht es an die frische Luft, dann fühlt es sich merklich besser. Es kann wieder gut atmen, die Nase wird feucht und fließt. Alle Atemwege öffnen sich. Merkwürdigerweise friert es nicht mehr.
Am Abend und in der Nacht verschlimmern sich die Symptome. Morgens kommt dicker, gelber und milder Schleim aus der Nase, der am Tag wieder weißlicher wird. Nach ein paar Tagen wird er gelbgrün bis grün und riecht bald nach altem Katarr. Manchmal schnäuzt es altes Blut mit Schleim aus der Nase oder zieht es aus dem Nasenrachen heraus, vor allem wenn seine Nase im geheizten Raum zu trocken wird. Von Anfang an ist es appetit- und durstlos. Nachdem es lange Zeit nichts getrunken hat, insbesondere nachmittags, bekommt es Lust auf Kaltes, irgendetwas Erfrischendes, Leichtes. Wasser mag es nur in ganz kleinen Schlucken, aber immer wieder. Eine fruchtige Limonade aus sauren Früchten kann es zügig trinken. Im Übrigen muss es von der Nahrungsaufnahme einige Zeit Abstand nehmen, sonst geht es ihm wieder ganz schlecht.

Rhus toxicodendron (Rhus-t.)

Das Rhus-tox.-Kind ist gesundheitlich recht stabil, solange es seine tägliche Routine hat. Es ist erst mal abgeneigt gegenüber einer neuen Tätigkeit, aber wenn es einmal anfängt, dann macht es ihm

Spaß. Es kann dann fast nicht mehr aufhören. Dieses Sichübernehmen ist sein Schwachpunkt, und wenn es dann von einer sitzenden Tätigkeit schnell in die Kälte kommt, kann es sich leicht erkälten. Es ist bei Rhus-tox. vor allem die Feuchtigkeit, die ihm zu schaffen macht. Daher erfolgt meistens eine Erkältung, wenn es im Regen draußen ist, im schwitzenden Zustand vom Gewitter erwischt wird oder im kalten Wasser schwimmt. Schnee und Nebel sind weitere auslösende Faktoren. Ein allgemeines Unwohlsein setzt gleich ein. Es ist besorgt, niedergeschlagen, weiß nichts mit sich anzufangen. Ein Gefühl der Hilflosigkeit besteht. Meist kommt eine Steifheit der Glieder dazu mit Gliederschmerzen. Es kann sich kaum noch aufrecht halten, wobei die Bewegung ihm guttut und den Schnupfen erleichtert. Wenn es ihm nicht zu schlecht geht, dann geht es gerne (gut bekleidet) spazieren.
Es hat immer wieder Durst auf kleine Mengen kalter Getränke. Das kalte Wasser aber lässt es noch mehr frieren. Es benötigt Wärme, obwohl diese auf den Schnupfen keine Wirkung hat. Die Nase ist heiß und geschwollen, die Nasenspitze rot. Die Niesanfälle sind ganz heftig, fast krampfhaft. Die Nase wird durch das viele Putzen bald wund. Der Atem ist so heiß, dass es das Gefühl hat, die Nasenlöcher würden verbrennen.

Silicea (Sil.)

Das Silicea-Kind ist in sich selbst versunken. Es macht sich immer so viele Sorgen um die schulischen Leistungen, dass es kaum Zeit für irgendwelche Gespräche oder Spiele hat. Es ist einfach zu ernst und in diesem Zustand empfänglich für Krankheiten, zumal es auch sein Immunsystem durch zu viel Naschen schwächt. Besonders auf die Milchprodukte hätte es verzichten sollen.
Woher es dann den Schnupfen bekommt, weiß es nicht. War es der kalte Wind oder der Regen? Auch Haareschneiden sowie Überhitzung haben meist ungünstige Auswirkungen. Die Erkältung stellt

sich mit Frieren ein sowie mit einer dick-eitrigen, gelbgrünen Absonderung. Die Nase füllt sich in der Nacht mit Eiter, und morgens ist sie ganz verstopft. Schmerzhafte Krusten bilden sich vor allem weit oben an der Nasenscheidewand. Sie lösen sich im Laufe des Morgens. Ein starker Druck über den Augen wird empfunden, wie von einem schweren Gewicht. Kälte verschlimmert den Schmerz, vor allem kalter Luftzug. Es tut gut, den Kopf warm zu halten. Das Kind muss immer wieder heftig niesen, aber die Anfälle werden meist unterbrochen und hinterlassen ein unangenehmes Gefühl. Oft entsteht in der Nacht eine schmerzhafte Trockenheit in der Nase. Der Schleim kann ätzend und wundmachend sein. Der Schnupfen scheint kein Ende zu nehmen. Der Geschmackssinn geht verloren, und das Kind schmeckt nichts mehr – eine günstige Gelegenheit, ihm Schonkost zu geben, wodurch die unangenehmen schmerzhaften Symptome bald verschwinden, auch wenn die Erkältung sehr lange dauert.

Sulfur (Sulf.)

Das Sulfur-Kind möchte so gerne vieles erledigen, alles in Ordnung bringen, aber irgendwie schafft es das nicht. Jetzt ist eine innere Reinigung an der Reihe. Eine Sulfur-Erkältung kann bei jeder Wetterlage vorkommen, jedoch begünstigen warme Tage nach kalten (Frühjahrszeit) den Ausbruch. Häufiges, sogar krampfhaftes Niesen, starke Trockenheit der Nase sowie reichliche, wässrige Absonderungen folgen. Manchmal ist es ihm beim Niesen oder sogar schon vorher übel.

Das anfängliche Frieren geht bald in ein Hitzegefühl über. In einem warmen Raum ist die Nase sehr verstopft. Darüber hinaus stockt sie auch drinnen, und es ist ihm ganz heiß im Kopf. Die Füße können dabei jedoch kalt sein. Draußen an der frischen Luft fühlt es sich wohler. Die Nase wird wieder freier, und der Schnupfen fließt richtig. Die Absonderung kann stark brennen, besonders draußen, und macht die Nase rot. Wenn es sich zu lange an der kalten Luft aufhält, bilden sich Krusten in der Nase. Morgens ist die Absonderung dick, gelb und eitrig und dann am Tag wieder flüssig. Es kann zu blutigem, wässrigem Fluss aus der Nase kommen, verbunden mit starken Kopfschmerzen. Der Geruchssinn kann gesteigert oder gemindert werden. Irgendwann riecht es stark nach altem Katarr, was ihm sehr unangenehm ist. Die ganze Zeit über hat es eine deutliche Abneigung gegen Waschen und Duschen.

Der Geschmackssinn ist meist stark vermindert. Der Appetit ist nicht besonders groß, nur ein geringes Hungergefühl besteht. Essen verschlimmert den Schnupfen. Durst ist vorhanden, in der Regel auf Warmes.

Beim Abflauen des Schnupfens kann es zu einer noch kräftigeren Reinigung mit Durchfall kommen. Der Durchfall tritt meistens nur einmal am Morgen auf und treibt das Kind um 5 Uhr aus dem Bett. Es fühlt sich wie neugeboren nach der Erkältung.

Tuberculinum bovinum (Tub-bov.)

Das Tuberculinum-Kind hat Ärger zu Hause und in der Schule. Niemand versteht es richtig, jeder versucht es in seine Richtung zu biegen. Es rebelliert heftig, aber die Macht der Außenwelt ist manchmal zu groß, und es kann sich nicht durchsetzen. Seine Abwehr sinkt und kann sich auch nicht mehr gegen krank machende Einflüsse durchsetzen. Es erkrankt heftig und leidet richtig darunter. Es ist ihm äußerst kalt, und es fehlt ihm die Kraft, etwas Vernünftiges zu tun. Es ist sehr schlapp, blass und missmutig. Wenn es sich aufraffen kann, an die frische Luft zu gehen und sich kräftig zu bewegen (Lieblingsspiele spielen, Reiten etc.), geht es ihm bedeutend besser. Zu Hause lässt die wohltuende Wirkung der Natur nach einer Weile völlig nach.

Jetzt braucht es etwas Kräftiges oder Erfrischendes zum Essen oder Trinken oder beides. Wehe, es kommt jemand mit gesunden Ratschlägen bzw. »vernünftigen« Essensvorschlägen. Es tut ihm sehr gut, sein Lieblingsgericht bzw. -getränk zu genießen. Lässt es sich durch den Druck der Eltern etwas anderes aufschwatzen, geht es ihm gleich wieder schlechter. Durchfall kann sich einstellen. Sein Wunsch nach kräftigen, erfrischenden Speisen bleibt bestehen und wechselt nur von einem leckeren Gericht zum anderen. All das hält es gut bei Kräften, aber beeinflusst den Krankheitsverlauf nicht.

Symptomenverzeichnis

Mittel

Aconit (Acon), Allium cepa (All-c.), Arsenicum album (Ars.), Belladonna (Bell.), Bryonia (Bry.), Carbo vegetabilis (Carb-v.), Dulcamara (Dulc.), Euphrasia (Euphr.), Ferrum phosphoricum (Ferr-p.), Gelsemium (Gels.), Hepar sulfuris (Hep.), Kalium bichromicum (Kali-bi.), Lycopodium (Lyc.), Natrium muriaticum (Nat-m.), Nux vomica (Nux-v.), Pulsatilla (Puls.), Rhus toxicodendron (Rhus-t.), Silicea (Sil.), Sulfur (Sulf.), Tuberculinum bovinum (Tub-bov.).

Verschlimmerung

- *Essen, nach dem:* Nux-v.
- *Freien, im:* Dulc., Euphr., Kali-bi., Phos., Puls., Sulf.
- *Kalte Luft:* Dulc., Ferr-p.
- *Kaltwerden:* Nux-v.
- *Reden:* Acon.
- *Schneeluft:* Puls., Rhus-t.
- *Warmes Zimmer:* All-c., Carb-v., Nux-v., Phos.

Besserung

- *Bewegung:* Dulc., Phos., Rhus-t.
- *Föhn:* Hep.

- *Freien, im:* Acon., All-c., Bry., Nux-v., Phos., Puls.
- *Gehen:* Dulc., Phos., Puls., Rhus-t.
- *Warmes Zimmer:* Ars., Dulc.

Empfindungen und Art des Schnupfens

- ***Fließschnupfen:*** Acon., All-c., Ars., Bell., Bry., Carb-v., Dulc., Euphr., Gels., Hep., Kali-bi., Lyc., Nat-m., Nux-v., Puls., Rhus-t., Sil., Sulf.
- *Fließschnupfen, einseitig:* Bell., Hep., Nux-v., Phos.
- *Fließt nur oder schlimmer durch*
  - ▹ *Freien, im:* Ars., Dulc., Euphr., Puls., Sulf.
  - ▹ *Warmes Zimmer:* All-c., Nux-v., Puls.
  - ▹ *Windiges Wetter:* Euphr.
- *Zeiten*
  - ▹ *Tagsüber:* Carb-v., Euphr., Nux-v.
  - ▹ *Morgens:* Acon., Carb-v., Euphr., Nux-v., Puls., Sulf.
  - ▹ *Morgens, Aufstehen, nach:* Nux-v.
  - ▹ *Morgens, Bett, im:* Carb-v.
  - ▹ *Nachmittags:* Sulf.
  - ▹ *Abends:* All-c., Carb-v., Puls., Sulf.
- *Heftig:* Ars., Bry., Carb-v., Lyc., Sil.
- ***Stockschnupfen:*** Acon., All-c., Ars., Bell., Bry., Carb-v., Dulc., Hep., Lyc., Nat-m., Nux-v., Phos., Puls., Sil., Sulf.
- *Stockt, oder schlimmer durch*
  - ▹ *Warmes Zimmer.* Ars., Puls., Sulf.
- *Zeiten*
  - ▹ *Morgens:* Carb-v., Nat-m., Nux-v., Sil.
  - ▹ *Abends:* Carb-v., Euphr., Nux-v., Puls., Sulf.
  - ▹ *Nachts:* Euphr., Nux-v.
- *Wechselt mit Fließschnupfen ab:* Ars., Bell., Euphr., Nat-m., Nux-v., Phos., Puls., Sil., Sulf.
- *Verspannung im Gesicht:* Ars., Bell., Lyc., Nat-m.

- *Verstopfung der Nase*
  - ▹ *Morgens:* Bell., Hep., Kali-bi., Lyc., Phos., Sil.
  - ▹ *Morgens beim Erwachen:* Kali-bi., Sil.
  - ▹ *Abends:* Carb-v., Euphr., Kali-bi., Lyc., Puls.
  - ▹ *Nachts:* Ars., Lyc., Nux-v., Sil.
  - ▹ *Abwechseln der Seiten:* Nux-v., Phos.
  - ▹ *Schlaf, im:* Ars., Lyc.
  - ▹ *Warmen Zimmer, im:* Carb-v., Phos., Puls., Sulf.
  - ▹ *Nasenwurzel, an der:* Ars., Kali-bi., Lyc.

Begleitsymptome bzw. -zustände

- *Fieber, mit:* Acon., All-c., Ars., Bell., Bry., Gels., Hep.
- *Frösteln, mit:* Acon., Ars., Bry., Nux-v., Puls., Sil., Sulf.
- *Geschmacksverlust:* Hep., Nat-m., Nux-v., Puls., Sil., Sulf.
- *Hitze im Gesicht:* Euphr., Nux-v.
- *Hunger, vermehrt:* All-c., Hep., Tub-bov.
- *Husten, mit:* Acon., All-c., Ars., Bell., Bry., Carb-v., Euphr., Ferr-p., Gels., Hep., Kali-bi., Lyc., Nat-m., Phos., Rhus-t., Sil., Sulf.
- *Kehlkopfentzündung, mit:* Acon., Ars., Bry., Carb-v., Dulc., Hep., Kali-bi., Nat.-m., Phos., Puls., Sulf.
- *Kopfschmerzen, mit:* Acon., All-c., Ars., Bell., Bry., Carb-v., Dulc., Ferr-p., Gels., Hep., Lyc., Nux-v., Phos., Puls., Rhus-t., Sil., Sulf.
- *Säuglinge:* Dulc., Kali-bi., Lyc., Nux-v.

Auslösende Ursache (Schnupfen)

- *Abkühlung durch oder bei*
  - ▹ *Überhitzung:* Ars., Carb-v., Puls., Sil.
  - ▹ *Entblößen des Kopfes:* Hep., Nat-m.
  - ▹ *Haareschneiden oder -waschen:* Bell., Nux-v., Puls., Sil.

Husten und Bronchitis

Erkrankung

Das Allgemeine im vorigen Kapitel über Schnupfen und Sinusitis Gesagte gilt natürlich entsprechend auch für den Husten und die anderen Erkältungskrankheiten.
Bitte informieren Sie sich dort, was die Entstehung, die Begleitumstände, die vorbeugenden Maßnahmen etc. betrifft.
Um die Mittelsuche zu erleichtern, haben wir die Mittel hier nach den unterschiedlichen Wetterlagen geordnet. Aber man sollte nicht zu schematisch nach dieser Anordnung vorgehen, da immer andere Faktoren mit hineinspielen können. Um genauer verordnen zu können, ist Flexibilität im Denken unerlässlich. Wenn z. B. der Husten als Folge eines Schnupfens auftritt oder von Fieber begleitet ist, schauen Sie bitte auch unter »Schnupfen« und »Fieber« nach.
Da Sie den Husten homöopathisch behandeln wollen, verabreichen Sie bitte weder andere Medikamente, noch legen Sie Brustwickel an. Beide Maßnahmen verschleiern die Symptome und verhindern das Erkennen des optimalen homöopathischen Mittels (Similimum).
Wenn Sie allerdings mit der homöopathischen Behandlung nicht vorankommen, können Sie den Husten auch durch äußere Anwendungen lindern. Heiße Brustwickel oder Wickel mit in Schweineschmalz gedünsteten Zwiebeln fördern und lösen den Auswurf.
Eine Kompresse mit warmem Öl auf den Fußsohlen kann die Krämpfe beim Husten nehmen.

Diätetische Ratschläge bei Husten

- Folgende Nahrungsmittel können den Husten verschlimmern:
  - Sauermilchprodukte,
  - Zitrusfrüchte,
  - Milch (verschleimt).
- Verzögerung der Heilung durch:
  - Süßigkeiten,
  - fette Speisen,
  - starke Gewürze.
- In der Regel werden Teigwaren gut vertragen.
- Besonders günstig sind:
  - Gemüse, roh oder gekocht,
  - Salat,
  - manches Obst.

Behandlung

Mittel bei trockener, kalter Wetterlage

BRYONIA (BRY.)
Bei Bryonia tritt der Husten gerne im Herbst auf. Die Bronchitis fängt mit einem kleinen, trockenen Husten an, der sich langsam steigert. Wie wir es schon vom Schnupfenverlauf her kennen, wird das Bryonia-Kind immer unbeweglicher. Die Hustenstöße fangen bald an weh zu tun. Beim Husten entsteht ein stechender Schmerz. Manchmal ist er so stark, dass er das Kind richtig schüttelt und es sich die Brust halten muss. Es kann auch vor Schmerzen weinen. Jegliche Bewegung kann Hustenstöße auslösen, die lange anhalten.

Besonders schlimm ist es nach dem Essen, wo ein Hustenanfall dem nächsten folgt und das Kind durch die Schmerzen wie am Boden zerstört ist. Es darf auch nicht zu tief einatmen, weil diese geringe Bewegung des Brustkorbes ausreicht, Husten auszulösen. Beim Betreten eines warmen Zimmers muss es ebenfalls husten.
Es hat Verlangen nach kalten Getränken, die aber den Husten verschlimmern. Sein Durst ist groß. Warme Getränke lindern den Husten. Es kann aber auch vorkommen, dass das Kind keinen Durst hat, obwohl seine Schleimhäute sehr trocken sind.
Es hat oft Kopfschmerzen bei der Erkältung. Dann wird es richtig qualvoll, weil sich der Kopfschmerz beim Husten sehr verschlimmert, sodass es den Kopf ins Kissen drückt und sich die Brust mit den Händen festhält.

Causticum (Caust.)

Das Causticum-Kind ist von Natur aus vorsichtig, aber die kalten Tage im Herbst und der kalte, trockene Wind erfordern besondere Schutzmaßnahmen, weil ihm dieses Wetter auf die Bronchien schlägt, sie trocken und rauh macht. Jedoch trotz aller Vorsicht erwischt es das Kind immer wieder. Ein harter Husten setzt schnell ein, und bis zum Abend ist es heiser. Am nächsten Morgen kann es kaum sprechen. Der Husten foltert es, die Lungen fühlen sich an, als ob sie voller Schleim wären. Es hat nicht die nötige, explosive Kraft, den Schleim hochzuhusten, obwohl es kämpft und kämpft. Alle stehen ratlos und besorgt um es herum, bis einer auf die Idee kommt, die Luftwege mit Wasser frei zu spülen. Schon beim ersten Schluck muss es nicht mehr husten, und danach gibt es Ruhe. Je kälter das Wasser, umso besser hilft es ihm.

Hepar sulfuris (Hep.)

Es herrscht kaltes, trockenes Wetter, und das Hepar-Kind hat lange draußen gespielt. Abends spürt es noch wenig Veränderung, aber am nächsten Morgen wacht es mit Husten auf, der mit den charakteristischen Hepar-Schmerzen einhergeht: einem Gefühl, als ob Splitter unterhalb des Kehlkopfes bis hin zu den oberen Bronchien stecken. Die Schmerzen nehmen langsam zu. In den ersten Tagen meldet sich der Husten nur in der kalten Luft, aber nach und nach muss sich das Hepar-Kind sogar vor der geringsten Kälteeinwirkung schützen, da die Schmerzen sonst kaum auszuhalten sind. Es ist nämlich sehr schmerzempfindlich. Also muss es sich im Bett gut zudecken, da der geringste Luftzug oder das Aufdecken eines Fingers genügt, um einen Hustenanfall auszulösen, z. B., wenn die Zimmertür kurz geöffnet wird.

Bald setzt reichlich dicker, zäher, gelber Auswurf ein, der meist leicht abzuhusten ist.

Kalte Getränke verschlimmern. Warme Getränke verträgt es zwar, aber sie bessern den Husten nicht.

Der Husten wird durch Feuchtigkeit, z. B. Regen, sofort besser, auch wenn es dabei kalt ist. Wenn die Luft feucht und warm ist, kann der Husten sogar ganz verschwinden.

Bei keinem anderen Mittel ist die Besserung des Hustens durch feuchte Luft ausgeprägter als bei Hepar. Zusätzliche unterstützende Maßnahmen:

- Feuchte Tücher oder eine Wasserschale auf der Heizung können helfen, den Husten zu lindern.
- Inhalieren von heißen Dämpfen auch mit Aromaölen.
- Türkisches Dampfbad.

Nux vomica (Nux-v.)

Das Nux-Kind leidet an trockenem Husten, der abends und nachts schlimmer wird. Der Auswurf wird tagsüber abgehustet. Es spürt einen ständigen Kitzel im Hals, und die Brust fühlt sich wund an, als ob beim Husten etwas losgerissen würde. Der Husten ist morgens stärker, beim Aufwachen im Bett, und es dauert einige Zeit, bis der Auswurf kommt. Danach ist Ruhe. Tagsüber ist der Husten nicht so schlimm, und meist ist er draußen besser als drinnen. Oft hat das Kind dabei Kopfschmerzen, als ob der Kopf beim Husten berste (siehe auch Bryonia). Warme Getränke sind sehr wohltuend, besonders morgens, wenn sich der Schleim nicht löst.

RUMEX (RUMX.)

Es ist auffallend, wie deutlich beim Rumex-Kind das Einatmen von kalter Luft einen Husten auslöst. Das Kind muss sich die Bettdecke über den Kopf ziehen, um sich vor dem Einatmen kalter Luft zu schützen. Der Husten wird erst besser, wenn sich die Luft unter der Decke erwärmt hat. Rutscht die Decke etwas zur Seite, so löst dies einen Hustenanfall aus, der manchmal lange andauern kann. Draußen möchte das Rumex-Kind einen dicken Schal vor den Mund gebunden haben. Durch die kalte Luft kann es zum Stimmverlust kommen.

Typisch für das Rumex-Kind ist, dass es den ganzen Tag über hustet, da die Zimmerluft meistens nicht warm genug ist.

Der Husten ist trocken, ein ständiger Kitzel reicht von der Halsgrube bis zur Abzweigung der Bronchien. Es ist wenig Auswurf vorhanden.

Mittel bei kalter, feuchter Wetterlage und nach Durchnässung

RHUS TOXICODENDRON (RHUS-T.)

Bei Rhus-t. denkt man gleich an Husten als Folge von feuchter Witterung und insbesondere als Folge der verschiedenen Arten des Nasswerdens (z.B. Unterkühlung durch Baden oder Regennässe).

Der Husten tritt besonders nachts auf. Das Kind schläft sehr unruhig, deckt sich immer wieder ab und bekommt dadurch einen längeren, heftigen Hustenanfall. Es wacht aber dabei nicht richtig auf, im Halbschlaf deckt es sich wieder zu und schläft weiter.

Dulcamara (Dulc.)
Durch den Wetterumschlag von warm auf kalt erkrankt das Dulcamara-Kind. Es bekommt Husten durch Nasswerden oder durch feuchtes Wetter, besonders im Winter. Seine Bronchien sind stark verschleimt, sodass die Atmung erschwert wird, hinzu kommt Heiserkeit. Meist ist reichlich lockerer Auswurf von geschmacklosem Schleim vorhanden, der oft blutgestreift ist.
Sein Nacken wird steif während oder nach der Erkältung. Es braucht Bewegung, die ihm guttut, die aber nicht in Anstrengung ausarten darf; es muss allerdings vor Kälte geschützt werden. Gut tut ihm auch Bewegung im Haus.
Manchmal bekommt es einen keuchhustenartigen Krampfhusten. Dabei ist der Auswurf jedoch festsitzend.

Mittel bei mildem Wetter und im Frühling

Ipecacuanha (Ip.)
Das Ipecacuanha-Kind und der -Säugling reagieren besonders empfindlich auf feuchtwarmes Wetter. Sie neigen dazu, zu viel Leckereien zu naschen, und geraten in schwere Bronchitiszustände hinein, bei denen man zwei Arten unterscheiden kann:

1. Zustand: Der Husten ist erstickend, der Schleim ist laut rasselnd zu hören, so krampfartig, dass das Kind kaum mehr atmen kann. Es wird purpurrot bis blau im Gesicht und ganz steif. Dieser Zustand erinnert an Krupp- und Keuchhusten, wofür das Mittel sehr wertvoll ist.

Auch durch einen Spaziergang bei kaltem Wetter kann das Kind erkranken. Durch die Kälte ist das Kind halb erfroren. Es wird blau, steif, kann kaum atmen, hat einen erstickenden Husten.

2. Zustand: Durch Kitzeln im Kehlkopf wird ein Erstickungsgefühl ausgelöst. Der Husten ist trocken mit wenig Auswurf. Dieser Auswurf hat einen schlechten, ekelerregenden Geschmack, der Übelkeit und ein krampfartiges Erbrechen auslösen kann. Bei beiden Arten von Ipecacuanha-Husten ist Kurzatmigkeit zu finden. Bewegung an der frischen Luft löst einen Hustenanfall aus. Gegen Ende der Erkältung kann Heiserkeit bis zu kurzzeitigem Stimmverlust zurückbleiben.

GELSEMIUM (GELS.)

Das Gelsemium-Kind hat gewöhnlich Husten und Schnupfen gleichzeitig (siehe auch unter »Schnupfen«). Der Husten ist trocken, die Brust fühlt sich wund an. Der Atemrhythmus ist beschleunigt, und die Kräfte schwinden. Das Kind ist lustlos und möchte in Ruhe gelassen werden.

CINA (CINA)

Wenn das Cina-Kind im Frühling zahnt und dabei Husten bekommt, kann man mit großer Sicherheit sagen, dass es Cina braucht. Meist ist der Husten kruppartig trocken, manchmal kommt etwas Schleim hoch. Die Backen glühen und sind meist deutlich rot.

Dieses Kind neigt dazu, plötzlich zusammenzuschrecken. Es mag nicht berührt werden. Es reagiert widerspenstig, fast als ob es von Sinnen wäre. Es beruhigt sich, wenn es getragen wird. Am wohltuendsten sind heftige Schaukelbewegungen.

Kalium carbonicum (Kali-c.)

Das Kalium-carbonicum-Kind hat phasenweise viel Selbstvertrauen, aber immer wieder, wenn es darauf ankommt, fehlt ihm die nötige geistige bzw. körperliche Kraft. Dies deprimiert es sehr. Es reagiert sehr empfindlich auf feuchte Kälte und bekommt leicht eine Erkältung in Form von Bronchitis. Es spürt beim Husten einen stechenden Schmerz in der Brust, meist in der rechten unteren Brust. Dann wandert er mal hierhin, mal dorthin, wird schlechter in der Ruhe, besser in der Bewegung, außer wenn diese plötzlich und unbedacht ist. Einatmen und Husten verschlimmern auch.
Das Kind wacht nachts gewöhnlich gegen 2 Uhr durch den Husten auf. Manchmal gelingt das Einschlafen erst nach Stunden wieder. Gegen 3 Uhr nachts erreicht der Husten oft den Höhepunkt. Eine weitere Indikation für Kali-c. sind die mit Wasser gefüllten oberen Augenlider (Lidödeme).

Euphrasia (Euphr.)

Es gibt eine Reihe von Mitteln, bei denen meist der Wind die Krankheit auslöst. Aber wenn außer den Atemwegen die Augen stark betroffen sind, kommt in erster Linie Euphrasia in Betracht. Wenn auf den Euphrasia-Schnupfen ein Husten folgt, kann sich der Schnupfen durch den nun ausgelösten harten Husten noch mehr verschlimmern.
Die Augen sind gerötet und lichtempfindlich. Reichlicher Tränenfluss ist die Regel. Der Husten verschlechtert sich tagsüber und bessert sich nachts im Liegen. Finden wir Husten und Schnupfen gleichzeitig, so zeigt der Schnupfen ein gegensätzliches Symptomenbild: Der Schnupfen ist nachts schlimmer als tagsüber und verschlechtert sich im Liegen. Abhusten von Schleim tritt verstärkt morgens und tagsüber auf. Er ist übel riechend und löst beim Räus-

pern und Hochhusten einen Brechreiz aus, sodass oftmals das Essen wieder erbrochen wird.
Bei Bewegung an der frischen Luft muss sich das Kind ständig räuspern.

Phosphor (Phos.)

Das Phosphor-Kind hat sich in seiner Begeisterung und Lebensfreude verausgabt. Sein Energiepegel ist sehr herabgesetzt, wenn nicht gleich null. Die Erkältung fängt in der Nase, im Hals oder im Kehlkopf mit heiserer Stimme an. Langsam entwickelt sich ein harter, trockener, festsitzender Husten.
Der Husten ist sehr schmerzhaft, besonders morgens nach dem Aufstehen. Wenn das Kind kalte Luft einatmet oder ihm kalt wird, verschlechtert sich der Husten. Ebenso verschlimmert sich der Husten, wenn es vom Warmen ins Kalte kommt oder umgekehrt. Es kann kaum sprechen, besonders das Lachen ist sehr unangenehm, denn das dadurch erzeugte Kitzeln im Kehlkopf löst beim Phosphor-Kind unweigerlich den Husten aus. Der Kehlkopf ist sehr empfindlich, und es kommt zu starker Heiserkeit, die bis zum Verlust der Stimme führen kann.
Nachts muss es auf der rechten Seite schlafen, das dämpft den Husten sehr und ermöglicht ihm den Schlaf. Dreht es sich im Schlaf auf die linke Seite, folgt sofort ein starker Hustenanfall, der es aus dem Schlaf reißt und es nicht mehr liegen bleiben lässt. Es muss sich aufsetzen, hält sich die Rippenbögen vor Schmerzen, stöhnt und zittert dabei. Nach dem Anfall ist es ganz erschöpft.
Trinken verschlimmert den Husten, kalte Getränke mehr als warme. Aber die eiskalten Getränke tun ihm so gut, dass es die darauf folgenden Hustenanfälle leichter bewältigt, besonders wenn das Getränk süß war.

Pulsatilla (Puls.)

Der Pulsatilla-Husten ist am Tag kaum zu spüren, er scheint ausgeheilt zu sein, besonders beim Aufenthalt im Freien. Die Pulsatilla-Kinder, die den ganzen Tag draußen spielen, husten überhaupt nicht. Nur wenn sie sich sehr anstrengen, bekommen sie einen Hustenanfall, der bald wieder vergessen wird. Leichte, langsame Bewegung in gut gelüfteten Räumen oder besser noch im Freien wischt jede Spur von Husten weg. Aber auch im warmen Raum ist der Husten am Tag lockerer und hört sich nicht so schlimm an.
Gegen Abend wird er etwas stärker und trockener. Nachdem das Kind zu Bett gegangen ist, fängt ein krampfhafter, trockener Husten an – oft mit zwei Hustenstößen. Das Kind kann kaum aufhören zu husten, das geht bis zum Würgen. Setzt es sich im Bett auf, wird der Husten wesentlich besser. Nachdem es sich die »halbe Lunge ausgehustet« hat, kann es nach mehrmaligen Versuchen irgendwann einschlafen und findet endlich Ruhe.
Es gibt auch mildere Verläufe, wo das Einschlafen nicht so schwierig ist. Der Auswurf ist hauptsächlich morgens von zäher, gelber und dicker Konsistenz.

Sulfur (Sulf.)

Auch der Sulfur-Husten ist am Tage locker. Der weißlich dicke Auswurf kommt beim Husten nach dem Aufwachen oder erst später nach dem Aufstehen. Eine gewisse Besserung ist im Freien zu beobachten.
Der Husten von Sulfur kann schon abends im Bett schlimmer werden, sodass das Kind schlecht einschlafen kann, aber in der Nacht nimmt er noch weiter zu. Der Husten wird dann trocken und hart. Das Kind hustet eine Zeit lang im Schlaf, bis es davon aufwacht. Jetzt wird der Husten besonders heftig und erschüttert den ganzen Körper. Das Kind kann aber liegen bleiben. Oft folgen zwei Hustenstöße hintereinander, die so heftig und hart sind, dass es

ein Gefühl hat, als ob der Kopf in Stücke gerissen und wegfliegen würde. Wenn der Anfall vorbei ist, gibt es meistens eine längere Ruhepause, in der das Kind schlafen kann, bis der nächste Anfall kommt.

Tuberculinum bovinum (Tub-bov.)

Der Tuberculinum-Husten ist hart, trocken und meist mit langanhaltenden Anfällen verbunden. Auswurf entwickelt sich erst später, wenn die Intensität nachlässt. Er ist von dicker, gelber, auch grüner Konsistenz und kommt in großen Mengen.

Meistens beginnt es mit einem nächtlichen Husten, der sehr hart ist. Das Kind hustet die ganze Nacht. Nach und nach, wenn der Husten immer stärker wird, kann es abends kaum einschlafen. Erst nach langem Wachliegen gelingt ihm dies, aber schon bald wird es wieder vom Husten aufgeweckt. So werden die Nächte immer unruhiger, bis schließlich in großen Mengen Auswurf kommt. Erst dann kehrt wieder die nächtliche Ruhe ein.

Anstrengung an der frischen Luft oder allein schon kalte Luft kann heftigen Husten provozieren. Trotzdem entwickelt das Kind großen Lufthunger. Eine ähnliche Modalität finden wir bei den Getränken. Kalte Getränke verschlimmern den Husten; trotzdem möchte das Kind Kaltes, am liebsten Eiskaltes trinken, wobei es den Hustenanfall in Kauf nimmt. Es kann aber auch nach heißen Getränken verlangen, wie Kakao oder Ovomaltine. Diese bringen wenig Besserung, können sogar den Husten verschlimmern. Es braucht viel Bewegung und frische, kalte Luft. Das kann so weit gehen, dass es wenig bekleidet, ja sogar nackt sein will, obwohl dies mit Sicherheit einen Hustenanfall auslöst.

Symptomenverzeichnis

Mittel

Bryonia (Bry.), Causticum (Caust.), Cina (Cina), Dulcamara (Dulc.), Euphrasia (Euphr.), Gelsemium (Gels.), Hepar sulfuris (Hep.), Ipecacuanha (Ip.), Kalium carbonicum (Kali-c.), Nux vomica (Nux-v.), Phosphor (Phos.), Pulsatilla (Puls.), Rhus toxicodendron (Rhus-t.), Rumex crispus (Rumx.), Sulfur (Sulf.), Tuberculinum bovinum (Tub-bov.)

Verschlimmerung

- *Atmen, tief:* Bry., Cina, Dulc., Euphr., Hep., Ip., Kali-c., Phos., Puls., Rhus-t., Rumx., Sulf., Tub-bov.
- *Bewegung:* Bry., Cina, Ip., Kali-c, Nux-v., Phos.
- *Entblößen:* Hep., Nux-v., Rhus-t., Rumx.
- *Entblößen der Hände:* Hep., Rhus-t.
- *Essen:* Bry., Caust., Euphr., Hep., Ip., Kali-c., Nux-v., Phos., Puls., Rhus-t., Rumx., Sulf.
- *Freien, im:* Bry., Cina, Euphr., Hep., Ip., Nux-v., Phos., Rhus-t., Rumx., Sulf.
- *Freien, gehen im:* Cina, Ip., Nux-v., Phos., Rhus-t., Sulf.
- *Gehen:* Cina, Hep., Ip., Rumx.
- *Getränke, kalte:* Hep., Kali-c., Phos., Rhus-t., Rumx., Tub-bov.
- *Getränke, warme:* Phos.
- *Kaltwerden:* Bry., Caust., Dulc., Hep., Kali-c., Nux-v., Phos., Rhus-t., Rumx., Sulf., Tub-bov.
- *Kaltwerden, Arm oder Hand:* Hep., Rhus-t., Sulf.
- *Liegen:* Bry., Caust., Dulc., Hep., Ip., Kali-c., Nux-v., Phos., Puls., Rhus-t., Rumx., Sulf.
- *Liegen, abends:* Bry., Kali-c., Nux-v., Puls., Rumx., Sulf.
- *Liegen, nachts:* Dulc., Kali-c., Puls., Rhus-t., Rumx., Sulf.
- *Liegen, Rückenlage:* Nux-v., Phos., Rhus-t.

- *Liegen, Seitenlage:* Bry., Kali-c., Phos., Puls., Sulf.
- *Liegen, Seitenlage links:* Bry., Ip., Phos., Puls., Rhus-t., Rumx., Sulf.
- *Liegen, Seitenlage rechts:* Cina, Ip., Kali-c., Phos., Tub-bov.
- *Luft, feuchte:* Dulc., Rhus-t., Sulf.
- *Luft, kalte:* Bry., Caust., Cina, Dulc., Hep., Ip., Kali-c., Nux-v., Phos., Rhus-t., Rumx., Sulf., Tub-bov.
- *Luft, trockene, kalte:* Caust., Hep., Phos., Rumx.
- *Reden:* Bry., Caust., Cina, Dulc., Euphr., Hep., Ip., Phos., Rhus-t., Rumx., Sulf., Tub-bov.
- *Reden, laut:* Phos., Tub-bov.
- *Sitzen:* Euphr., Kali-c., Phos., Puls., Rhus-t.
- *Stehen:* Euphr., Sulf.
- *Trinken:* Bry., Cina, Hep., Kali-c., Nux-v., Phos., Rhus-t.
- *Wind:* Euphr., Hep.

Besserung

- *Abhusten (Auswurf) können:* Caust., Ip., Phos., Sulf.
- *Bewegung:* Dulc., Euphr., Nux-v., Phos., Puls., Rhus-t., Sulf., Tub-bov.
- *Essen:* Euphr., Kali-c.
- *Freien, im:* Bry., Dulc., Nux-v., Puls., Sulf.
- *Getränke, kalte:* Caust., Euphr., Ip., Kali-c., Sulf.
- *Getränke, warme:* Bry., Nux-v., Rhus-t.
- *Liegen:* Bry., Euphr., Sulf.
- *Liegen, Rückenlage:* Bry.
- *Trinken:* Bry., Caust., Euphr., Kali-c.

Empfindungen und Art des Hustens

- *Bellend:* Dulc., Hep., Phos., Sulf., Tub-bov.
- *Erschöpfend:* Caust., Ip., Kali-c., Nux-v., Phos., Puls., Rhus-t., Rumx., Sulf., Tub-bov.

- *Erschütternd:* Bry., Caust., Dulc., Ip., Kali-c., Nux-v., Phos., Puls., Rhus-t., Sulf.
- *Fremdkörper im Kehlkopf:* Hep., Phos., Rumx.
- *Gerstengranne im Kehlkopf:* Rumx.
- *Hart:* Caust., Cina, Kali-c., Nux-v., Phos., Puls., Rhus-t.
- *Heiser:* Caust., Cina, Dulc., Gels., Hep., Nux-v., Rhus-t., Rumx.
- *Hohl:* Bry., Caust., Cina, Euphr., Hep., Ip., Nux-v., Phos., Tub-bov.
- *Hustenreiz, Luftwegen, in den:* Caust., Gels., Kali-c., Nux-v., Phos., Sulf.
- *Hustenreiz, Brust, in der:* Phos., Puls., Rhus-t.
- *Hustenreiz, Halsgrube:* Rumx.
- *Hustenreiz, Kehlkopf:* Bry., Caust., Cina, Euphr., Gels., Hep., Ip., Kali-c., Nux-v., Phos., Puls., Rhus-t., Rumx., Sulf.
- *Hustenreiz, Magengrube:* Bry., Hep., Nux-v., Puls.
- *Krampfhaft:* Bry., Caust., Cina, Dulc., Gels., Hep., Ip., Kali-c., Nux-v., Phos., Puls., Rhus-t., Rumx., Sulf.
- *Kurz:* Bry., Caust., Cina, Dulc., Hep., Ip., Kali-c., Nux-v., Phos., Puls., Rhus-t., Rumx., Sulf.
- *Locker:* Bry., Cina, Dulc., Hep., Kali-c., Phos., Puls., Sulf.
- *Pfeifend:* Hep.
- *Rasselnd:* Bry., Caust., Cina, Hep., Ip., Nux-v., Phos., Puls., Rumx., Sulf.
- *Schwefeldampf, Gefühl:* Bry., Ip., Puls.
- *Staub, wie von:* Hep., Ip., Puls., Sulf.
- *Zusammenschnürung, Brust:* Ip., Sulf.
- *Zusammenschnürung, Kehlkopf:* Euphr., Gels., Hep., Ip., Kali-c., Phos., Puls., Sulf.

Begleitsymptome

- *Brennen in der Brust:* Caust., Euphr.
- *Brennen im Kehlkopf:* Caust., Phos.

- *Niesen, Husten endet mit:* Bry., Hep., Sulf.
- *Niesen, mit:* Bry., Cina, Hep., Nux-v., Sulf.

Auslösende Ursache
- *Kalt-trockener Wind:* Hep.
- *Nasswerden:* Dulc., Rhus-t., Sulf.

Der fieberhafte Infekt (Grippe)

Erkrankung

Grippe ist nicht gleich Grippe

Der leichte grippale Infekt wird häufig mit der schweren, echten Grippe, der »Influenza epidemica«, verwechselt. Der Ausdruck »Grippe« im engeren Sinne bezeichnet alle schweren fieberhaften Erkrankungen, die von dem Influenza-Virus ausgelöst werden.

Die echte Grippe tritt selten sporadisch, häufiger epidemisch auf, im Abstand von einigen Jahrzehnten sogar pandemisch, d. h., die Epidemie breitet sich über ganze Kontinente aus. Die schrecklich wütende »spanische Grippe« von 1918–1920 breitete sich von Spanien über den ganzen Erdball seuchenartig aus und forderte 22 Millionen Menschenleben. In den Hungerjahren nach dem Ersten Weltkrieg fielen ihr besonders junge Menschen, schwangere oder stillende Frauen oft innerhalb weniger Tage zum Opfer.

Viele erwarteten nach dem Zweiten Weltkrieg eine ähnliche Katastrophe. Die nächste Pandemie überzog aber erst 1957/58, aus Asien kommend, die nördliche Hemisphäre. Die letzte große Grippewelle, die »Hongkong-Grippe«, überrollte uns in den Jahren 1968/69.*

Die Grippe hat die Schulmediziner durch ihre Chamäleonhaftigkeit herausgefordert und vor immer neue Rätsel gestellt. Es gibt weder eine Gesetzmäßigkeit im Aufflammen von Pandemien noch in der Wahl ihrer Opfer. Die Grippe befällt Gesunde und Kranke,

---

* Mehr zum Thema Grippebehandlung finden Sie im »Homöopathischen Ratgeber« Nr. 5 »Grippe«.

alte und junge Menschen aller sozialen Schichten. Sie fügt sich in kein Schema ein. Der Grippeforschung hat die Schulmedizin die Erkenntnis zu verdanken, dass es für eine Krankheit verschiedene Erreger gibt; denn das Grippevirus verändert sich ständig und tritt Jahr für Jahr in immer wieder neuen Formen auf. Alljährlich wird im Herbst zur *Grippeimpfung* aufgerufen. Diese ist aber nur für die schwere Grippe gedacht, die bei uns viel seltener als der im allgemeinen Sprachgebrauch ebenfalls »Grippe« genannte »grippale Infekt« auftritt. Auch kann die Grippeimpfung nur gegen ein ganz bestimmtes Virus wirken. Der Grippeimpfstoff wird weltweit nach den Empfehlungen der WHO hergestellt. Es lässt sich aber im Sommer schwer voraussagen, wo sich welcher Virusstamm im Winter durchsetzen wird. Viele Menschen sind der Ansicht, die Grippeimpfung mache sie widerstandsfähiger gegen Schnupfen, Husten und Heiserkeit, also gegen eine ganz gewöhnliche Erkrankung.

Aber die Impfung wäre nicht gegen den grippalen Infekt gerichtet, sondern nur gegen die echte Virusgrippe, die sehr selten ist. Deshalb ist die Grippeschutzimpfung nach Ansicht des Impfschadensexperten Dr. G. Buchwald ein Betrug an unserer Bevölkerung.

Auch für die richtige Mittelfindung in der Homöopathie ist es nicht notwendig, die verschiedenen Krankheitserreger zu erkennen und zu benennen; denn die Homöopathie setzt mit ihrer Therapie nicht am Erreger, sondern beim Menschen als Ganzes an. Sie registriert das Erscheinungsbild des Erkrankten in seiner ganzen Komplexität. Ein und derselbe Erreger kann bei verschiedenen Menschen ganz unterschiedliche Symptomenkomplexe produzieren.

Eine Impfung gegen den grippalen Infekt wird immer an der Zahl von ca. 300 bis jetzt bekannten Grippeerregern scheitern. Wie bei kaum einem anderen Krankheitserreger zeichnet sich die Wandelbarkeit aller Lebensprozesse beim Grippevirus ab. Das Grippevirus verändert sich aufgrund der Immunisierung und ist in der Lage, sich jedem Impfstoff anzupassen und dadurch auszuweichen. Wenn die widersinnige »Grippeimpfung« schon nicht helfen kann, so sollte sie doch wenigstens harmlos sein! Aber laut Dr. Buchwald erkrankt nach dieser Impfung fast jeder zweite Deutsche an einem besonders schweren grippalen Infekt. Viele werden das Phänomen selber erlebt haben oder aus ihrem Bekanntenkreis kennen.

Was kann die Homöopathie bei der echten Grippe leisten?
Die Schulmedizin steht der Grippe, dem grippalen Infekt und auch dem harmlosen Schnupfen machtlos gegenüber, weil ihre Behandlungsstrategie am falschen Hebel ansetzt. Ihre bisherigen Erkenntnisse über die verschiedensten Krankheitserreger haben letztendlich zur Heilung eines gewöhnlichen Schnupfens nichts beigetragen.
In der Homöopathie steht nicht der »Beschuss« der Bakterien und Viren im Vordergrund der Behandlung, sondern der ganze Mensch wird behandelt. Schon lange vor der Entdeckung der Viren hat der geniale Hahnemann ein Konzept zum Schutz vor Epidemien und zur Behandlung derselben aufgestellt. Nur wer das entsprechende Milieu, das die Viren zu ihrer Verbreitung brauchen, in sich trägt, kann überhaupt erkranken. Auf Epidemien übertragen sieht das folgendermaßen aus: Es scheint, als ob alle Menschen gleichzeitig in einen bestimmten seelischen Zustand geraten, der sie für eine kollektive Ansteckung empfänglich macht. Wenn eine Epidemie ausbricht, kristallisiert sich nach und nach aufgrund der in Erscheinung tretenden Symptome ein Mittel heraus, welches auf den größten Teil der in einem ähnlichen (psychischen) Klima lebenden Erkrankten zutrifft. Die Geschichte der Homöopathie kennt Epidemien, wo an einem Ort fast alle Menschen ein und dasselbe homöopathische Mittel benutzten und geheilt wurden. In solch einem Fall wird dieses betreffende Mittel »Genius epidemicus« genannt.

Unterdrückung ist mit Spätschäden verbunden

Fieber ist eine Heilreaktion des Körpers auf etwas Krankhaftes im Organismus. In der Naturheilkunde werden Methoden angewendet, die Fieber künstlich erzeugen, um chronische Krankheiten (z. B. Krebs) zu heilen. Bei der homöopathischen Behandlung erzeugt der Körper die notwendige Temperatur, um pathogene Erreger und schädliche Schlacken zu verbrennen bzw. umzuwandeln.

Unterdrücken Sie möglichst nicht das Fieber! Beachten Sie, dass auch Wadenwickel zu den fiebersenkenden Maßnahmen gehören! Wenn Sie gleich von Anfang an den Organismus des kranken Kindes durch Diät oder Fasten entlasten und das Richtige homöopathische Mittel geben, besteht kein Grund zur Besorgnis.

Hier zu Lande scheint die Furcht vor dem Fieber sehr verbreitet zu sein, ganz im Gegensatz zu Indien. Dabei können die Menschen im Westen selten eine rationale Erklärung für ihre Angst vor dem Fieber geben. Die erste Reaktion der Inder zu meiner Zeit bei Fieber war: Bettruhe und Fasten. In Deutschland werden fiebersenkende Medikamente verabreicht, und der Notarzt wird gerufen. Die übertriebene Angst vor Fieber kann sich nur auf der Basis von Unwissenheit und Panikmacherei ausbreiten.

Fieber ist eine heilsame Reaktion des Körpers auf innere oder äußere Reize. Die normale Körpertemperatur beträgt 37,0 °C. Bei Temperaturen bis 38,0 °C spricht man von leicht erhöhter Temperatur. Kinder neigen eher dazu, schnell sehr hohes Fieber zu bekommen. Temperaturen bis zu 41,0 °C müssen für Kinder noch nicht sehr besorgniserregend sein und gefährden den jugendlichen Kreislauf nicht.

In Indien haben Kinder manchmal bis zu sechs Tage mehr als 41,0 °C Fieber (wie es z. B. oft bei Typhusfällen vorkommt), bevor sie zum Homöopathen gebracht werden. Durch die richtige homöopathische Behandlung verschwindet das Fieber sehr schnell,

und der Gesundheitszustand der Kinder verbessert sich merklich. Das Gehirn wurde in keiner Weise geschädigt.
Bei hohem Fieber und gleichzeitiger Lungenerkrankung sollte das Kind auf alle Fälle unter die Obhut eines erfahrenen Homöopathen gestellt werden. Bei Säuglingen und Kleinkindern kann es durch plötzlichen Temperaturanstieg zu Fieberkrämpfen kommen. Hier sind Wadenwickel sicherlich von Nutzen. Allerdings wirkt die Verabreichung von BELLADONNA (½-stündlich eine Gabe C 200) wesentlich besser und wohltuender, da wir dann mit dem Similia- und nicht mit dem Contraria-Prinzip arbeiten. Belladonna ist ähnlich zu dem raschen Fieberanstieg (andere Mittel bei Fieberkrampf finden Sie im Homöopathischen Ratgeber »Grippe«).

Allgemeine Maßnahmen
Das kranke Kind braucht in der Regel Ruhe, am besten Bettruhe, richten Sie sich jeweils nach dem Krankheitsbild, wie es bei den Mitteln beschrieben wird.
Meist besteht bei der fieberhaften Erkältung Appetitlosigkeit. Wenn unter diesen Voraussetzungen gefastet wird, dann sind die besten Erfolge für die Behandlung zu verzeichnen.
Wenn die völlige Nahrungsenthaltung aus psychischen oder körperlichen Gründen unmöglich ist, aber auch keine deutlichen Bedürfnisse beim Essen zu erkennen sind, sollten Sie sich an die folgenden Ratschläge halten.

Diätetische Ratschläge bei fieberhaftem Infekt (Grippe)

- Geben Sie einmal täglich eine Mahlzeit, bestehend aus Getreideschleim- oder Gemüsesuppe.
- Das Kind soll nach Bedarf trinken. Bedenken Sie auch, dass manche Kräutertees stark arzneilich sind und unter

Umständen die Wirkung des homöopathischen Mittels oder die Suche nach dem Similimum stören können.

- Beachten Sie die Bedürfnisse des Kindes, und gehen Sie auf sie ein (z. B. das Verlangen nach bestimmten Getränken, aber auch allein zu sein oder in Gesellschaft, Frischluftzufuhr oder nicht, Schweiß abwischen oder auch nicht).

Behandlung

ECHINACEA (ECHI.)

Das Echinacea-Kind hat so lange mit einer herabgesetzten Abwehrlage gelebt, dass eine Erkältung es richtig schwer treffen kann. ECHINACEA ist ein richtiges Grippemittel und kommt sowohl bei der gewöhnlichen leichteren Form als auch bei der schwereren ernsten Form in Frage. Das Kind fühlt sich matt und erschöpft. Es hat das Gefühl, als ob es schon lange krank sei. Damit haben wir ein wichtiges Merkmal des Mittels, und wenn man es gleich am Anfang erkennt, erspart es einem viel Zeit. Bevor das Echinacea-Kind überhaupt richtig krank wird (im Frühstadium), fragt es schon: Wann werde ich endlich wieder gesund? Es ist aber keine Ungeduld, sondern es fühlt sich wirklich schon so krank. Es hat überall Schmerzen, alles tut ihm weh. Seine Organe brauchen Ruhe und Erholung, besonders die Verdauungsorgane. Jegliche Nahrungszufuhr ist wie eine Vergiftung und belastet es sehr. Es hat auch gar keinen Appetit, und es fühlt sich so elend, dass es nichts essen will.

Wenn Sie ihm wohlwollend doch etwas zu essen geben, fängt es an, im Magen zu gären. Der Bauch bläht sich. Das Kind muss öfter aufstoßen mit dem Geschmack der verzehrten Speisen. Bald kommt Säure hoch und brennt im Hals. Es hat Durst auf kaltes

Wasser, und dies sollte das Einzige sein, was es bis zur Gesundung zu sich nimmt.
Es friert, und dabei ist es ihm sehr übel. Die Übelkeit bessert sich, wenn es ganz ruhig liegt.
Die Zunge ist weiß belegt mit roten Rändern.
Wenn das Fieber kommt, dann meist in Kombination mit Frösteln oder Schüttelfrost im Rücken. Von der Hitze des Fiebers färbt sich das Gesicht rot.
Es hat das Gefühl, als sei sein Kopf voll. Der Puls schlägt schnell und kräftig.
Es fühlt sich zunehmend dumpf im Kopf und müde, bleibt aber dabei gereizt. Es kann sehr ärgerlich reagieren, wenn etwas gegen seinen Wunsch gemacht oder es korrigiert wird. Wenn es z. B. sagt: »Ich bin jetzt schon so lange krank und möchte endlich wieder gesund werden«, und Sie erwidern darauf: »Du bist aber doch erst seit gestern krank«, so verstimmt es das. Solche Aussagen nicht zu werten, sondern schlicht und einfach als einen Teil des Krankheitsbildes zu betrachten, zeichnet das homöopathische Denken aus.

Ferrum phosphoricum (Ferr-p.)
Ferrum phosphoricum ist ein wichtiges Mittel bei katarralischem Fieber bzw. Grippe. Der unter »Schnupfen« beschriebene Zustand kann schon bei Beginn von Fieber begleitet sein, oder es kommt anschließend dazu. Es gibt bei Ferr-p. aber auch Fieber ohne Katarr. Der Verlauf bleibt ähnlich. Das Kind fühlt sich erschöpft, mag sich aber nicht immer hinlegen und ausruhen. Auf kalte Luft reagiert es empfindlich.
Das Gesicht ist beim Fieber ganz rot.
Meist finden wir Fieber ohne Frösteln.
Nach dem Schlaf wacht das Kind sehr erhitzt mit rotem Gesicht auf, schwitzt dabei aber nicht und hat Durst auf kaltes Wasser. Es hat den Wunsch, immer wieder an einer Zitrone zu lecken.

Aconit (Acon.)

Das Aconit-Fieber kommt gewöhnlich als Folge einer Abkühlung, wenn der Betreffende erhitzt war oder schwitzt oder wenn extreme Temperaturen herrschen, wie kalttrockene Wetterlage bzw. kalttrockener Wind. Natürlich gibt es auch andere Mittel, für die solches Wetter typisch ist; die Besonderheit bei Aconit besteht aber im raschen Einsetzen der Symptome und deren Heftigkeit.

Oftmals treten die grippalen Symptome kurz nach Kälteeinwirkungen auf. Z. B. geht das Kind in den kalten Wind hinaus. Kurze Zeit nachdem es wieder im Hause ist, spürt es Schüttelfrost, dabei kann ihm alles weh tun, und bald hat es hohes Fieber, das von großem Durst auf Kaltes begleitet wird.

Das kranke Kind ist immer unruhig, wirft sich herum und kann sein Leiden kaum ertragen. Seine Haut ist heiß und trocken, trotzdem friert es meist schon durch das geringste Abdecken oder durch Bewegung.

Beim Aufsitzen wird es ganz blass im Gesicht und fühlt sich so schwach und schwindlig, dass es sogar ohnmächtig aufs Bett zurückfallen kann. In den meisten Fällen ist es sehr ängstlich; was sich im Extremfall bis zur Todesfurcht steigern kann.

Dosierung: Aconit C 200 ½-stündlich, bis der Schweiß ausbricht. Danach tritt in der Regel ein heilsamer Schlaf ein.

Belladonna (Bell.)

Das Belladonna-Fieber setzt – ebenso wie das von Aconit – sehr schnell ein und wird in kürzester Zeit sehr heftig. Aber dann entwickelt sich das Symptombild in eine andere Richtung. Eine brennende Hitze prägt die Belladonna-Erkrankung. Die Haut strahlt eine solche Hitze aus, dass sie sich beim Berühren wie ein Heizkissen anfühlt. Die Haut ist zu Anfang trocken, kann aber später leicht feucht werden. Durst fehlt meist, allenfalls kleine Flüssigkeitsmengen werden getrunken. Zunge, Mund und Halsbereich pflegen sehr trocken zu sein. Kopf und Hals sind glühend rot und werden im Lauf der Zeit dunkelrot und gefleckt. Trotz eines sehr heißen Kopfes und Körpers können oft die Glieder, besonders Hände und Füße, kalt sein.

Eine Art unruhige Fahrigkeit beherrscht das Belladonna-Kind. Das geringste Geräusch oder helles Licht kann es hochfahren lassen – auch im Schlaf oder beim Einschlafen –, als ob es ein elektrischer Stromschlag träfe. Kleinkinder können nachts bei hohem Fieber Krämpfe bekommen.

Es besteht die Neigung zu Fieberfantasien.

PULSATILLA (PULS.)

Ein Pulsatilla-Fieberzustand entwickelt sich gewöhnlich im Herbst und im Frühjahr, wenn die Temperaturen unbeständig oder die Tage im Verhältnis zu den Nächten warm sind.

Das Pulsatilla-Kind friert sehr, hat aber trotzdem eine Abneigung gegen warme Räume und warme Luft. Es braucht kalte, frische Luft. Es kann sogar im warmen Raum noch mehr frieren. Erst wenn man die Fenster aufmacht und richtig durchlüftet, fühlt es sich wohler und entspannt sich. Es friert hauptsächlich am Kreuz. Beim Fieber möchte das Kind trotz Hitzeempfindung gut zugedeckt sein. Die Haut des Kindes ist glühend heiß (wie bei BELLADONNA). Das Pulsatilla-Kind verliert jegliche Lust am Essen und Trinken.

Erst nach ein paar Tagen bekommt es etwas Durst auf kleine Mengen sehr kalter Getränke, aber nur wenn ihm richtig heiß ist und es nicht mehr friert. Sein Gesicht ist blass und der Ausdruck sanft. Es bricht leicht in Tränen aus. Abends fühlt es sich körperlich und geistig besonders schlecht. Hohes Fieber und trockene Hitze bekommt es meist nachts.

Bryonia (Bry.)

Das Bryonia-Kind braucht gewöhnlich Zeit, bis die Symptome ausgeprägt sind. In der Regel sind sie erst am zweiten oder dritten Tag richtig zu erkennen. Wenn das Kind erkrankt, dann bewirkt sein Krankheitsgefühl, dass es sich nur langsam bewegen kann. Entgegen seinem Körperbedürfnis nach Ruhe will es sich jetzt zur Beschäftigung zwingen. Dadurch hofft es, die Krankheit doch zu vertreiben. Mit diesem Bemühen verbraucht es jedoch seine letzten Energiereserven. Die Folge von solch einem unvernünftigen Verhalten spürt es am nächsten Morgen. Es wacht auf mit dem Gefühl, todkrank zu sein. Der Kopf tut weh, und es verspürt nur den Wunsch, ganz ruhig liegen bleiben zu dürfen. Nach einer Weile kann es sich mit Mühe und Not wieder dazu aufraffen, aufzustehen, in der irrigen Meinung, es doch irgendwie zu schaffen.

Den ganzen Tag begleitet es ein leicht fiebriges Gefühl. Abends ist es todmüde. Gegen 9 Uhr abends werden die Symptome sehr deutlich. In der Nacht steigt die Temperatur an, und großer Durst stellt sich ein. Es kann und will jetzt nur noch bewegungslos liegen.

Wie viele Tage ein Bryonia-Kind die Krankheit hinauszuzögern vermag, hängt von vielen Faktoren ab: von seinen Energiereserven, von dem Ausmaß an Ruhe, das es sich gönnt, und davon, was es isst und trinkt.

Es hat keinen richtigen Appetit und Hunger.

Die Verdauungstätigkeit ist gestoppt. Wenn es aber dieses Körpersignal nicht beachtet und trotzdem isst, wird sein Körper noch mehr strapaziert, besonders durch schwer Verdauliches. Stimulierende, süße Getränke sind meist ungünstig. Wenn es nur Suppen und Wasser (auch Brot ist nicht bekömmlich) zu sich nimmt, wird es möglicherweise nicht schwer krank. Handelt es sich nur um eine leichte Attacke, kann sie hierdurch sogar abgewendet werden.

Ganz allgemein tut ihm Suppe sehr gut.

Rhus toxicodendron (Rhus-t.)

Bei nasskaltem Wetter oder überhaupt bei feuchtem Wetter mag das Rhus-t.-Kind nicht draußen spielen. Dabei friert es drinnen, und die Bewegung draußen würde ihm guttun, wenn nur das Wetter nicht so schrecklich wäre. Es fühlt sich jedoch unruhig. Besonders wenn es sich hinsetzt, überkommt es eine große Unruhe, sodass es nicht lange in einer Position bleiben kann.

Sein Körper ist steif und tut weh. Jede Bewegung ist schmerzhaft, aber trotzdem kann es nicht ruhig bleiben. Würde es sich kräftige Bewegung verschaffen, dann ließen die Schmerzen nach.

Nach und nach nehmen Steifigkeit, Mattigkeit und Schmerzen zu. Schließlich legt es sich ins Bett und wälzt sich ruhelos permanent von einer Seite auf die andere. Die Zungenspitze ist in der Regel recht rot!

Gelsemium (Gels.)

Die Gruppe der Symptome, die den Zustand des Gelsemium-Kindes auszeichnen, umfasst Schwere und Müdigkeit, Frösteln im Rücken, benommenen Kopfschmerz und Durstlosigkeit.

Die Gelsemium-Erkältung entwickelt sich langsam. Oft ist das Kältegefühl von Anfang an ausgeprägt. Kälteschauer laufen den Rücken hinauf und hinunter oder wechseln sich mit Hitzewellen ab. Die Glieder fühlen sich schwer an. Das Kind hat kaum die Kraft, sie zu bewegen oder zu heben. Langsam kommt ein dumpfer Kopfschmerz, der vom Nacken hochsteigt, dazu. Die Augenlider sind so schwer und müde, dass es sie kaum aufhalten kann. Die Augen sehen glasig aus. Das Gesicht ist dunkelrot bis purpur. Das Kind sieht aus wie betrunken. Bei Schüttelfrost zittert der ganze Körper, als ob er jede Kontrolle über seine Bewegungen verloren hätte. Das Kind möchte fest gehalten werden. Es liegt durch die Schwäche wie betäubt und gelähmt bewegungslos da. Bei dem hohen Fieber sind Kopf und Körper heiß, aber die Glieder kalt. In der Regel hat es wenig Durst.

Hilfen zur Mittelwahl

Die erwähnten acht Mittel sind schnell durchzulesen und werden schnell zur Mittelwahl führen, sodass wir hier auf ein Symptomenverzeichnis verzichtet haben.

Bei allen Erkältungskrankheiten können Ihnen allgemeine Modalitäten helfen, das ähnlichste Mittel zu finden, besonders wenn Fieber ein Begleitsymptom von Schnupfen oder Husten ist.

Die allgemeinen Symptome sind die wichtigsten für die homöopathische Behandlung und führen in erster Linie zum Similimum. Zum Beispiel lesen Sie über Sulfur in dem Kapitel »Schnupfen«. Das Sulfur-Kind fühlt sich warm beim Schnupfen. Es hat ein Bedürfnis nach kühler, meist frischer Luft, aber trotzdem braucht es warme Getränke. Tritt dieser Symptomenkomplex bei Fieber auf, ist Sulfur höchstwahrscheinlich das Mittel, wenn kein anderes Mittel aufgrund anderer deutlicherer und wichtigerer Symptome besser passt.

Zusammen mit unserem Buch »Selbstheilung durch Homöopathie« können Sie unkomplizierten Fällen selber gut mächtig werden.

Halsschmerzen, Mandelentzündung (Angina)

Erkrankung

Chronisch vereiterte Mandeln – von der operativen Entfernung ist abzuraten

Kein Körperteil oder Organ spielt eine so geringe Rolle im Organismus, dass darauf ohne weiteres verzichtet werden könnte. Das gilt auch dann, wenn die medizinische Forschung die Funktion mancher Gewebe, Drüsen und Organe noch nicht vollständig erklären kann und sie für überflüssig hält. Diesem Mangel an Wissen fallen häufig die Mandeln, der Blinddarm und bei Frauen nach den Wechseljahren die Unterleibsorgane zum Opfer. In Amerika werden jährlich noch rund 1 Million Mandeloperationen durchgeführt, und annähernd 600 Kinder sterben jedes Jahr an Blutungen und anderen Komplikationen.

Eine Operation kann bei akuten Erkrankungen niemals die zugrunde liegende Ursache heilen. Dem kranken Kind mag sie zwar kurzfristig eine Erleichterung verschaffen, aber auf lange Sicht gesehen bringt die Operation mehr Schaden als Nutzen.

Die chronische Vergrößerung der Mandeln ist ein weit verbreitetes Leiden, besonders bei zarten, zu Drüsenschwellungen neigenden Kindern. Im rauen, feuchten Klima (z. B. an der Nord- und Ostsee) lebende Kinder neigen deutlich vermehrt zu Lymphdrüsenschwellungen im Nasen-Rachen-Raum. Am Übergang vom Mund-Nasen-Raum zur Speise- und Luftröhre befindet sich eine Anhäufung von lymphatischem Gewebe mit mehreren Verdickungen, der so genannte »Waldeyersche Rachenring«. Er besteht aus der Rachendachmandel (im Volksmund »Polypen« genannt), der Zungengrundmandel und den Gaumenmandeln (Tonsillen). Die Mandeln muss man sich wie Wächter am Tor vorstellen. Sie sollen den Organismus vor dem Eintritt von Krankheitserregern schützen. Die Tonsillen bilden Antikörper oder nehmen Bakterien in sich auf und zerstören sie. Bei Überforderung schwellen sie an und erkranken.

Symptom und Verlauf

Halsschmerzen, gerötete, mit »Stippchen« bedeckte Mandeln, geschwollene Lymphknoten und Fieber sind die bekanntesten Symptome. Sie sollten jedoch wissen, dass es auch völlig schmerzlose Mandelentzündungen gibt (für die in der Homöopathie wieder spezielle Mittel angezeigt sind). Bei Kindern, die dauernd quengelig sind oder über Bauchweh klagen, ist auch an eine Tonsillitis (Mandelentzündung) zu denken.

Neben der Inspektion der Mandeln sollten Sie auch die Lymphdrüsen unterhalb des Unterkiefers und am Hals nach einer Schwellung abtasten. Von einer Mandelentfernung raten wir ab, weil wir in der Praxis immer wieder beobachten können, dass die Anfälligkeit für schwer wiegende Infekte nach einer solchen Operation gewöhnlich zunimmt. Andere Lymphknoten im Körper müssen die Funktion der Mandeln mit übernehmen, und das bei diesen Kindern geschwächte Lymph- und Abwehrsystem wird nun doppelt belastet. Meist treten erst vermehrt Seitenstrang-Anginen auf, und dann wandert der Sitz der Krankheit weiter nach unten. Die Bronchien werden belastet, eine bis dahin nicht gekannte Anfälligkeit für Husten kann sich herauskristallisieren. Uns ist aufgefallen, dass nach einer Entfernung der Mandeln (Tonsillektomie) relativ oft eine Appendektomie (Blinddarmoperation) notwendig wurde. Wahrscheinlich deshalb, weil der Blinddarm, der auch als »Darm-Tonsille« bezeichnet wird, beim Wegfall der Mandeln überlastet wird.

Mandeloperation?

Die Befürworter der Mandelentfernung werden nun folgenden Einwand erheben: Vereiterte Mandeln streuen Toxine (Gifte)! Das stimmt. Chronisch entzündete Mandeln müssen deshalb unbedingt behandelt werden, sonst besteht die Gefahr von Gelenk-, Herzklappen-, Nieren-, Nerven- und Muskelentzündungen sowie von Rheuma. Die eigentliche Ursache liegt in der besonderen Struktur des Organismus, der so genannten lymphatischen Diathese. Hiermit ist eine besondere Neigung des Körpers gemeint, auf innere oder äußere Reize mit einer überschießenden Abwehrreaktion des Lymphsystems zu reagieren. Mandelentzündungen sind immer ein deutliches Signal der Psyche. Solche Kinder sind zwar bereit, viele Eindrücke aufzunehmen, sie können diese jedoch nicht »schlucken« und verarbeiten.

Bei Kindern können die Mandeln so stark anschwellen, dass auch im körperlichen Bereich der Schluckvorgang erschwert ist. Es sind die schlechten Esser, die sich am liebsten von Brei und Suppe ernähren würden. Wenn wir nun keine andere Alternative hätten, müssten wir wohl oder übel die Mandeloperation bejahen. Aber mit Hilfe der Homöopathie können wir das lymphatische Terrain sehr günstig beeinflussen. Selbst wenn Herz und Nieren, wie z. B. beim Rheuma, durch die vereiterten Mandeln belastet sind, sollte wenigstens erst ein Versuch unternommen werden, den Herd homöopathisch zu beeinflussen, bevor unwiderruflich zum Messer gegriffen wird. Denn auch diese Sekundärschäden können durchaus noch homöopathisch behoben werden. Es liegt am fundierten Wissen des Homöopathen, das richtige Mittel zu wählen.

Polypen

Wucherungen der Rachendachmandel können die Entwicklung eines Kindes erheblich blockieren, und zwar auf geistigem wie auf körperlichem Gebiet. Ein solches Kind sollte unbedingt homöopa-

thisch behandelt werden, aber von einer operativen Entfernung ist auch hier abzuraten.
Die Vergrößerung der »Polypen« zieht zwei direkte Folgen nach sich: Erstens verlegt sie die Ohrtrompete (eustachische Röhre) und kann einen Mittelohrkatarr mit Schwerhörigkeit verursachen; und zweitens verengt sie die Verbindungswege zwischen Nase und Rachen, die Choanen. Das Kind kann nicht mehr durch die Nase atmen. Bei der ausschließlichen Mundatmung wird die Hypophyse nicht stimuliert. Diese zentrale Hormondrüse hat ein sehr breites Wirkungsspektrum. Eine Verminderung ihrer Tätigkeit hat auf hormonellem Wege direkten Einfluss auf das körperliche und geistige Wachstum des Kindes. Auch Lispeln lässt auf »Polypen« rückschließen, ebenso wie ein ständig leicht geöffneter Mund und eine röchelnde, schnarchende Atmung, die diesen Kindern manchmal einen etwas »dümmlichen« Gesichtsausdruck verleiht.

Allgemeine Maßnahmen
Wenn Sie kein homöopathisches Mittel finden, können Sie sich mit einfachen Hausmitteln helfen. Wenn das kranke Kind das Bedürfnis hat, seinen Hals zu bedecken, oder wenn man das Similimum nicht findet, können Halswickel angelegt werden. Es gibt zwei Möglichkeiten, die je nach Wunsch und Konstitution des Kindes zum Einsatz kommen können:

- Ein Baumwolltuch wird mit eiskaltem Wasser befeuchtet, gut ausgewrungen und um den Hals gelegt. Darüber kommt ein trockenes Baumwoll- oder Leinentuch und zuletzt ein Wollwickel.
- Wickel mit Woll- oder Seidentüchern.

Kräutertees können je nach Vorliebe getrunken werden.

Behandlung

ACONIT (ACON.)
Durch kalten, trockenen Wind kommt es beim Aconit-Kind zu Halsschmerzen, wobei der Rachen sehr rot und trocken ist. Schlucken und Sprechen verursachen brennende, prickelnde und stechende Schmerzen. (Siehe auch unter »Schnupfen«.)

BELLADONNA (BELL.)
Belladonna ist ein wertvolles Mittel bei Mandelentzündungen, aber auch bei anderen Halsschmerzen.
Rachen und Mandeln sind sehr rot und geschwollen, dabei ist der Hals trocken und brennt, was das Kind dauernd zum Schlucken zwingt. Die Schmerzen setzen rasch und heftig ein. Es hat großen Durst, jedoch verstärken sich die Beschwerden durch das Schlucken. Erst entzündet sich die rechte, dann die linke Mandel. Sie sind dann äußerst empfindlich.
Eine Hauptindikation für BELLADONNA ist das Sichverschlucken durch die Zufuhr von Nahrung in flüssiger oder fester Form. Sobald die Nahrung den Kehlkopf erreicht, kommt es zum Kehlkopfkrampf, wobei die meiste Flüssigkeit aus Mund und Nase spritzt. Die Mandeln vereitern sehr schnell unter scharfen schießenden Schmerzen.

MERCURIUS SOLUBILIS (MERC.)
Beachte: Es ist wichtig, dass das nachfolgende Symptomenbild mit Sicherheit vorhanden ist, sonst kann der Einsatz von MERCURIUS den Fall verschleiern, und man findet dann das richtige Mittel nicht mehr. Warten Sie ab, bis sich das vollständige Bild von Mercurius entwickelt hat, es können manchmal ein bis zwei Tage vergehen.
Bei Mercurius gibt uns die Zungendiagnose wertvolle Hinweise. Es gibt zwei verschiedene Möglichkeiten.

1. Die Zunge ist schlaff, blass, feucht und aufgequollen, mit deutlich sichtbaren Zahneindrücken am Zungenrand.
2. Ein schmutzig gelber Belag bedeckt die Zunge.

Auffällig bei beiden Grundrichtungen: der sehr üble Mundgeruch, der schon wahrnehmbar ist, wenn man das Zimmer betritt.
Das Mercurius-Kind entwickelt reichlich flüssigen oder zähen Speichel, den es ständig herunterschlucken muss.
Meist ist großer Durst vorhanden, aber wenn sich erst Eiter auf den Mandeln gebildet hat, wird das Trinken immer schmerzhafter. Im Hals brennt es, als ob heiße Dämpfe hochstiegen. Ein süßer, metallischer Geschmack gibt einen zusätzlichen Hinweis auf Mercurius. Durch Druck entstehen brennende Schmerzen. Wärme, besonders Bettwärme, verschlimmert.
Das Einatmen kalter Luft oder Kaltwerden verschlimmert aber auch. So wird dem Kind z. B. zu warm im Bett, es deckt sich auf. Aber bald fängt es an zu frieren, und die Schmerzen werden schlimmer. Es muss sich ständig auf- und wieder zudecken.
Hinweis: Wenn MERCURIUS oder seine Salze zum Einsatz kommen, bitte keine Halswickel machen, da Druck verschlimmert.

MERCURIUS CORROSIVUS (MERC-C.)
Im Unterschied zu Mercurius solubilis sind Hals und Zäpfchen betroffen. Entzündung und Schwellung sind sehr stark ausgeprägt. Der Halsschmerz ist besonders stark beim Leerschlucken. Aber auch das Trinken bereitet Pein. Merc-c.-Kinder sind durch eine gelb-weiß belegte Zunge gekennzeichnet, die auch schmutzig aussehen kann.
Kalte Getränke verursachen heftige Schmerzen, wogegen warme Getränke besser verträglich sind.
Besondere Schmerzen bereitet die Untersuchung des Rachenraums mit dem damit verbundenen Herunterdrücken der Zunge durch

einen Spatel. Unter den Mercurius-Salzen geht Merc-c. mit den unerträglichsten Schmerzen einher.

Mercurius jodatus flavus (Merc-j-f.)

Die Zunge ist schmutzig gelb belegt, aber noch wichtiger ist der sehr helle, dick-gelbe Belag auf der Zungenwurzel. Meist sind Zungenspitze und Ränder rot und weisen Zahneindrücke auf. Was in erster Linie an Merc-j-f. denken lässt, ist die Rechtsseitigkeit (wie bei Lycopodium). Entweder fangen die Schmerzen gleich rechts an und gehen dann nach links, oder die rechte Seite ist deutlich schlimmer. Kalte Getränke bessern, warme verschlimmern.
Alle Mercurius-Salze sind gekennzeichnet durch Schmerzen beim Leerschlucken, aber bei Merc-j-f. brennt es dabei.

Mercurius jodatus ruber (Merc-j-r.)

Die Zunge ist gelb belegt. Ausschlaggebend ist aber, dass Merc-j-r. im Gegensatz zu Merc-j-f. die linke Seite befällt. Der Rachen ist dunkelrot. Nach dem Schlaf sind die Schmerzen besonders stark.

Hepar sulfuris (Hep.)

Die Halsschmerzen werden durch Kälte ausgelöst. Das Hepar-sulfuris-Kind ist verfroren und braucht viel Wärme.
Hier sind wieder die bekannten Hepar-Schmerzen zu finden: stechend, splitterartig, besonders beim Schlucken. Sie erstrecken sich beim Gähnen oder Kopfdrehen bis zum Ohr. Jegliche Art von Kälte verschlimmert, z. B. kalter Luftzug, kalte Halswickel, kalte Getränke. Ein warmer Schal um den Hals und warme Getränke lindern die Halsschmerzen.

Arsenicum album (Ars.)

Das Arsenicum-album-Kind ist gekennzeichnet durch Halsschmerzen bis zur Mandelentzündung, die von Schwäche, Angst und Unruhe begleitet werden. Wie bei Hepar verschlechtert sich auch bei Arsen der Zustand durch Kälte und bessert sich durch warme Getränke.

Das Arsen-Kind sorgt sich um seinen Zustand. Die Schmerzen nehmen abends stark zu und machen es sehr unruhig und ängstlich. Es fühlt sich absolut schwach und kraftlos.

Die Schmerzen besitzen einen brennenden Charakter. Bei diesen brennenden Schmerzen wirken warme, süße Getränke sehr wohltuend, vorzüglich warme Milch mit Honig.

Zusätzlicher Tipp: Falls kein ARSENICUM ALBUM zur Hand ist, kann man das Kind zur Schmerzlinderung bei einem Arsenfall ein Stück Kandiszucker lutschen lassen oder ihm ein heißes Getränk – halb Milch und halb Wasser, mit Kandiszucker gesüßt – zu trinken geben. Die Milch sollte verdünnt werden, um die Verdauungsorgane nicht zu sehr zu belasten.

LYCOPODIUM (LYC.)

Die Halsschmerzen oder die Entzündung sind entweder nur auf der rechten Seite, oder sie erstrecken sich von der rechten auf die linke Seite. Relativ schnell kommt es zur Vereiterung der Mandeln.

Da das Lycopodium-Kind dazu neigt, große Mengen zu essen, ist der Magen oft mitbeteiligt. In solch einem Fall sind warme Getränke wohltuend. Wenn der Magen nicht beteiligt ist, bessern kalte Getränke.

LACHESIS (LACH.)

Im Gegensatz zu Lycopodium treten hier die Schmerzen linksseitig auf (wie bei Merc-j-r.).

Dem Lachesis-Kind geht es schlechter durch Wärme. Kalte Getränke bessern merklich. Hals und Mandeln sind trocken, sehr geschwollen und äußerst empfindlich. Beim Schlucken verursachen selbst die kalten Getränke Schmerzen, aber hinterher sind die

Schmerzen deutlich besser. Auch Leerschlucken bereitet Schmerzen, die sich dabei bis ins Ohr erstrecken. Nach dem Schlaf geht es dem Kind schlechter, die Schmerzen nehmen zu (wie Merc-j-r.). Die geringste Berührung des Halses oder Druck durch Kleidung wird als ausgesprochen unangenehm empfunden. Nur Essen bessert den Schmerz.
Wegen der großen Empfindlichkeit des Halses gestaltet sich – ebenso wie bei Merc-c. – die Untersuchung sehr schwierig. Hat das Kind Schleim im Hals, so tut ihm das Hochräuspern ausgesprochen weh. Der Rachen ist purpurrot, manchmal betrifft die Röte aber auch nur die Mandeln.

Phytolacca (Phyt.)

Wenn wir in den Mund des Phytolacca-Kindes schauen, leuchten uns die Mandeln purpurrot (wie Lack) aus dem roten bis dunkelroten Rachen entgegen. Es gibt einen typischen Schmerz, der beschrieben wird als das Gefühl eines Stückchens von der harten Schale eines Apfelkerngehäuses, das im Rachen festsitzt. Eine graugelb belegte Zunge ist ein zusätzlicher Hinweis.

Phytolacca hat mit Lachesis einige *Gemeinsamkeiten:*

- Wärme verschlechtert, kalte Getränke bessern,
- Schmerz erstreckt sich bis ins Ohr, besonders beim Schlucken.

Unterschiede zu Lachesis:

- Kopf nach vorne herunterbeugen verschlechtert (bei Lachesis: nach hinten beugen verschlechtert),
- Phytolacca ist ein rechtsseitiges Mittel,
- keine Schlafverschlimmerung,
- Rachen dunkelrot,
- Apfelkerngehäuseschmerz,
- Kaltwerden verschlechtert.

Bryonia (Bry.)

Das Bryonia-Kind bekommt Halsschmerzen, wenn es sich nach Überhitzung abgekühlt hat, z. B. durch Eis oder eiskalte Getränke. Es hat einen trockenen Mund und ist durstlos. Es hat das Gefühl, etwas Hartes stecke im Hals, welches das Schlucken erschwert und schmerzhaft macht. Typisch sind wunde, schießende Schmerzen, begleitet von Trockenheit und Rauigkeit im Rachen, die das Sprechen erschweren. Jegliche Kopfbewegung verschlimmert den Schmerz, ebenso die Berührung des Halses oder eine Beugung des Kopfes nach unten.

Das Bryonia-Kind sollte man nicht ansprechen, es möchte in Ruhe gelassen werden; denn jegliche Störung empfindet es als extrem lästig. Es kann auf wiederholte Fragen ausgesprochen reizbar reagieren, was wiederum seinen Zustand verschlimmert.

Bromium (Brom.)

Bromium kommt zwar seltener vor, aber man sollte es kennen, da es oft wegen seiner Linksseitigkeit mit Lachesis verwechselt wird. Auf den Mandeln ist ein Netz von blutgefüllten Kapillaren zu sehen – tiefrot und geschwollen. Die äußeren Drüsen sind geschwollen und hart. Das Bromium-Kind empfindet ein Rauheitsgefühl im Hals.

Unterschiede zu Lachesis:

- Mandeln tiefrot,
- kapillares Netzwerk,
- Mandeln eher hart, vereitern selten; Lachesis hat meist eitrige Mandeln,
- Kopf nach vorne beugen verstärkt den Schmerz.

Barium carbonicum (Bar-c.)

Kennzeichen für Barium carbonicum sind vergrößerte Drüsen, besonders im Nacken, am Unterkiefer und hinter dem Ohr.

Hier finden wir eher eine rechtsseitige Lokalisation des Schmerzes, die Mandeln sind bald eitrig. Leerschlucken schmerzt am meisten, aber auch Essen tut weh. Die brennenden Schmerzen verschlechtern sich erheblich nachts oder durch Schlucken. Die Halsschleimhaut ist in der Regel blass.
Wenn in einem solchen Zustand Verlangen nach trockenem Brot besteht, sollte man eher an Barium muriaticum denken.

IGNATIA (IGN.)
Das Ignatia-Kind klagt über ständiges Kloßgefühl im Hals, das beim Schlucken verschwindet, um aber gleich darauf wieder zurückzukehren. Das Charakteristische bei Ignatia sind seine widersprüchlichen Symptome: Je festere und härtere Speisen das Kind zu sich nimmt, desto besser werden die Schmerzen.

NUX VOMICA (NUX-V.)
Der Hals fühlt sich rot und verätzt an, als ob er abgeschabt wäre. Die kalte Luft wird als sehr schmerzhaft empfunden. Warme Getränke bessern die Halsschmerzen. Schlucken tut zwar weh, aber erst hinterher schmerzt es richtig (siehe auch Nux-v.-Beschreibung unter »Schnupfen« und »Husten«).

Symptomenverzeichnis

Mittel

Aconit (Acon.), Arsenicum album (Ars.), Barium carbonicum (Bar-c.), Belladonna (Bell.), Bromium (Brom.), Bryonia (Bry.), Hepar sulfuris (Hep.), Ignatia (Ign.), Lachesis (Lach.), Lycopodium (Lyc.), Mercurius solubilis (Merc.), Mercurius corrosivus (Merc-c.), Mercurius jodatus flavus (Merc-j-f.), Mercurius jodatus ruber (Merc-j-r.), Nux vomica (Nux-v.), Phytolacca (Phyt.)

Verschlimmerung

- *Berührung:* Bell., Brom., Bry., Ign., Lach., Phyt.
- *Bewegung:* Bell., Merc.
- *Einatmen:* Hep.
- *Getränke, kalte:* Ars., Lyc., Merc-c.
- *Getränke, warme:* Lach., Lyc., Merc-j-f., Phyt.
- *Luft, kalte:* Bell., Hep., Merc, Nux-v.
- *Kaltwerden:* Ars., Hep., Lyc., Merc., Phyt.
- *Kopfdrehen, beim:* Bell., Brom., Bry., Hep., Lach.
- *Kopf, Beugen nach vorne:* Brom., Phyt.
- *Kopf, Beugen nach hinten:* Lach.
- *Liegen:* Bell., Lach.
- *Luftzug:* Hep.
- *Räuspern:* Bell., Lach.
- *Schlaf, nach:* Lach., Merc-j-r.
- *Schlucken, Flüssigkeiten:* Bell., Ign., Lach., Lyc., Merc-c.
- *Schlucken, Speisen:* Bar-c., Bry., Hep., Lach., Nux-v.
- *Leerschlucken:* Ars., Bar-c., Bell., Bry., Hep., Lach., Merc., Merc-c., Merc-j-f., Merc-j-r., Nux-v.
- *Schlucken, nach:* Bry., Nux-v.
- *Nicht schlucken:* Ign., Lach., Nux-v.
- *Wärme:* Lach., Merc., Phyt.
- *Bettwärme:* Merc.
- *Zimmerwärme:* Bry.

Besserung

- *Essen:* Acon., Lach.
- *Getränke, kalte:* Lach., Lyc., Merc-j-f., Phyt.
- *Getränke, warme:* Ars., Hep., Lyc., Nux-v.
- *Schlucken, nachher:* Bell., Ign., Lach., Merc.
- *Trinken:* Bry., Ign.
- *Wärme:* Ars., Hep.

Schmerz erstreckt sich zu

- *Drüsen des Unterkiefers:* Merc.
- *Kehlkopf.* Lach.
- *Magen:* Lach.
- *Ohr.* Bell., Bry., Hep., Ign., Lach., Lyc., Merc., Nux-v., Phyt.
- *Ohr, beim Schlucken:* Brom., Lach., Merc., Nux-v., Phyt.

Empfindungen und
Art der Halsschmerzen

- *Apfelkern (Kerngehäuse), wie durch einen:* Merc., Phyt.
- *Brennender Schmerz*
  - ▹ *Essen, schlechter:* Lyc.
  - ▹ *Kalte Getränke, schlimmer:* Ars., Hep., Merc-c.
  - ▹ *Warme Getränke, besser:* Ars., Hep.
  - ▹ *Schlucken, beim:* Ars., Bar-c., Hep., Lyc.
  - ▹ *Leerschlucken:* Bar-c., Merc-j-f., Merc-j-r.
- *Drückend:* Bar-c., Bell., Brom., Bry., Ign., Lach., Lyc., Merc, Merc-c., Merc-j-r., Nux-v.
  - ▹ *Schlucken, beim:* Bar-c., Nux-v.
- *Reißend:* Ars.
- *Roh:* Acon., Ars., Bell., Brom., Bry., Hep., Ign., Lach., Lyc., Merc., Merc-c., Nux-v., Phyt.
  - ▹ *Luft, kalte, einatmen:* Nux-v.
  - ▹ *Schlaf, nach:* Lach.
- *Schlucken, beim:* Bar-c., Bry., Hep., Nux-v.
- *Schneidend:* Merc-c.
  - ▹ *Husten, beim:* Lyc.
- *Splitter, wie von:* Hep., Ign., Lach., Merc.
  - ▹ *Schlucken, beim:* Hep.
- *Stechend:* Acon., Ars., Bar-c., Bell., Brom., Bry., Hep., Ign., Lach., Lyc., Merc., Merc-c., Merc-j-r., Nux-v.
  - ▹ *Atmen, tief:* Hep.

- ▹ *Schlucken verschlimmert:* Bar-c., Bell., Bry., Hep., Lach., Lyc., Merc.
- ▹ *Nichtschlucken verschlimmert:* Ign.

- *Stechend-brennend:* Acon., Bell., Merc.
  - ▹ *Schlucken verschlimmert:* Merc.
- *Wund:* Acon., Ars., Bell., Brom., Ign., Lach., Lyc., Merc., Merc-c., Merc-j-f., Merc-j-r., Nux-v., Phyt.
  - ▹ *Links:* Lach., Merc-j-r.
  - ▹ *Rechts:* Ars., Bell., Lyc., Merc., Merc-j-f., Phyt.
- *Ziehend:* Merc-c.

Erkältungen allgemein

Was heißt Ansteckung?

Krankheit ist kein Zufall

Ein Kind kann die Krankheit bekommen, die durch eine Veranlagung momentan möglich ist. Das entspricht dem Gesetz von Ursache und Wirkung. Die Homöopathie geht davon aus, dass jedes Kind nur die Erkrankung bekommt, die es braucht, um wirklich gesund, d. h. im Einklang mit sich und der Umwelt, zu leben. Durch das Einbrechen einer Krankheit in Ihr Familienleben werden Sie aufgefordert, Ihre Lebensweise neu zu überdenken. Krankheit hat immer etwas damit zu tun, was sich das Kind selbst ausgesucht hat, um mehr über sich zu erfahren und sich weiterentwickeln zu können. Die »natürliche Intelligenz«, die Lebenskraft, weiß immer, wo es langgeht. Je weniger Widerstand Sie den Selbstheilungskräften Ihres Kindes entgegensetzen, desto schneller wird es gesund.

Ein gesundes Kind steckt sich nicht an

Jede Krankheit braucht ein bestimmtes Terrain, wo sie sich ausbreiten kann. Wo eine Reinigung in Form einer Erkrankung notwendig ist, wird es eher zu einer so genannten Ansteckung kommen, oder das Kind wird anfällig gegenüber Kälte, Wind, Feuchtigkeit, Durchnässung etc. Auch das gesündeste Kind kann mal erkranken.

Appetit bei Erkältungen – Symptomenverzeichnis

Essen und Trinken (Appetit auf)

- *Äpfel:* Sulf.
- *Bittere Sachen, Getränke:* Nat-m.
- *Brot und Butter:* Ign., Merc.
- *Eiswürfel:* Merc-c.
- *Eis:* Phos., Tub-bov.
- *Erfrischende Sachen:* Ars., Phos., Puls., Tub-bov.
- *Essig:* Ars., Hep.
- *Fisch:* Nat-m., Phos.
- *Fleisch:* Tub-bov.
- *Flüssige Nahrung:* Bell., Bry., Sulf.
- *Gewürzte Speisen, gut:* Hep., Phos., Sulf, Tub-bov.
- *Herzhaftes (Schmackhaftes und Deftiges, wie z. B. Steak oder Pizza):* Tub-bov.
- *Heiße Getränke:* Tub-bov.
- *Honig:* Tub-bov.
- *Kaffee:* Nat-m., Nux-v.
- *Kakao:* Nux-v., Tub-bov.
- *Kalte Getränke:* Acon., Ars., Bry., Caust., Cina, Dulc., Echi., Kali-bi., Lyc., Merc., Phos., Puls., Rhus-t., Tub-bov.
- *Eiskalte Getränke:* Merc-c., Phos., Puls., Tub-bov.
- *Kalte Speisen:* Kali-s., Merc-c., Phos.
- *Kartoffeln:* Tub-bov.
- *Käse:* Ign., Tub-bov.
- *Limonade:* Bell., Puls.
- *Milch:* Ars., Rhus-t.
  - ▹ *Milch, kalte (aus dem Kühlschrank):* Phos., Tub-bov.
- *Obst:* Ars., Lach., Tub-bov.
  - ▹ *Zitrusfrüchte:* Tub-bov.
- *Rohkost:* Sulf.

- *Salziges:* Carb-v., Nat-m., Phos., Sulf, Tub-bov.
- *Saures:* Ars., Ferr-p., Hep., Phos., Puls.
- *Suppe:* Bry.
- *Tomaten:* Tub-bov.
- *Warme Getränke:* Ars., Bell., Bry., Lyc., Sulf.
  - ▹ *Auch wenn es ihm warm ist:* Sulf.
- *Warme Speisen:* Ars., Lyc.
  - ▹ *Suppen:* Bry.
- *Zwiebeln, rohe:* All-c.

Zungenfarbe

- *Blass:* Ars., Ip., Merc., Nat-m., Phos.
- *Blau:* Ars.
- *Braun:* Ars., Bry., Carb-v., Hep., Lach., Lyc., Merc., Merc-j-f., Nux-v., Phyt., Rhus-t.
  - ▹ *Gelblich:* Carb-v., Merc-j-f.
  - ▹ *Rote Spitze und Ränder:* Lyc., Rhus-t.
- *Gelb:* Ars., Bry., Carb-v., Hep., Kali-bi., Kali-s., Lach., Lyc., Merc., Merc-c., Merc-j-f., Merc-j-r., Nux-v., Phos., Puls., Rhus-t., Sulf.
  - ▹ *Zungengrund:* Ars., Kali-bi., Merc., Merc-j-f., Nux-v.
  - ▹ *Grau:* Phyt.
  - ▹ *Kräftiges:* Merc-j-f.
  - ▹ *Schmutzig:* Ars., Lach., Merc., Merc-c., Merc-j-f.
  - ▹ *Weiß:* Ars., Bell., Gels., Kali-bi., Merc-c., Rhus-t.
  - ▹ *Weiß, dick:* Acon., Ars., Gels.
  - ▹ *Weiß, Zungengrund:* Rhus-t.
- *Rot:* Acon., Ars., Bell., Bry., Gels., Kali-bi., Lyc., Merc., Merc-c., Nux-v., Phos., Rhus-t., Sulf, Tub-bov.
  - ▹ *Feuerrot:* Bell., Phyt.
  - ▹ *Flecken:* Merc.
  - ▹ *Glänzend:* Kali-bi., Lach., Phos.

- *Mitte:* Kali-bi., Phos., Rhus-t., Sulf.
- *Streifen in der Mitte:* Ars., Bell., Caust., Kali-bi., Merc-c., Phos., Tub-bov.
- *Spitze:* Ars., Lach., Lyc., Merc-j-f., Phyt., Rhus-t., Sulf.
- *Spitze, wie ein Dreieck:* Rhus-t.

- *Weiß:* haben fast alle Mittel und deshalb zu unspezifisch
  - *Angestrichen, wie:* Ars.
  - *Blass:* Acon., Ars., Phos.
  - *Flecken, rote, inselartige:* Nat-m.
  - *Käsig:* Merc-j-f.
  - *Milchig:* Bell.
  - *Schmutzig:* Rhus-t.
  - *Silbrig:* Ars.
  - *Mitte der Zunge:* Bell., Bry., Gels., Phos., Sulf.
  - *Seiten:* Caust.
  - *Einseitig:* Rhus-t.

Begleitsymptom Kopfschmerzen

(bei allen Erkältungszuständen)

Verschlimmerung

- *Aufstehen vom Liegen:* Ars., Bell., Bry., Dulc., Hep., Ip., Nux-v., Phos., Puls., Sil., Sulf.
- *Augenanstrengung:* Bell., Carb-v., Cina, Gels., Kali-s., Lyc., Nat-m., Phos., Rhus-t., Sil., Sulf., Tub-bov.
- *Essen, nach dem:* Ars., Bar-c., Bar-m., Bry., Carb-v., Caust., Cina, Ferr-p., Gels., Ign., Kali-c., Lach., Kali-s., Lyc., Nat-m., Nux-v., Phos., Puls., Rhus-t., Rumx., Sil., Sulf.
- *Freien, im:* Barc-c., Bar-m., Bell., Bry., Caust., Cina, Euphr., Hep., Ign., Ip., Kali-c., Lach., Lyc., Nat-m., Nux-v., Phos., Rhus-t., Sulf.

- *Gehen:* Acon., Ars., Bar-c., Bar-m., Bell., Bry., Carb-v., Ferr-p., Ign., Kali-c., Lach., Lyc., Nux-v., Phos., Puls., Rhus-t., Sil., Sulf.
- *Gehen, im Freien:* Acon., Bell., Bry., Caust., Dulc., Euphr., Hep., Kali-c., Lyc., Nat-m., Nux-v., Puls., Rhus-t., Sulf.
- *Lesen:* Bry., Carb-v., Caust., Cina, Ign., Lach., Lyc., Nat-m., Nux-v., Sil., Sulf, Tub-bov.
- *Luft, kalte:* Ars., Bell., Bry., Carb-v., Caust., Dulc., Hep., Ign., Kali-bi., Kali-c., Lach., Lyc., Nat-m., Nux-v., Phos., Puls., Rhus-t., Sil., Sulf.

Besserung

- *Aufstehen, vom Liegen:* Ars., Bell., Carb-v., Gels., Hep., Ign., Kali-c., Nat-m., Nux-v., Phos., Puls., Rhus-t.
- *Augenschließen:* Acon., Bell., Bry., Ign., Ip., Nat-m., Nux-v., Rhus-t., Sil., Sulf.
- *Essen, nach dem:* Caust., Gels., Kali-bi., Lyc., Phos., Rhus-t.
- *Freien, im:* Acon., All-c., Ars., Bar-c., Bell., Carb-v., Dulc., Kali-c., Kali-s., Lach., Lyc., Nat-m., Phos., Puls., Sulf.
- *Gehen:* Gels., Lyc., Nat-m., Phos., Puls., Rhus-t., Sulf.
- *Gehen, im Freien:* Ars., Bar-c., Kali-s., Lach., Lyc., Nat-m., Phos., Puls., Rhus-t., Sulf.
- *Luft, kalte:* Ars., Caust., Euphr., Ferr-p., Kali-s., Lyc., Phos., Puls.
- *Umschläge, heiße:* Ars., Bry., Gels., Kali-c., Lach., Sil.
- *Umschläge, kalte:* Acon., Ars., Bell., Bry., Caust., Euphr., Ferr-p., Lach., Nat-m., Phos., Puls., Sulf.
- *Wärme:* Ars., Bell., Bry., Caust., Euphr., Ferr-p., Gels., Ign., Kali-c., Lach., Nux-v., Rhus-t., Sil., Sulf.

Nachbehandlung

ACONIT

Wenn nach Aconit die Kräfte am nächsten Tag noch nicht ganz wiederhergestellt sind: SULFUR. *Dosierung:* Sulfur C 200, 1 Gabe. Bei Bewegungsunlust, nachdem das Fieber etc. vorbei ist: BRYONIA. *Dosierung:* Bryonia C 200, 3 Gaben im Abstand von 4–6 Stunden.

BRYONIA

Wenn nach Bryonia ein Stillstand eintritt, wenn zwar eine Besserung zu sehen ist, aber es nicht weiter vorangeht: SULFUR. *Dosierung:* Sulfur C 200, 2 × täglich eine Gabe.
Wenn Bryonia für das richtige Mittel gehalten wurde, sich aber keine oder wenig Wirkung zeigt: TUBERCULINUM BOVINUM. *Dosierung:* Tub-bov. C 200, 1 × täglich eine Gabe.
Wenn nach Bryonia körperliche Unruhe entsteht. Der Kranke fühlt sich noch nicht ganz gesund: RHUS TOXICODENDRON. *Dosierung:* Rhus-t. C 200, 3 × täglich eine Gabe.

PULSATILLA

Wenn nach Pulsatilla ein Stillstand eintritt: SULFUR. *Dosierung:* Sulfur C 200, 2 × täglich eine Gabe.
Wenn nach Pulsatilla Bronchien- und Lungensymptome bleiben: TUBERCULINUM BOVINUM. *Dosierung:* Tub-bov. C 200, 1 × täglich eine Gabe, maximal 3 Tage lang.

NUX VOMICA

Wenn es dem Kind nach Nux sehr warm wird, sodass es schwitzt und nach Abkühlung verlangt: SULFUR. *Dosierung:* Sulfur C 200, 2 × täglich eine Gabe.
Wenn nach Nux ein Stillstand eintritt: TUBERCULINUM BOVINUM. *Dosierung:* Tub-bov. C 200, 2 Gaben, innerhalb 24 Stunden.

III. ALLGEMEINE ERKRANKUNGEN BEI KINDERN

Durchfall

Erkrankung

Durchfall kann bei Kindern sehr verschiedene Ursachen haben. In vielen Fällen versucht der Körper einfach, Gifte über den Darm auszuscheiden. Nach so einem reinigenden Durchfall fühlt sich das Kind dann wesentlich besser. Je früher allerdings der Durchfall bei einem Säugling auftritt, desto mehr muss darauf geachtet werden, diese Erkrankung so schnell wie möglich in den Griff zu bekommen. Ein gestillter Säugling neigt in der Regel weniger zu Durchfallerkrankungen, da die Muttermilch die beste Voraussetzung zum Aufbau einer gesunden Bakterienflora im Darm liefert. Künstliche Nahrung kann nicht so gut verdaut werden, wodurch es leichter zu Gärungs- oder Fäulnisprozessen kommt. Die dabei anfallenden schädlichen Produkte versucht der Körper über den Darm wieder auszuscheiden.

Gestillte Kinder

Gestillte Kinder sind zwar in der Regel weniger anfällig für Durchfall, dies gilt allerdings nur, wenn sich die Mutter einer guten Gesundheit erfreut. Die Milchqualität kann auch durch eine zu frühe oder reichliche Menstruation verändert werden; ebenso, wenn die Mutter suchtgefährdet ist, ihre eigene Ernährung unvernünftig oder mit Chemikalien belastet ist. Kurzum, wenn die Qualität der Muttermilch nicht ausreicht, um das Kind richtig zu nähren, so ist es besser, auf Ersatznahrung umzusteigen (z. B. Mandelmilch, siehe Homöopathischer Ratgeber Nr. 9 »Das Baby« von Ravi und Carola Roy), auch wenn die Mutter anscheinend genug Milch hat.

Das Abstillen sollte langsam vor sich gehen, um das Kind an die neue Nahrung zu gewöhnen. Gemüse und Obst sind die Nahrungsmittel, welche am leichtesten verdaulich sind. Kartoffeln können bei manchen Kindern bereits Verdauungsprobleme hervorrufen. Fettes, süßes und salziges Essen sollte am Anfang unbedingt gemieden werden, genauso wie Fleisch und Eier.

Der *normale Stuhl* eines Stillkindes ist eine weich geformte homogene Masse von honiggelber Farbe und einem angenehmen, süßsäuerlichen Duft wie nach Honig und Quark. Er enthält weder Flocken von geronnener Milch noch Schleimpartikelchen, noch unverdaute Nahrung. Bei Säuglingen, die nicht gestillt werden, ist der Stuhl fester, dunkler und riecht unangenehm stark.

Was zeigt die Beschaffenheit des Stuhls?

Die frühesten Zeichen einer gestörten Darmflora zeigen sich schon bei ganz kleinen Säuglingen als eine starke Neigung zu Blähungen. Koliken sind oftmals die ersten Schmerzen, die ein Säugling empfindet.

Eine Übersäuerung des Magens können Sie an der losen Beschaffenheit des Stuhls und dem sauren Geruch erkennen, ferner an der grünen oder grünlich gelben Farbe und den unverdauten Speiseresten.

Eine grünliche Farbe kommt häufig während der Zahnung vor. Je länger der Stuhl in der Windel bleibt, umso grüner wird er, manchmal wird er sogar bläulich.

Liegt die Störung mehr im Dünndarm, so ist der Stuhl unverdaut, gelblicher und flockig, und das Kind hat schmerzhafte Koliken.

Bei einer Entzündung des Dickdarms ist der Stuhl dünner bis wässrig und mit Schleim vermischt; die Farbe ist eher grau. Ein wässriger Stuhl entsteht durch den Versuch des Darmes, Schadstoffe auszuscheiden.

Ursachen für Durchfall

Oft entsteht Durchfall einfach durch eine mangelhafte Verdauung und ist schnell wieder vorbei. Er kann auch durch eine unsaubere oder schadstoffbelastete Nahrung ausgelöst werden oder durch zu reichhaltige Nahrung. Es ist der Versuch des Körpers, sich auf eine einfache und schnelle Art zu reinigen. Durchfall kann natürlich auch manchmal eine Begleiterscheinung von Scharlach oder einem unterdrückten Masernausschlag sein.

Nur wenn der Durchfall länger anhält oder Neugeborene und Säuglinge befällt, wird die Sache ernster. Vor allem Durchfälle, die während der Sommerzeit auftreten, sind gefürchtet, oft sind es Salmonellosen. Bei Erwachsenen ist der Durchfall häufig eine Folge von emotionalem Stress. Aber auch Kinder können in ähnlicher Weise auf Furcht, Ärger, Aufregung oder Erschöpfung reagieren. Besonders bei einer schmerzhaften Zahnung können diese Zustände bei einem Kleinkind auftreten. Dies kann auch zu anderen körperlichen Unpässlichkeiten, die seiner Konstitution entsprechen, führen. Während der Zahnung sollten Sie daher besonders auf eine gute Ernährung des Kindes achten.

Prophylaxe

Wenn Sie feststellen, dass Ihr Kind einen sauren Mundgeruch hat, der Schweiß oder der ganze Körper sauer riecht, dann sollten Sie ihm nach homöopathischem Prinzip säuerliche Getränke zum Trinken geben, um der Übersäuerung entgegenzuwirken. Bevorzugen Sie in dieser Zeit alkalische Kost, wie Obst und Gemüse, und meiden Sie Nahrungsmittel, die tierisches Eiweiß enthalten. Auf diese Weise können Sie einer durchfallartigen Entgiftung über den Darm vorbeugen.

Impfungen

Auch Impfungen wirken sich nachteilig auf die Darmflora aus, hier

vor allem die Polioimpfung, da sich der Erreger der Kinderlähmung im Darm aufhält. Die Impfung kann entweder zu Durchfall oder zu Verstopfung führen, die in der Regel sehr therapieresistent sind. Dies ist ein deutliches Zeichen für eine Impfschädigung. Auch einem Pilzbefall z.B. mit Candida albicans wird Vorschub geleistet. Wenn Sie Ihr Kind impfen lassen möchten, achten Sie darauf, dass der Stuhlgang tadellos ist und es nicht in der Zahnungsperiode steckt.
Der Durchfall kann natürlich auch durch spezielle Bakterien in Nahrungsmitteln ausgelöst werden. Folgendes Beispiel soll nur verdeutlichen, dass man an alle möglichen auslösenden Faktoren einer Krankheit denken sollte:
Ein nicht gestillter Säugling litt an einem leichten Durchfall und wurde infolgedessen auf eine Spezialnahrung gegen Durchfall umgestellt. Aber statt besser wurde der Durchfall immer schlimmer. Schließlich musste das Baby stationär versorgt werden, und nach Wochen des Bangens und Hoffens stellte sich heraus, dass ebendiese Spezialnahrung, aufgrund eines Fehlers in der Herstellung, den Durchfall verursacht hatte. Tausende von Kindern waren damals in Deutschland davon betroffen.

Wie kündigt sich eine durchfallartige Verdauungsstörung an?
Das erste Symptom ist meist eine unnatürliche Gasentwicklung der Eingeweide. Häufig ist dies verbunden mit Unruhe, Schmerzen, Appetitlosigkeit und manchmal auch Erbrechen. Beim Abtasten der Bauchdecke werden Sie feststellen, dass diese hart und angespannt ist. Manchmal sind die Därme so gebläht, dass man sie förmlich durch die Bauchdecke sehen kann. Fieber ist in der Regel nicht vorhanden. Anfangs ist der Stuhlgang noch ganz normal in seinem Aussehen, aber häufiger als gewöhnlich. Schon ein häufigerer Stuhlgang wird als Diarrhö bezeichnet, auch wenn er noch gut geformt und geruchlos ist. Nach und nach wird der Stuhl wässriger

oder schleimiger und enthält unverdaute Nahrung. Manchmal werden der After und die Geschlechtsteile durch den Stuhlgang wund, wodurch das Kind zusätzlich sehr geplagt wird. Kleine Kinder werden durch die Durchfälle schnell schwach, besonders nach wiederholtem wässrigem Stuhlgang. Der Puls wird schneller und schwächer, und die Muskeln erschlaffen.

Während der Koliken schwitzt das Kind häufig stark. Es schreit vor schmerzhaften Darmkrämpfen. Wenn der Durchfall längere Zeit anhält, fallen die Oberschenkel und auch die Fontanelle ein, die Fettpölsterchen verschwinden, und die Lippen trocknen aus. Trockene Lippen sind immer ein Zeichen für fehlende Flüssigkeit im Körper.

Die Ernährung bei Durchfall

Als Erstes muss die Ursache des Durchfalls, soweit möglich und bekannt, beseitigt werden. Auch eine Allergie auf ein bestimmtes Nahrungsmittel kann sich als Durchfall äußern.

Milch und Milchprodukte werden heute von vielen Kindern schlecht vertragen. Die Behandlung der Milchunverträglichkeit muss nach konstitutionellen Gesichtspunkten erfolgen. Eine Liste anderer Nahrungsmittel, die (bei Mutter und Kind) Durchfall auslösen können, finden Sie auf den nächsten Seiten.

Gestillte Kinder sollten weiter gestillt werden, aber die Mutter muss sehr achtsam in ihrer Ernährung sein. Nicht gestillte Kinder dürfen bei Durchfall weder Milch noch Zucker, noch Fett bekommen. Bei Säuglingen, die noch kein Vierteljahr alt sind und länger als zwei Tage starken Durchfall haben, sollten Sie nicht zögern, einen Arzt zu konsultieren.

Zusätzlich können Sie eine Heilnahrung selbst zubereiten, indem Sie Reis sehr lange kochen und dem Kind das leicht gesalzene *Reiswasser* zu trinken geben. Oder Sie bereiten ihm eine *Karottensuppe.* Schneiden Sie fünf Karotten (ca. ein Pfund) in kleine Stückchen, und kochen Sie sie in einem Liter Wasser mit einer Messerspitze

Salz etwa zwei Stunden lang. Die Gemüsebrühe wird durch eine Mullwindel oder ein feines Haarsieb gegossen und das verkochte Wasser wieder auf einen Liter aufgefüllt. Davon erhält der Säugling fünf Mahlzeiten über den Tag verteilt.
Säuglingen, die älter als drei Monate sind, kann man auch *geriebene Äpfel* geben. Ein Apfel von einer Sorte, die schnell braun wird, z. B. Boskop, nicht Golden Delicious, wird auf einer Glasreibe in kleinen Portionen, je nach dem Appetit des Kindes, gerieben. Es gibt auch fertige Heilnahrung auf der Basis von *Johannisbrotmehl.* Wichtig ist es, diese Diät über zwei Tage strikt durchzuhalten.
Danach ersetzen Sie bei jeder Mahlzeit ein Drittel des Essens durch die gleiche Menge geriebenen *Zwieback* oder *Haferflockenschleim.* Erst ab dem dritten Tag sollten Sie wieder mit ganz kleinen Portionen Milch anfangen. Als Getränk eignen sich Heidelbeertee, Blutwurztee oder dünner schwarzer Tee. Heilerde ist ebenfalls sehr förderlich.

Behandlung

In der Homöopathie behandeln wir nicht den Krankheitsnamen, sondern den *Zustand des Patienten,* d. h., wie sich die Krankheit insgesamt äußert. Die auftretenden Symptome dienen als Hinweis auf das Mittel. Bei der Wahl des richtigen Mittels müssen die charakteristischen Symptome eines Mittels, die im Text genannt sind, vorhanden sein. Fehlt z. B. die Unruhe, handelt es sich nicht um einen Arsen-Zustand.

Nun ist Ihr Kind krank, und Sie möchten ihm gern mit einem homöopathischen Mittel helfen. Sie wissen aber nicht so recht, was

symptomatisch für diesen Zustand ist. Was ist ein Symptom, und was ist normal? Um Ihnen die Suche nach dem richtigen Arzneimittel zu erleichtern, haben wir eine Liste von Fragen aufgestellt, die Sie beantworten sollten, bevor Sie die Arzneimittel durchlesen. Glücklicherweise gibt es in der Homöopathie einige Mittel, die eher einen Bezug zu Säuglingen oder Kleinkindern haben und damit häufiger angezeigt sind.
Wir haben die Mittel deshalb in drei Gruppen unterteilt:

1. Durchfallmittel für gestillte Kinder
2. Durchfallmittel nach künstlicher Säuglingsnahrung
3. Wichtige allgemeine Durchfallmittel

Fragekriterien zum Auffinden des richtigen Mittels

1. Auslösende Faktoren

- *Wie war das Wetter?*

  Zuordnung der Mittel zu bestimmten Symptomen

  Wir haben hier auch Mittel mit einbezogen, die wir nicht unter dem Kapitel Durchfall beschrieben haben. Eine Charakteristik des Mittels finden Sie mit Hilfe des Stichwortverzeichnisses an anderer Stelle des Buches.

  - Wetterwechsel allgemein: Dulcamara, Phosphoricum acidum, Psorinum
  - Wetterwechsel auf kälter: Dulcamara
  - Wetter nass: Aloe, Natrium sulfuricum, Rhus toxicodendron, Sulfur
  - Wetter nasskalt: Dulcamara, Mercur, Rhus toxicodendron
  - Wetter heiß: Aconit, Belladonna, Bryonia, Champhora, China, Ferrum, Ipecacuanha, Mercur, Phosphoricum acidum, Phosphor, Podophyllum

- ▹ Wetter heißfeucht: Colchicum, Natrium sulfuricum
- ▹ Wetter trocken mit kalten Nächten: Aconit, Dulcamara
- ▹ Wetter wärmer: Bryonia, Tuberculinum

- *Welche Nahrungsmittel oder Getränke hat das Kind zu sich genommen?*
  Hat es zu viel gegessen? Zu viel Fettes, Süßes oder Kaltes? Nahrungsmittelvergiftung nach Fleisch oder Eiergerichten, Allergie auf Milch, Weizen etc.?
- *Psychische Zustände, wie Ärger, Kummer, Stress usw.*
  - ▹ Nach Ärger: Aconit, Arsen, Barium carbonicum, Bryonia, Aloe, Calcium phosphoricum, Chamomilla, Ipecacuanha, Nux vomica
  - ▹ Nach Demütigung oder Peinigung: Aloe, Bryonia, Chamomilla, Colocynthis
- *Sind dem Durchfall andere Krankheiten vorausgegangen?*
  - ▹ Nach akuten Krankheiten: Carbo vegetabilis, China, Psorinum, Sulfur
  - ▹ Nach einer Erkältung im Sommer: Aloe
  - ▹ Ausschlag, nach Unterdrückung: Bryonia, Pulsatilla

2. Fragen zum Durchfall

- *Wie ist die Beschaffenheit und Häufigkeit des Stuhls?* Ätzend, Konsistenz, Farbe, Geruch, Häufigkeit, bestimmte Zeiten?
- *Was verschlimmert bzw. bessert den Durchfall?* (Modalitäten)
- *Welche Begleitsymptome, wie Bauchweh, Kopfweh, Erbrechen, Sonstiges, sind vorhanden?*
- *Welche Symptome treten vor, während und nach dem Durchfall auf?* (Z. B. wann treten die Blähungen auf?)
- *Wie sind der Appetit und der Durst?*
- *Wie sieht die Zunge aus?* Trocken, feucht, belegt usw.?
- *Zahnt das Kind gerade?*
- *Wie sind der Mundgeruch und der Geschmack im Mund?*

- *Friert oder schwitzt das Kind?* Reagiert es empfindlich auf Wärme oder Kälte?
- *Wie ist sein Gemütszustand?* Weinerlich, reizbar, ängstlich, unruhig?

3. Sonstige Maßnahmen bei Durchfall

- *Fasten, außer bei echtem Verlangen nach Essen*
  Hat Ihr Kind echtes Verlangen nach irgendeinem Essen, so sollten Sie diesem nachgeben. Es gibt Kinder, die trotz Durchfall einen guten Appetit haben, den man nicht bremsen sollte, wie es z.B. bei Tuberculinum-Kindern vorkommen kann. Wenn Ihr Kind keine speziellen Gelüste auf irgendetwas hat, so sollten Sie ihm nicht gerade durchfallfördernde Speisen zum Essen anbieten. Hat Ihr Kind weder Durst noch Appetit, dann sollte es gar nichts zu sich nehmen, bis der Körper etwas verlangt.
- *Diverse Hausmittel bei akutem, starkem Durchfall:* z.B. geriebener Apfel, Karotten- oder Reisheilnahrung, Präparate aus Johannisbrotmehl
- *Die Diät nach dem Abklingen des Durchfalls:* trockene leichte Kost, Zwieback, Knäckebrot

4. Was ist bei der Behandlung von gestillten Säuglingen zu beachten?

- *Wie ist der Gemütszustand der Mutter und des Kindes?*
  Oft reicht es nicht aus, den Säugling allein zu behandeln. Bei schweren und hartnäckigen Erkrankungen muss vielfach die Mutter mitbehandelt werden, oder sie sollte versuchen, ihre Essgewohnheiten zu ändern. Trotzdem wird vorrangig der Säugling behandelt.
  Ein Beispiel: Die Mutter hat Rhabarber gegessen, worauf ihr Kind Durchfall bekommt. Eines der in Frage kommenden Mit-

tel Chamomilla, Nux vomica und Colocynthis können Mutter und Kind gegeben werden.

- *Was hat die Mutter an Außergewöhnlichem gegessen, das zu Durchfall geführt haben könnte?*
  - ▹ Alkoholhaltige Getränke: Nux vomica, Arsen
  - ▹ Austern: Aloe, Lycopodium
  - ▹ Bier: Sulfur
  - ▹ Bitter-Tonic, chininhaltige Getränke: Pulsatilla, Ferrum
  - ▹ Cremetorten: Ipecacuanha, Pulsatilla
  - ▹ Eis: Argentum nitricum, Arsen, Pulsatilla
  - ▹ Essen, reichlich: Argentum nitricum, Ipecacuanha, Lycopodium, Pulsatilla
  - ▹ Federweißer: Arsen, Mercur, Pulsatilla
  - ▹ Fleisch: Sanicula aqua
  - ▹ Fleisch, fettes, besonders Schweinefleisch: Pulsatilla
  - ▹ Gewürze: Phosphor
  - ▹ Geräuchertes: Calcium carbonicum
  - ▹ Kaffee: Colocynthis, Thuja
  - ▹ Kakao: Borax
  - ▹ Kamillentee: Coffea, Valeriana
  - ▹ Krebse, Krabben: Lycopodium
  - ▹ Muscheln: Carbo vegetabilis
  - ▹ Phytotherapie, Medikamente und Abführmittel: Nux vomica
  - ▹ radioaktiv belastete Lebensmittel (Wild, Pilze – Wohnort in der Nähe eines Atomreaktors; Fallout): Strontium carbonicum, Arsen, Phosphor
  - ▹ Rauchen: Arsen, Nux vomica, Syphillinum, Ipecacuanha
  - ▹ Rhabarber: Chamomilla, Colocynthis, Nux vomica
  - ▹ Rhabarber mit viel Sahne: Pulsatilla
  - ▹ Sauerkraut: Bryonia
  - ▹ Süßes, übermäßig viel: Mercur, Sulfur
  - ▹ Süßigkeiten: Argentum nitricum

- Speck: Sanicula aqua
- Torten: Argentum nitricum, Pulsatilla, Phosphoricum acidum
- Wein: Lachesis, Lycopodium, Zincum
- Wein, saurer: Antimonium crudum
- Wein, süßer: Pulsatilla
- Zwiebeln: Nux vomica, Pulsatilla, Thuja

Durchfallmittel, besonders für gestillte Kinder

Aconit, Aethusa, Borax, Kreosotum, Nux vomica, Rheum

ACONIT

Aconit ist ein wichtiges Mittel für den Sommerdurchfall, besonders wenn die Tage heiß und die Nächte kalt sind. Der Durchfall tritt meistens nachts auf. Der Durchfall wird durch Nasswerden, Überhitzung, kalt-trockene Winde oder Zugluft ausgelöst. Er kann auch nach Ärger oder Schreck entstehen oder nach einem unterdrückten Schweiß. Obst kann ebenfalls Durchfall auslösen. Auch wenn sich die Mutter ärgert oder erschreckt, kann das Kind dadurch Durchfall bekommen. Die Säuglinge haben fast immer starke Bauchschmerzen, sie schreien vor Schmerzen, und keine Position bringt ihnen Linderung. Ein größeres Kind wird schon beschreiben können, dass die Bauchschmerzen von schneidender Art sind. Während des Stuhlgangs halten die Schmerzen mit Krämpfen an, wobei auch Schweißausbrüche vorkommen können. Viele Blähungen gehen beim Stuhlgang ab, besonders wenn dieser wässrig ist. Das Kind ist sehr unruhig, es zappelt und hat starke Koliken.

Nach der Entleerung ist das Kind zwar von den Koliken befreit, aber meist noch nicht von dem Schweiß und den Qualen der Übelkeit. Es bestehen weiterhin Angst, Unruhe und ein unlöschbarer Durst. Das Kind ist sehr heiß, der Puls ist hart und trocken und sehr schnell. Kaltes Wasser beruhigt das Kind. Wenn man es aufsetzt, wird ihm schwindlig, und es wird blass. Im Liegen ist sein Gesicht rot.

Die Beschaffenheit des Stuhls: Wässrig, grün wie gehackter Spinat, gallig, ätzend, blutig, schleimig. Die Stühle sind klein, braun und schmerzhaft. Sie können auch unwillkürlich zusammen mit Blähungen abgehen. *Allgemeines:* Aconit ist häufig das erste Mittel beim Sommerdurchfall im akuten Fall. Es kann die Krankheit stoppen, ohne dass ein anderes Mittel zum Einsatz kommt. Wird Aconit in einem späteren Stadium gegeben, so vermag es die Krankheit nicht mehr auszuheilen bzw. wird überhaupt keine Wirkung zeigen.

Die *Folgemittel* von Aconit sind DULCAMARA und BELLADONNA. Wurde Aconit zu niedrig gegeben oder ist das Kind nicht mehr im ersten, sondern im späteren Stadium, kommt als Folgemittel SULFUR in Frage.

AETHUSA

Ein wichtiges Mittel für den Sommer und heiße Tage, vor allem, wenn der Säugling in dieser Zeit zahnt. Durchfälle treten meistens kurz nach dem Stillen (Essen) oder nachts auf. Vor dem Stuhlgang bestehen oft kneifende und schneidende Schmerzen im Bauch. Nach dem Stuhlgang fängt der Säugling aber an, aufs Neue zu pressen, was mit erneuten Koliken verbunden ist. Das Kind hat schlechte Laune, besonders am Nachmittag und draußen. Sein Gesicht ist blass oder rot und qualvoll verzerrt. Es verträgt keine Milch, was sich durch plötzliches und heftiges Erbrechen sofort nach dem Stillen äußert. Die erbrochene Milch kommt entweder in der gleichen Konsistenz heraus, wie sie getrunken wurde, oder in größeren Quarkstücken, sodass das Kind fast daran erstickt.

Manchmal sieht das Erbrochene ölig und grünlich aus. Nach dem Erbrechen fällt das Kind durch die starke Erschöpfung in einen tiefen Schlaf, oder es möchte bald wieder trinken, da es unter ständigem Durst leidet. Das Erbrechen erschöpft das Kind mehr als der Stuhlgang. Durch den Durchfall kommt es zu Aphthen (Geschwüren) im Mund und After. Das Kind ist so erschöpft, dass ihm die Augen immer zufallen.

Beschaffenheit des Stuhls: Schleimig, auch grünlich-blutig, evtl. geruchlos.

Allgemeines: Bei größeren Kindern zeigt sich eine Gier nach schädigenden Speisen und Getränken, so genanntem »Pappzeug« oder Fast-Food-Essen. Die Kinder möchten immer mehr von diesen Nahrungsmitteln, sie werden richtig süchtig danach. Durch die einseitige Ernährung stumpfen sie langsam ab und interessieren sich nicht mehr für die Schule.

Aethusa ist daher auch ein ausgezeichnetes Prüfungsmittel, wenn die Kinder sich nicht konzentrieren können und sich leicht ablenken lassen. Für die konstitutionelle Behandlung braucht Aethusa meist ein Folgemittel, besonders PSORINUM, aber auch SEPIA oder SULFUR.

Folgemittel

BORAX (NATRIUM BORACICUM)

Borax ist ein sehr wichtiges Mittel für den gestillten Säugling. Das Auffallende bei Borax ist der Wechsel des Zustandes vor und nach dem Stuhlgang. Vor dem Stuhlgang ist das Kind launisch, unzufrieden, lustlos und antriebslos. Der Stuhlgang ist fast immer sehr beschwerlich. Er brennt im Mastdarm, und es kommt dabei zu einer ohnmächtigen Schwäche. Sobald der Stuhl einmal entleert ist, fühlt sich das Kind total befreit. Eine selige Ausstrahlung geht von seinem Gesichtchen aus, alles ist nun wieder in Ordnung. Es ist zufrieden und hat wieder Spaß am Leben. Dieser extreme Wechsel des Gemütszustandes ist ein wichtiges Indiz für das Mittel, das eigentlich nur die Eltern in seiner ganzen Intensität beobachten können. Bei anderen Mitteln ist diese deutliche Besserung nicht so auffällig.

Die Aphthen im Mund sind ein zuverlässiger Begleiter von Borax. Sie bluten beim Essen (Stillen), sodass das Kind beim Stillen schreit. Es verweigert sogar die Brust. Der Gaumen des Säuglings sieht schrumpelig und runzelig aus. Die Aphthen treten bei Borax häufig bei der Zahnung auf. Manchmal kommt es auch zu einer Nierenbeteiligung mit häufigem Wasserlassen, dem Schmerzen vorausgehen, d. h., das Kind weint vor dem Wasserlassen. Der Urin riecht scharf und faulig.

Der Durchfall kann durch den Genuss von Obst (Äpfel, Birnen), Schokolade bzw. kakaohaltigen Getränkemischungen ausgelöst werden. Besonders nach dem Frühstück kommt es dann zu den Entleerungen.

Die Beschaffenheit des Stuhls: Dünn, braun, schaumig, riecht aashaft, hellgelb bis grüngelb, schleimig. Der braune Stuhl ist schmerzlos.

Allgemeines: Das Kind bzw. der Säugling hat Angst, wenn es hochgenommen oder in die Wiege gelegt wird. Manche Kinder mögen es sehr gerne, wenn man sie spielerisch in die Luft wirft oder mit ihnen schaukelt; für das Borax-Kind ist dies ein Trauma. Es ist überhaupt sehr leicht zu erschrecken, besonders bei Geräuschen, oder es schreckt aus dem Schlaf mit ängstlichen Schreien auf. Voller Angst und Panik greift es mit den Händen in die Luft oder klammert sich an der Mutter fest. Beim Einschlafen zucken seine Beine. Diese Kinder vertragen auch das Liftfahren nach unten nicht oder haben Angst, im Flugzeug zu fliegen, besonders bei schlechtem Wetter oder wenn viele Luftlöcher vorhanden sind. Sie haben ein Verlangen nach sauren Getränken.

Kreosotum

Kreosotum ist ein sehr tief greifendes Mittel! Es kommt besonders bei der Zahnung in Frage. Die Reaktion bei akuten Erkrankungen ist ähnlich intensiv wie bei Chamomilla.

Die Beschaffenheit des Stuhls: Ätzend, sehr schmerzhaft (Chamomilla nicht) grünlich-wässrig oder gehackt, gelb, übel riechend, aashaft und dunkelbraun, unverdaut. Der After ist rot durch den ätzenden Stuhl.

Allgemeines: Das Kreosotum-Kind möchte gern kuscheln und einen abendlichen Gutenachtkuss. Ihm muss gezeigt werden, dass es geliebt wird. Chamomilla dagegen braucht die Aufmerksamkeit, aber nicht diese Zärtlichkeit. Das Kreosotum-Kind ist groß, blond und zart. Es ist ebenfalls ein wichtiges Mittel bei zu schnellem Wachstum von Kindern und Jugendlichen oder genau für das Gegenteil, für Kinder, die nicht wachsen. Das Kind hat schreckliche Zahnschmerzen und furchtbar schlechte Zähne.

Nux vomica

Für Säuglinge, die auf einen Nahrungswechsel mit Durchfall reagieren. Auch der Ärger der Mutter kann bei ihnen Durchfall auslösen. Gestillte Kinder können ebenfalls auf den Nahrungswechsel der Mutter mit Durchfall reagieren. Die stärksten Schmerzen und Krämpfe treten vor und während des Stuhlgangs auf. Nach dem Stuhlgang fühlt sich der Säugling sichtbar erleichtert, was sich durch tiefes Einatmen bemerkbar macht. Kurze Zeit nach dem Stuhlgang sind die Kinder erneut von einem heftigen Stuhldrang geplagt. Sie pressen krampfartig, aber es kommt nichts.

Rheum palmatum

Wenn die Zahnung in die Rhabarberzeit fällt, sollte man an Rheum denken. Es ist gut für ein Kind, welches Beschwerden durch heißes Wasser bekommt. Charakteristisch ist die Übersäuerung des

Kindes. Der Stuhl und das Kind riechen sauer. Das Kind kann durch nichts zufriedengestellt werden, wenn es krank ist. Es verlangt verschiedene Sachen mit fordernder Stimme und weint dabei. Es möchte allerlei zum Essen, aber nach dem ersten Bissen ekelt es sich. Der Stuhlgang ist mit kolikartigen Schmerzen verbunden, das Kind schreit, zieht die Beine hoch, strampelt oder macht sich ganz steif. Nach dem Stuhlgang hat es Krämpfe, und sobald es anfängt, sich zu bewegen, bekommt es erneut Stuhldrang mit Koliken. Bei den Koliken geht es ihm besser, wenn es sich zusammenkrümmt. Dabei steht ihm kühler Schweiß auf dem blassen Gesicht, besonders um die Nase und den Mund. Die Kinder haben einen erfolglosen Harndrang vor dem Stuhl. Nachts schlafen sie unruhig, werfen sich hin und her und schreien auf im Schlaf. Ferner kann es nachts auch zu Zuckungen der Gesichtsmuskeln und Hände kommen. Während des Stuhlganges strampeln sie. Sie haben Verlangen nach rohem Rhabarber.

Beschaffenheit des Stuhls: Schleimig, fäkal (mit verdauten Stuhlpartikeln), dünn-braun oder weißlich-flockig, ätzend, sauer, schaumig und grün. Wenn der Stuhl längere Zeit steht, wird er grün.

Durchfall nach künstlicher Säuglingsnahrung

Alumina, Calcium carbonicum, Magnesium carbonicum

Alumina

Die schwierige Entleerung ist das Hauptsymptom. Der Stuhlgang ist mit viel Koliken verbunden, und nach der Entleerung fühlt sich das Kind wohl. Charakteristisch ist die Untätigkeit des Darms, d. h. die Unfähigkeit, den Stuhl herauszudrücken (Schlaffheit, Lähmung). Alumina-Kinder haben starkes Verlangen nach unverdaulichen Sachen, z. B. Kaffeesatz, Teeblättern, Getreidekörnern,

Kohle, Kalk, Stärke, Schmutz, Nelken und Stofflappen, die sie entweder hinter sich herziehen oder an denen sie herumkauen. Tatsächlich wird ihre Schwäche oder das Leeregefühl im Magen besser durch das Essen von unverdaulichen Dingen. Kartoffeln können jedoch ihre Beschwerden verschlimmern. Die Verschlimmerung tritt jeden zweiten Tag ein. Durchfall und Verstopfung können sich bei ihnen auch abwechseln. Es sind Kinder mit trockener Haut und trockenen Schleimhäuten, die häufig Durchfall bei trockenem Wetter haben.
Beschaffenheit des Stuhls: Dünn, fäkal, schwarz-blutig oder grünwässrig.

Calcium carbonicum

Diesen Kindern ist vor dem Stuhlgang übel, und dadurch sind sie sehr gereizt. Vor und während des Stuhlgangs bemerkt man eine starke Blässe und Schwäche an ihnen. Nach dem Durchfall fühlen sie sich matt und nicht wohl. Sie haben eine Neigung zu Nahrungsmittelallergien und reagieren auf Milch, Süßigkeiten, Geräuchertes und Fast Food mit Durchfall. Wenn sie etwas Falsches gegessen haben, kann der Durchfall durch Gehen oder Bewegungen ausgelöst werden.

Magnesium carbonicum

Ein Mittel für Zahnungsbeschwerden mit Durchfall bei heißem Wetter und für Kinder, die künstliche Nahrung bekommen. Der Durchfall tritt eher tagsüber auf, nachts ist er selten. Diese Kinder sind sehr übersäuert und haben zu viel Hitze im Körper. Vor dem Stuhlgang hört man viele Bauchgeräusche, wobei schmerzhafte Blähungen abgehen, die den Säugling zum Krümmen zwingen. Auch während des Stuhlgangs treten Krämpfe auf. Danach weint das Kind noch, weil ihm der After brennt. Es gibt ein Nahrungsmittel, welches diese Magnesium-carbonicum-Koliken bessert, und das sind warme Suppen; besonders Gerstensuppe tut dem Kind gut. Milch verschlechtert jedoch die Kolik. Das Kind mag zwar gern Obst, aber es bekommt daraufhin Durchfall. Es hat Verlangen nach säuerlichen, kalten Getränken oder einfach nur nach kaltem Wasser.

Auffällig ist, dass das Kind entweder nur Verlangen nach Fleisch hat und kein Gemüse essen möchte oder nur nach Gemüse verlangt und Fleisch ablehnt. Nie isst es jedoch beides zusammen!

Beschaffenheit des Stuhls: Schaumig grün, wässrig wie Froschlaich. Auf dem Stuhl schwimmen weiße Klümpchen, die aussehen wie Rinderfett.

Folgemittel: MAGNESIUM CARBONICUM ist das Folgemittel von RHEUM.

Wichtige allgemeine Durchfallmittel für Kinder

Belladonna, Colocynthis, Dulcamara, Tuberculinum

BELLADONNA

Immer wenn das Belladonna-Kind krank ist, bekommt es einen heißen Kopf mit kalten Händen und Füßen. Bei dem Durchfall können auch Symptome einer Gehirnreizung vorkommen. Das Belladonna-Kind erkrankt häufig bei heißem Wetter. Sowohl nachmittags als auch nach dem Schlaf sind kritische Zeiten für Belladonna. Das Haarewaschen oder -schneiden kann bei ihm allerlei Beschwerden auslösen, z.B. Schnupfen, Kopfschmerzen, Ohrenentzündungen oder Durchfall. Es reagiert dann empfindlich auf den geringsten Luftzug.

Vor dem Stuhlgang schwitzt es, es hat sehr viel Hitze im Bauch. Der Stuhlgang selbst ist so krampfartig, dass es kalte Schauer überfallen und ihm übel wird. Die Magenschmerzen sind so stark, dass sie drückende Schmerzen auf die Blase auslösen. Der After brennt, und das Belladonna-Kind bekommt vor Schmerzen Schweißausbrüche. Der Stuhlgang kann so qualvoll für das Kleinkind sein, dass es spontan in die haltenden und Trost spendenden Hände der Mutter beißt.

Nach dem großen Geschäft ist zwar das Schlimmste überstanden, aber es hat weiterhin Krämpfe, die manchmal nicht mit Kälteschauern verbunden sind. Beim Abgang von Blähungen kann unwillkürlich Kot abgehen.

Beschaffenheit des Stuhls: Dünn und grün-schleimig; blutiger Schleim, körniger gelber Schleim; Schleim weiß wie Kalk, pappig, fäkal vermischt mit verdauten Stuhlpartikeln.

Colocynthis

Ein ausschlaggebendes Symptom für Colocynthis sind die schneidenden, quetschenden Schmerzen, die das Kind dazu zwingen, sich zusammenzukrümmen. Es wird ihm übel vor Schmerzen. Diese Koliken treten vor und während des Stuhlgangs auf oder nur danach. Die Schmerzen erstrecken sich bis zum Magen und verursachen die Übelkeit. Sie strahlen auch bis in die Oberschenkel aus. Es sind Schmerzen wie von Steinen im Bauch, als ob die Därme gequetscht werden. Die Schmerzen verschlechtern sich durch Essen und Trinken; Obst, Saures und Kaltes können eine Kolik auslösen. Es gibt aber auch ein Mittel, welches die Kolik bessert, und zwar teelöffelweise dünner Kaffee. Nach dem Stuhlgang wird das Kind ganz schwach und blass; es treten brennende oder schneidend schießende Schmerzen im Kreuzbein und After auf.

Eine auslösende Ursache für diese Koliken ist häufig Ärger. Das Kind kann auch auf einen subtilen Ärger oder Demütigung der Mutter mit Durchfall reagieren. Dann kommt es zu einer Stuhlentleerung noch während oder gleich nach dem Stillen. Es ist gut möglich, dass sich die Mutter gar nicht des schwelenden Ärgers

bewusst ist, aber er schlägt ihr auf den Darm. Die Mutter kann über ihre Probleme nicht mit anderen reden. Sie erträgt den Ärger in der Familie still über lange Jahre hin.
Das Colocynthis-Kind reagiert während der Zahnung häufig mit Durchfall.
Die Beschaffenheit des Stuhls: Safrangelb, schaumig-flüssig, bis er nur noch Wasser ist; wässrig-schleimig, dann gallig und zuletzt blutig, riecht wie verbranntes Packpapier; wässrig und durchsichtig.

Dulcamara

Das Dulcamara-Kind verkühlt sich leicht. Es reagiert empfindlich auf kaltes Wetter, aber auch auf kalte Getränke und Speisen; warme Tage und kaltfeuchte Nächte machen ihm zu schaffen. Auch auf kaltnasses Wetter kann es mit Durchfall reagieren. Der Durchfall kann auch durch unterdrückte Hautausschläge, z. B. einen unterdrückten Windelausschlag, ausgelöst werden. Der ganze Magen-Darm-Trakt ist angegriffen, was sich auch durch Aphthen im Mund äußert. Die Zunge des Kindes ist auffällig trocken, und sein Gesicht ist blass. Es ist appetitlos.
Der Durchfall tritt meistens nachts auf, kann aber auch schon nachmittags und abends beginnen. Wenn die Zahnungsperiode in eine Kältezeit fällt, ist das Kind besonders empfindlich. Wenn es an Durchfall leidet, wird es sehr ungeduldig und unlustig. Vor dem Stuhlgang hat es Schweißausbrüche mit Übelkeit und Koliken. Während des Stuhlgangs halten diese Symptome an, hinzu kommen Hitze, Durst, Aufstoßen, Erbrechen und ein Kreislaufversagen mit ohnmächtiger Schwäche. Nach dem Stuhlgang brennt der After. Es besteht großer Durst, besonders auf kalte Getränke. Trotz allem fühlt sich das Kind erleichtert, aber der Kreislauf hat sich noch nicht normalisiert, und es kann jederzeit noch in Ohnmacht fallen.
Beschaffenheit des Stuhls: wundmachend.

Tuberculinum bovinum

Dieses Kind leidet abwechselnd unter Durchfall und Verstopfung. Auffällig sind die Essensgelüste, welche im Gegensatz zu den herkömmlichen Diätanweisungen für Durchfallkranke stehen.

Das Tuberculinum-Kind ist ein Ausnahmefall und spricht allen Diätvorschriften hohn. Denn es wird durch einen Brei kränker und verlangt nach kräftigen, aber auch schwer verdaulichen Speisen wie z. B. Fleisch. Menschen, die Tuberculinum brauchen, leiden wochenlang, trotz bester Diät, unter hartnäckigem Durchfall und fühlen sich dabei manchmal sehr geschwächt. Erstaunlicherweise verschwindet der Durchfall plötzlich, nachdem sie alle Diätanweisungen über Bord werfen, ihren Gelüsten nachgehen und sich eine kräftige Mahlzeit gönnen, die für Außenstehende sehr unvernünftig erscheint, wie z. B. Entenbraten oder Pommes frites.

Ein auffallendes Kennzeichen für das Tuberculinum-Kind ist seine Vorliebe für eine einfache Zubereitung der Speisen ohne viel Schnickschnack. Am liebsten isst es nur ein Nahrungsmittel auf einmal und nicht in Kombination mit anderen.

Verstopfung

Erkrankung

Verstopfung kann viele Ursachen haben. Grundsätzlich soll man die Verstopfung nicht als eine sehr bedrohliche Angelegenheit betrachten und keine gesundheitsschädlichen Maßnahmen ergreifen. Das häufige Durchspülen des Darmes ist keine dauerhafte Lösung, und der Erfolg ist auch nicht wissenschaftlich zu belegen, da man die Ursache dabei nicht mit in Betracht zieht.
Viele Menschen haben gewohnheitsmäßig Verstopfung. Sie gehen alle vier, sieben oder zwölf Tage auf die Toilette und erfreuen sich trotzdem der besten Gesundheit. Die Calcium-carbonicum-Menschen sind z. B. sehr froh, wenn sie verstopft sind, es geht ihnen wirklich schlecht, wenn sie zu häufig Stuhlgang oder gar Durchfall haben. Vor vielen Jahren wurde auf einem Ärztekongress eine Norm über die Häufigkeit des Stuhlgangs festgelegt: Die Spannweite reicht von sieben Mal täglich bis zu einmal in sieben Tagen, das sei normal.
Generell wird die Verstopfung überbewertet und der Durchfall unterbewertet. Wenn jedoch keine organischen Ursachen vorliegen, sollte man nicht zu viel Gewicht auf diesen Symptomenkomplex legen. Mit Sicherheit ist ein chronischer langjähriger Durchfall bedenklicher als eine Verstopfung. Auf jeden Fall zeigt er seine Auswirkungen ab dem 50. oder 60. Lebensjahr, wohingegen eine chronische Verstopfung bis ins hohe Alter gar nichts ausmacht.
Bevor man zu gesundheitsschädlichen Abführmitteln und ständigen Einläufen greift, sollte man die Verstopfung einmal aus dieser neuen Perspektive betrachten. Sicher haben diese Maßnahmen in

manchen extremen Fällen ihre therapeutische Notwendigkeit und Berechtigung, aber sie aus Ungeduld und Hilflosigkeit dauerhaft einzusetzen ist mit Gefahren verbunden.

Ursachen

- Eine angeborene oder erworbene funktionelle Störung der Leber, z. B. nach Gelbsucht im Säuglingsalter, es fehlt an Galle im Stuhlgang. Der Stuhl ist dann hart, trocken und lehmfarben, zu wenig oder zu zäher Schleim im Darm. Nervöse, übersäuerte Kinder sind eher so veranlagt.
- Bestimmte Nahrungsmittel, wie z. B. gekochte Milch, Mehl- und Getreidesuppen.
- Eine lähmungsartige Schwäche des Darmes, wie sie z. B. bei Wasserkopf oder Gehirnatrophie vorkommt.
- Mechanische Ursachen, z. B. Leistenbruch, Darmverschluss.
- Die Ernährung von Mutter und Kind ist die häufigste Ursache.

Allgemeine Maßnahmen

Es gibt in der Nahrung und in der Natur die so genannten Laxative, das sind Mittel, die den Stuhlgang fördern. Kleie, eingeweichte Pflaumen und Feigen, Leinsamen und Senfkörner sind wohl die bekanntesten.

Weniger bekannte Mittel sind: Jeweils einen Esslöffel *Olivenöl* morgens nüchtern und abends vor dem Schlafengehen einnehmen. Manchem hilft auch ein großes Glas *lauwarmes, leicht gesalzenes Wasser* mit etwas Honig auf nüchternen Magen nach einer Bauchmassage. *Honig, Melone* und *Obstkompott* sind auch beliebt. Manche *Heilquellen* haben sich als Abführmittel einen Namen gemacht, dabei sind diejenigen weniger schädlich, die neben dem Schwefel einen hohen Natriumgehalt aufweisen. Ein in unseren Breiten unbekanntes, aber sehr gesundes Laxativ ist die *Tamarindenfrucht.* Man kann sie in asiatischen (z. B. indischen) Läden getrocknet bekommen. Sie wird über Nacht in Wasser eingeweicht, ausgequetscht und mit reichlich Wasser verdünnt. Wenn dem Kind das Getränk zu sauer ist, können Sie mit etwas Honig oder Melasse süßen.

Leichter ist es inzwischen, *unreife Mangos* zu bekommen. Diese werden geschält, etwas klein geschnitten und mitsamt dem Kern ca. eine halbe Stunde mit etwas braunem Zucker gekocht, sodass sie süßsauer schmecken. Die Verdauungshilfe mit den unreifen Mangos sollte nur gelegentlich, alle 3–7 Tage, durchgeführt werden. Es kann aber reichlich davon gegessen werden.

Letzten Endes ist eine ausgewogene vollwertige Ernährung die beste Garantie, auf lange Sicht gesehen. Viel Gemüse und Obst, wenig tierische Produkte – dazu gehören auch Milch und Milchprodukte –, weniger stärkehaltige Getreide, wie Weizen und Reis. Haferflocken sind förderlich gegen Verstopfung.

Diät

Geben Sie 5- bis 6-mal täglich flüssige Nahrung, 1- bis 2-mal davon sollte es ein flüssiger *Haferflockenbrei* sein, der mit Wasser und einer Prise Salz gekocht wird. Er kann geriebenes Gemüse enthalten oder etwas Honig oder Melasse. Danach können Sie je nach Geschmack mit Sahne, Butter oder Öl verfeinern, aber nicht mit Milch, da Milch in Kombination mit Kohlehydraten (Getreide) nicht so leicht verdaulich ist. Einige Mahlzeiten können auch nur aus Rohmilch bestehen, am besten ist *Ziegenmilch.*

Das Kind braucht viel Flüssigkeit, am besten Wasser oder Kräutertee. Bei einer Leberschwäche sind *Löwenzahn, Kalmus* und *Mariendistel* hilfreich. *Kakaoschalentee* kann bei manchen Kindern nützlich sein. Kakao mit Milch hingegen verursacht Verstopfung. Kakao mit Wasser kann auch stuhlgangfördernd wirken. Der Kakao sollte aus biologischem Anbau stammen, da der gewöhnliche Kakao sehr mit Schwermetallen belastet ist.

Behandlung

Mittel: Alumina, Belladonna, Bryonia, Causticum, Graphites, Hydrastis, Lycopodium, Mercurius solubilis, Nitricum acidum, Nux vomica, Opium, Plumbum, Podophyllum, Silicea, Sulfur.

Alumina

Trockener Stuhl durch Ersatznahrung

Trockenheit ist das charakteristische Merkmal von Alumina. Es ist hilfreich für gestillte Säuglinge, aber vor allem solche, die Ersatznahrung bekommen. Der Stuhl ist trocken, hart, hell gefärbt oder blass, in Bällchen oder abgerissenen Stücken; wenig, hart und schwierig, mit Schleim bedeckt.

Vor dem Stuhlgang: häufiger, erfolgloser Drang. Fehlender Drang, solange sich nicht sehr viel Kot angesammelt hat.

Während des Stuhlgangs: Druck und schneidende Schmerzen im After. Große Anstrengung, sogar bei weichem Stuhl, Urinabgang beim Drücken.

Nach dem Stuhlgang: langanhaltende Schmerzen im Rektum, Magenschmerzen, trockener Mund und belegte Zunge, starke Blähungen, verstopft seit Geburt, der Stuhl muss manchmal herausgeholt werden.

Belladonna

Kinder mit rotem Kopf und erfolglosem Stuhldrang

Es fördert die Verdauung bei nervösen Kindern mit großen Pupillen, die zu Krämpfen neigen oder zu Zuckungen im Schlaf mit unangenehmen Träumen. Ihnen schießt leicht das Blut in den Kopf, sie reagieren empfindlich auf Licht und Geräusche. Sie haben einen heißen Kopf und schwitzen am ganzen Körper. Es besteht häufiger erfolgloser Stuhlgang. Manchmal kommt neben der Verstopfung auch Urinverhalten vor.

Nux vomica

Der erfolglose Stuhlgang – fehlender Stimulus

Nux ist wichtig für gestillte Säuglinge mit zu viel Stimulation, wenn die Mutter viel Kaffee, Tee, gewürzte Speisen und Fleisch zu sich nimmt, aber auch für Kinder, die zu früh an die Fleischtöpfe herangeführt werden. Späte Abendmahlzeiten, Alkohol, zu wenig Schlaf und Stress bei der Mutter können einen Nux-vomica-Zustand beim Säugling auslösen. Die gewohnheitsmäßige Verwendung von Abführmitteln führt ebenso zu einer Atonie – Erschlaffung des Darmes. Die Kinder sind reizbar und können unter einem aufgeblähten Bauch, Reizbarkeit und Unruhe leiden. Der Stuhlgang ist so heftig, dass er das Kind schnell zur Toilette treibt; dort sitzt es, presst und stöhnt vor Schmerzen, aber es kommt nicht zur Entleerung.

Lycopodium

Verstopfung durch Weißbrot und Milch

Bei Verstopfung von Kleinkindern, deren Leberfunktion durch die übermäßige Fütterung von stärkehaltiger, schwerer und dadurch unverdaulicher Nahrung gestört ist. Besonders belastend sind Semmeln mit Marmelade oder Käse, Kakao, Weißbrot, getunkt in Milch mit Zucker, oder Müsli (Haferflocken mit Milch) zum Frühstück. Auch die Mehlspeisen, bestehend aus Eiern, Milch, Mehl und Zucker verstopfen das Lycopodium-Kind. Es ist aufgebläht und klagt häufiger über Bauchschmerzen. Wenn Lycopodium nicht hilft, kann erst eine Zeit lang Nux vomica gegeben werden. Um die tief sitzende Verdauungsschwäche auszuheilen, ist aber Lycopodium notwendig. Wenn die Reaktion des Organismus durch jahrelange schwer verdauliche Kost herabgesetzt ist, sollte eine Gabe Carbo vegetabilis C 30–200 als Zwischenmittel einmal wöchentlich gegeben werden.

Opium

Darmlähmung – der Darm registriert den Stuhl nicht

Opium hat ähnliche Symptome wie Nux vomica, aber ohne den schmerzhaften Stuhldrang von Nux vomica. Im Gegenteil, Opium zeichnet sich durch das Fehlen jeglichen Stuhldranges aus. Wenn der Stuhldrang nach längerer Zeit auftritt, fühlt sich der After wie verstopft an. Der Kopf fühlt sich schwerer und dumpf an, sodass das Kind gar nicht denken kann. Verstopfung wechselt mit sehr schmerzhaftem Durchfall.

Es besteht eine Lähmung oder Inaktivität des Darmes durch einen eingeklemmten Bruch, den Druck z. B. von einem Tumor oder infolge von schwächenden Krankheiten und Durchfällen. Diese Kinder sind gut gelaunt und korpulent. Die Verstopfung kann auch durch einen Schreck oder Tadel verursacht werden. Opium hilft bei Darmlähmungen infolge von Abführmitteln.

Bryonia

Das Kind leidet im Sommer an akuter Verstopfung

Der Stuhl bleibt durch die Trockenheit des Darmes im Darm stecken. Bei akuter Verstopfung im Sommer ist Bryonia angezeigt, ebenso bei Kindern, die rheumatisch veranlagt sind. Meist geht eine Magenverstimmung der Verstopfung voraus. Bei Bryonia liegt eine Inaktivität des Darmes vor; es ist sehr hilfreich, wenn Nux vomica als Zwischenmittel oder Abschlussbehandlung keine befriedigende Wirkung erzielt. Der Stuhl ist durch seine Größe und Härte schmerzhaft: Er sieht trocken und dunkel, wie verbrannt aus.

Die Schleimhäute sind ausgetrocknet. Durch den trockenen Mund und die Lippen hat das Kind großen Durst auf Wasser. Lassen Sie sich die Zunge zeigen. Eine braune Zunge, vor allem in der Mitte, ist ein guter Hinweis auf Bryonia.

Podophyllum

Für Kinder, die Fertignahrung erhalten

Bei Kindern, die mit künstlicher Nahrung aufgezogen werden, und wenn die Verstopfung einem akuten Durchfall folgt. Eine gewisse Schwäche des Darmes entsteht durch den Durchfall. Der Stuhl ist hart, bröckelnd und hat eine lehmartige Farbe mit grünen Streifen. Die Kinder sind blass, leiden an Schlafstörungen und haben übel riechende Winde. Die Anstrengung beim Pressen kann einen Darmvorfall auslösen. Wir haben bei vielen Kindern und Erwachsenen beobachten können, dass sich der Darm mit Hilfe der homöopathischen Mittel ohne mechanischen Eingriff rasch wieder zurückzieht.

Mercurius solubilis

Appetitlose Kinder mit schlechtem Mundgeruch

Hier liegt eine Schwäche des Pankreas und der Leber zugrunde, die sich vorher durch einen galligen Durchfall gezeigt hat. Weitere Hinweise für Mercur sind die markante gelbliche Blässe des Kindes und seine gelben Augen. Ein schlechter Mundgeschmack, Kopfschmerzen, Zahnfleischschmerzen, schlechter Mundgeruch, meist süßlich, mangelnder Appetit, mag gar nichts zu sich nehmen außer Malzbier oder eiskalte, anregende, bittere Getränke. (Bei solchen Vorlieben kommt eher Mercurius corrosivus in Frage.) Es hat häufig schmerzhaften Stuhldrang, besonders nachts. Hinterher hält der Krampf noch eine Zeit lang an. Es werden nur kleine Mengen entleert, und bei dem starken Pressen können sich blutige Hämorrhoiden bilden. Wenn Mercur nicht ausheilt, sollte man Staphisagria geben. Bei einer Quecksilberbelastung der Mutter durch Amalgamfüllungen wird auch das Blut des Kindes während der Schwangerschaft belastet. Bei diesen Kindern ist Mercur zum Ausheilen sehr wichtig; auch für Kinder, deren Blut und Organe durch Quecksilber, welches sich in schokoladehaltigen Süßigkeiten verbirgt, belastet sind.

Plumbum

Abgemagerte Kinder mit Darmlähmung

Es liegt eine hartnäckige Verstopfung vor, die meist mit einer Lähmung des Darmes verbunden ist. Plumbum ist besonders nützlich, wenn eine Muskelatonie zu Trockenheit des Stuhls führt. Starke Koliken begleiten die Entleerung. Der Bauch ist hart und fühlt sich nach hinten zum Rücken gezogen. Manchmal ist dies auch tatsächlich der Fall. Für abgemagerte Kinder, denen der Appetit fehlt, die über einen süßlichen Mundgeschmack berichten, die großen Durst haben und beim Stuhlgang erfolglos pressen.

Der Stuhl besteht aus kleinen, harten Bällchen, mit fettiger Substanz oder Schleim umhüllt, eventuell liegt auch eine Bleivergiftung vor.

Silicea

Der Stuhl schlüpft zurück

Bei Kindern mit einem sanguinischen, lymphatischen Temperament, die die Nahrung schlecht verwerten können, was sich durch eine blasse, erdige Gesichtsfarbe zeigt. Sie schwitzen viel am Kopf, haben einen großen harten Bauch, mögen kein warmes Essen. Es fehlt ihnen die Kraft zur Stuhlaustreibung, oder der Stuhl schlüpft wieder zurück. Der Stuhl ist groß, aber weich, manchmal auch anfänglich in harten Bällchen. Dazu treten Magenbeschwerden mit Übersäuerung und Brennen auf. Die Kinder können manchmal enorm viel auf einmal essen, wie ein hungriger Wolf.

Hydrastis

Folgen von Abführmitteln

Bei Kindern, die viel Abführmittel erhalten haben und keine kräftige Konstitution besitzen. Sie sind tuberculinisch belastet, körperlich nicht so aktiv, schwach, und es fehlt ihnen an Durchsetzungsvermögen. Alle Unternehmungen gehen nur zäh voran und kosten

sie viel Energie. Bei Jugendlichen, die früher viel Sport getrieben haben und die durch das Studium ganz damit aufgehört haben. Der Stuhl ist hart, knotig, klumpig, mit Schleim überzogen. Keine Darmaktivität, ohne Abführmittel ist ein Stuhlgang fast nicht möglich. Magen und Leber arbeiten schlecht, mit saurem Aufstoßen und dumpfem Wehtun und Schwäche in der Magengrube, übel riechenden Winden, Kopfschmerzen und Hämorrhoiden. Die Zunge ist entweder stark belegt oder blass, geschwollen und feucht. Hydrastis ist eines der besten Mittel bei einer idiopathischen Obstipation, also bei einer Verstopfung, für die man keine Ursachen finden kann.
Dosierung: Urtinktur und niedrige Potenzen bis D 3 2- bis 3-mal täglich 2 bis 5 Globuli oder Tropfen (je nach Alter und Zustand des Kindes) auf ½ Tasse Wasser ½ Std. vor den Mahlzeiten. Hydrastis beseitigt die Darmschwäche innerhalb kürzester Zeit.

Sulfur

Angst vor dem schmerzhaften Stuhlgang

Wenn kein Mittel richtig zu passen scheint, ist Sulfur am Anfang das Mittel bei großen äußeren Hämorrhoiden. Es ist auch wichtig zur abschließenden Behandlung, vor allem nach Nux vomica, bei hypochondrischen Kindern oder bei Leberschwellung und überlastetem Pfortader-System.
Der Stuhl ist groß, hart und trocken, und der Stuhlgang ist sehr schmerzhaft, sodass die Kinder Angst haben, auf die Toilette zu gehen. Beim Stuhlgang bluten die Hämorrhoiden, und es besteht die Gefahr eines Mastdarmvorfalls. Diese Kinder können schlecht denken und haben eine Abneigung gegen geistige Arbeit, oft ein Verlangen nach Süßem und Abneigung gegen Fleisch oder umgekehrt. Außerdem besteht ein Hitzegefühl an verschiedenen Körperteilen.

Ohrenschmerzen und eitrige Mittelohrentzündung

Erkrankung

Ohrenschmerzen sind eine gewöhnliche Erkrankung bei Säuglingen und Kleinkindern. Vielfach wird die Krankheit aber nicht als solche erkannt, und die Säuglinge werden wegen Koliken, Blähungen oder Magenschmerzen behandelt. Die einfache akute Entzündung entsteht in einer großen Zahl der Fälle in der Nase. Von dort kann sie sich in die Ohrtrompete (eustachische Röhre) ausbreiten. Diese Röhre verbindet die Paukenhöhle im Ohr mit dem Rachen und sorgt damit für einen Luft- und Druckausgleich zwischen der Paukenhöhle und der Außenluft.

Die Ursachen
Die Entzündung kann auch durch Wasser, welches beim Baden ins Ohr gelangt, ausgelöst werden, besonders wenn Badezusätze enthalten sind. Durch Kälteeinwirkung während des Schlafes, beim Baden oder durch den Aufenthalt im Freien können Ohrenschmerzen neuralgischer Art ausgelöst werden. Oftmals treten die Ohrenschmerzen während einer Infektionskrankheit auf oder begleiten einen akuten Hautausschlag, eine Rachen- oder Mandelentzündung. Bei der Zahnung sind die Kinder sehr anfällig für Ohrenentzündungen. Kinder, die schon sehr früh zu Karies neigen, sind anfällig für Mittelohrentzündung. Auch ein chronischer Nasenkatarr kann der Auslöser sein. Die Mittelohrentzündung ist eine häufige Impffolge.

Symptome und Verlauf

Bei Neugeborenen ist es oft schwierig, eine akute Mittelohrentzündung zu diagnostizieren. Das Kind hat starke Schmerzen, kann uns aber nicht sagen, an welchem Körperteil. Wenn die Symptome nur nachts auftreten, und dies meistens urplötzlich, kann das ein Hinweis für eine Mittelohrentzündung sein. Säuglinge mit starken Ohrenschmerzen wollen in der Regel nicht an der Brust trinken oder lassen nach einigen Versuchen die Brust los und schreien, da das Saugen die Ohrenschmerzen sehr verschlimmert. Denken Sie bei einem weinenden Kind immer an die Möglichkeit einer akuten Mittelohrentzündung, wenn es sonst keinerlei sichtbare Veränderungen aufweist, d. h., es hat weder Fieber noch Husten, Schnupfen, geschwollene Mandeln, einen Pilz im Mund oder Blähungen. Auch die Haltung des Kopfes kann ein Hinweis sein. Der erkrankte Säugling hält den Kopf zu einer Seite geneigt oder kuschelt ihn an die Brust der Mutter. Die Berührungsempfindlichkeit, die Abneigung, am Ohr untersucht zu werden, ist an sich oft ein klares Zeichen für die Diagnose. Wenn das Ohr dann auch noch heiß und rot ist, ist der Fall klar. Beobachten Sie auch, wie das Kind reagiert, wenn Sie etwas Warmes oder Kaltes an das Ohr halten. Für die Wahl des richtigen Mittels kann diese Reaktion von großer Bedeutung sein.

Behandlung der Ohrenschmerzen

Die häufigsten Mittel werden entsprechend der Heftigkeit und des Verlaufs der Symptome in drei Gruppen eingeteilt:

1. Aconit, Belladonna und Pulsatilla
2. Chamomilla, Dulcamara und Gelsemium
3. Ferrum phosphoricum, Apis, Mercurius, Capsicum und Magnesium phosphoricum

Aconit

Aconit kommt immer in Frage, wenn die akute Mittelohrentzündung infolge einer Verkühlung auftritt. Diese Vorgeschichte muss vorhanden sein. Das kranke Kind hielt sich zu lange im Freien auf oder badete zu ausgiebig. Es hat sich verkühlt, und abends beginnt die Mittelohrentzündung. Das Kind ist heiß, trocken und fiebrig. Bei Aconit muss die Unruhe zu spüren sein. Das Ohr und dessen Umgebung sind sichtbar entzündet und gerötet. Der Aconit-Zustand entwickelt sich sehr schnell (schneller als Belladonna).

Belladonna

Auch hier kann eine Verkühlung als Vorgeschichte vorhanden sein. Die Schmerzen sind anfallsweise, erstrecken sich nach unten in Richtung Nacken oder Gesicht. Ein charakteristisches Belladonna-Symptom ist »heißer Kopf und kalte Hände und Füße«. Besonders wenn der Schmerz sehr stark ist, zieht sich das Blut von den Extremitäten zurück. Dadurch kann Belladonna deutlich von Aconit differenziert werden. Das Belladonna-Gesicht kann farblich wechseln. Entweder ist es rot oder im Wechsel blass, dann rot. Das Ohr ist jedoch immer gerötet. Die Pupillen sind geweitet. Im weiteren Verlauf kommt es zu zerebralen Symptomen, wie Unruhe, viel reden usw. Es wird auch eine Reizbarkeit durch die Schmerzen verursacht. Bei der Zahnung kann es leichter zu allgemeinen entzündlichen Prozessen kommen.

Pulsatilla

Es ist eher angezeigt bei lymphatischen, blonden Kindern. Das Pulsatilla-Kind weint bitterlich vor Schmerzen und hängt herum. Die Schmerzen entkräften den kleinen Pulsatilla-Kranken. Man kann sagen, dass Pulsatilla-Schmerzen einem die Sinne rauben (auch

Mercur, Belladonna und Aconit werden verrückt vor Schmerzen). Wichtig ist, dass die Schmerzen sich zum Auge erstrecken.

Zweite Gruppe: Chamomilla, Dulcamara, Gelsemium

Chamomilla

Beim Chamomilla-Kind werden die Ohrenschmerzen durch Wärme gebessert. Ein Säugling braucht mit dem kranken Ohr den Hautkontakt zur Mutter, um Wärme zu bekommen. Auch finden wir einen Farbwechsel im Gesicht wie bei Belladonna. Das Chamomilla-Kind hat heißen Schweiß am Kopf. Tritt eine Mittelohrentzündung während der Zahnung auf, ist sehr häufig Chamomilla das Mittel.

Dulcamara

Ist wichtig nach Erkältungen, wenn nachts die Schmerzen am schlimmsten sind. Das Kind erkältet sich nach jedem Wetterwechsel: Regen führt zu einer Erkältung, und wenn diese nicht ausgeheilt werden kann, entwickelt sich eine Mittelohrentzündung. Das Kind muss gut gegen kaltfeuchte Luft geschützt werden. Als wichtiges Begleitsymptom tritt Übelkeit auf. Das Dulcamara-Kind braucht den anderen sehr, wenn es krank ist. Es ist eine Art Forderung: Das Kind will den anderen vereinnahmen.

Gelsemium

hat Ähnlichkeit mit Belladonna. Die Schmerzen kommen anfallsweise, und es bilden sich Symptome einer Gehirnreizung. Es drohen Krämpfe und sogar eine Meningitis. Die Krämpfe von Gelsemium sind eher zitternd. Erkältungen am Kopf führen oft zu einer Mittelohrentzündung (z. B. nach dem Haareschneiden oder Schwimmen). Gelsemium ist wichtig bei Ohrenschmerzen, bei der

Zahnung, wenn Fieber hinzukommt. Es besteht kein Durst. Die Kinder sind stark erregt und außer sich. Dies äußert sich durch zu heftiges und plötzliches Schreien, Schlaflosigkeit und Muskelzuckungen. Das Gelsemium-Kind wird durch den Schmerz rot im Gesicht. Die Symptome ähneln sehr BELLADONNA. Nur Gelsemium ist lahm und BELLADONNA aktiv.

Dritte Gruppe: Ferrum phosphoricum, Apis, Mereurius, Capsicum, Magnesium phosphoricum

FERRUM PHOSPHORICUM

wird gerne als Anfangsmittel bei allen Arten von akuten Entzündungen empfohlen, aber hilft nur, wenn es passt. Es ist durch passiven Blutandrang mit der Schlaffheit des betroffenen Organs und der Gefäße gekennzeichnet. Dadurch kommt es zur Blutüberfülle. Die Entzündung ist unscharf abgegrenzt. Die Kongestion führt zu einer dunklen Rötung (wie Rindfleisch) des entzündeten Bereiches. Das Ferrum-phosphoricum-Kind hört bei einer Mittelohrentzündung Geräusche im Ohr, wie Brummen und Dröhnen. Es kommt zu Hitze, Pulsieren und Klopfen im Ohr, jeder Herzschlag ist im Ohr spürbar. Der Schmerz ist nicht so akut wie bei ACONIT, auch hat Ferrum phosphoricum weniger Hitze, und die aktive Unruhe fehlt. Die Mittelohrentzündung entwickelt sich als Folge von Kälte- und Nässeeinwirkung (auch ACONIT). Deutlich zu erkennen ist Ferrum phosphoricum am Puls: schnell, schwach und unterdrückbar (im Unterschied zu BELLADONNA und ACONIT, die einen kräftigen Puls haben!).

APIS MELLIFICA

Das Ohr ist heiß. Es kommt zu einer starken Ödembildung am und um das Ohr. Auch der Gehörgang kann ödemartig zugeschwollen sein. Das Apis-Kind schreit kreischend und durchdringend. Die Ohrenschmerzen werden verschlimmert durch Schlucken, Kauen und Essen. Es besteht eine Unverträglichkeit von Hitze sowie Durstlosigkeit.

Mercurius solubilis

Es ist ein wichtiges Mittel bei der Zahnung. Der Schmerz ist besonders mitten in der Nacht schlimm oder wenn das Kind im Bett warm geworden ist. Ab diesem Zeitpunkt kann das Mercur-Kind vor Schmerzen nicht mehr schlafen. Die Schmerzen können so stark werden, dass das Kind ohnmächtig wird. Sie haben einen reißenden, ziehenden, bohrenden bzw. schießenden Charakter. Die Schmerzen erstrecken sich ins Gesicht und in die Zähne. Die Speicheldrüsen sind oft geschwollen, und der Atem kann übel riechend sein. Dies ist ein wichtiges Mittel für Kinder, die gesund ins Bett gehen und nachts schreiend vor Ohrenschmerzen aufwachen (auch Belladonna). Auch bei einer Mittelohrentzündung als Folge einer Impfung ist Mercur angezeigt, besonders wenn der Impfstoff Quecksilber enthält.

Capsicum

Es ist wichtig und wertvoll, wenn das Mastoid (der Knochen hinter dem Ohr) betroffen ist. Diese Region ist sehr heiß und berührungsempfindlich. Das gesamte Ohr ist sehr heiß und geschwollen. Capsicum kommt dann in Betracht, wenn der Prozess auf das Knochengewebe übergreift. Selbst die Gesichtsknochen können schmerzen. Die Schmerzen sind scharf und plötzlich einschießend. Das Aussehen des Kindes ist stark mitgenommen; es wirkt hohläugig und verstört. Es kommt zu hohem Fieber mit vollem Puls. Allgemein sind Capsicum-Kinder fröstelig und kälteempfindlich, dabei dick und pausbäckig. Sie neigen zu Heimweh und können dadurch nicht schlafen oder krank werden.

Magnesium phosphoricum

Es heilt typisch neuralgische Beschwerden. Die krampfartigen Schmerzen kommen blitzartig. Besserung tritt ein durch Wärme und Druck, zu deutlicher Verschlimmerung kommt es durch Kälte. Allein der Gedanke an etwas Kaltes ist äußerst schmerzhaft. Der Schmerz ist besonders hinter dem rechten Ohr.

Nicht so häufige Mittel: Rhus toxicodendron, Plantago major, Hepar sulfuris, Lachesis, Nux vomica, Arnica.

Rhus toxicodendron

Es kennzeichnet die Verschlimmerung durch Feuchtigkeit bzw. regnerisches Wetter (auch bei Dulcamara) sowie die nächtliche Verschlimmerung. Wenn das Rhus-tox.-Kind zur Ruhe kommt, dann geht es ihm schlechter. Es hat das Gefühl, als ob irgendetwas im Ohr wäre. Die Ohrläppchen sind geschwollen. Die Zunge kann morgens in der Mitte braun verfärbt sein mit roter Spitze und Rändern, oder der Zungengrund ist gelb-weiß. Das Rhus-tox.-Kind hat Durst auf kleine Mengen kalter Getränke, oft auch auf Milch. Umhüllen des Ohres bessert, wie auch bei Cham., Dulc., Hep. und Mag-p. Wenn Schlucken bessert, ist das ein deutlicher Hinweis auf Rhus-tox.

Plantago major

Das ist ein Mittel gegen neuralgische Schmerzen. Die Schmerzen strahlen in die Zähne und ins Gesicht aus. Auch können begleitend Zahnschmerzen auftreten. Oft ist es schwierig zu differenzieren, woher der Schmerz stammt. Die Schmerzen sind scharf, kneifend und schießend. Der Schmerz geht von einem Ohr zum anderen und durch das Ohr hindurch. Das Plantago-Kind kann keine Geräusche, besonders keinen Lärm, vertragen, da diese den Schmerz verschlimmern. Ein Begleitsymptom ist der starke Speichelfluss.

Hepar sulfuris

Luftzug, Kälte in jeder Form und alleine schon ein Aufenthalt im Freien verursachen bzw. verschlimmern den Zustand. Das Kind ist sehr unruhig. Es muss es immer warm haben. Es hat Schmerzen von einem Ohr zum anderen. Das Hepar-sulfuris-Kind ist das schmerzempfindlichste von allen und kann vor Schmerzen ohnmächtig werden.

Lachesis muta

Es ist wichtig, wenn die Ohrenschmerzen von Halsschmerzen begleitet sind (auch bei Apis, Chamomilla, Mercurius). Lachesis kennzeichnet eine allgemeine Verschlimmerung durch Wärme. Bei Ohrenschmerzen ist diese Modalität umgekehrt. Das Kind braucht Wärme und umhüllt das kranke Ohr. Es kommt zu einer lokalen Besserung. Typisch für Lachesis ist auch die Berührungsempfindlichkeit, die Schmerzen werden dadurch deutlich schlimmer. Selbst eine Berührung des Gesichts verstärkt die Ohrenschmerzen. Das Lachesis-Kind kann man an der erkrankten Stelle fast nicht untersuchen, weil die Schmerzen sonst sehr massiv auftreten. Aber liegen auf dem Ohr bessert die Ohrenschmerzen. Schlucken verschlimmert sehr, besonders Leerschlucken, sowie Kauen und Sprechen.

Nux vomica

Das Kind verhält sich bei Ohrenschmerzen plötzlich anders, als man es von den allgemeinen Reaktionen her erwartet. Die Schmerzen sind im warmen Raum schlimmer. Schon bei Betreten des Raumes bekommt das Kind Ohrenschmerzen. Das Nux-vomica-Kind wird durch Regen und kalten Wind krank, aber der warme Raum verschlimmert. Es hat auch wie das Lachesis-Kind starke Schmerzen beim Schlucken, Reden und Kauen. Die Schmerzen sind reißend-stechend und erstrecken sich zur Stirn, zu den Schläfen und

Gesichtsknochen. Sie werden schlimmer im Bett (auch bei MERCURIUS) und gegen Morgen.

ARNICA
Bei Arnica kann eine Verletzung die Ohrenschmerzen ausgelöst haben. Aber auch eine Überhitzung oder Erkältung kann als Ursache vorkommen. Es kommt zu tief sitzenden Schmerzen und einer Hitze, die sich zum Mastoid (Schläfenbeinfortsatz) erstrecken. Sie können sich auch immer mehr nach innen zum Scheitel hinziehen. Es können Stiche in und um das Ohr auftreten sowie ein Wundheitsgefühl um das Ohr. Geräusche verschlimmern. Der Schmerz kommt und geht. Das Arnica-Kind kann sein Ohr nicht auf seine Hand stützen (wie auch bei LACHESIS), weil das ein Wundheitsgefühl erzeugt.

Behandlung der eitrigen Mittelohrentzündung

SILICEA
Es wirkt bei einer eitrig verlaufenden Mittelohrentzündung meist rascher als jedes andere Mittel. Die Vereiterung geht schnell zurück, das Trommelfell schwillt ab. Oft sollte die Konstitution beachtet werden: Das Silicea-Kind ist von zarter Konstitution, hat helles Haar und schwitzt an Händen und Füßen. Bei der Mittelohrentzündung findet man eine käsige, übel riechende, blutige Absonderung aus dem Ohr. Solange sie nur dünn, dick oder wässrig ist, ist die Entzündung noch nicht so weit fortgeschritten; wesentlich ist das käsig aussehende, übel riechende und blutige Sekret. Das Trommelfell ist perforiert. Es kommt zu zischenden Geräuschen im Ohr. Wenn Silicea nicht zur Ausheilung führt, geben Sie FLUORICUM ACIDUM.

Calcium carbonicum

Das Calcium-carbonicum-Kind sieht käsig blass aus. Es ist geschwächt. Die Absonderung ist dick und gelb. Es kann eine Appetit- und Durstlosigkeit vorhanden sein oder nur Appetit auf Brei.

Hepar sulfuris

ist, wie oben beschrieben, sehr kälteempfindlich. Der Eiter ist meist gelbgrün und übel riechend. Er riecht nach altem Käse (auch bei Tuberculinum bovinum; vgl.: bei Silicea sieht er käsig aus!).

Barium muriaticum

entspricht einer Mittelohrentzündung mit käsig riechender Absonderung, die von Halsschmerzen begleitet wird. Wenn das Kind auch noch trockenes, hartes Brot essen will, dann ist es ein typischer Barium-muriaticum-Fall.

Fluoricum acidum

folgt Silicea, wenn Silicea nicht ausheilt. Es ist besonders wichtig, wenn es zu einer verschleppten Eiterabsonderung kommt, wenn die Entzündung lange anhält und sich Eiter bildet. Es kommt zu einer nächtlichen Verschlimmerung. Ein erfahrener Homöopath beobachtet eine syphilitische Belastung. Die Absonderung ist übel riechend und ätzend.

Mercurius solubilis

Bei diesem Mittel finden wir zusätzlich zu dem, was bereits in der dritten Gruppe besprochen wurde, eine dicke, cremige, übel riechende und ätzende Absonderung. Aber es gibt auch eine dünne, ätzende Absonderung. Die Ohren gehen zu. Wundheit und Dröhnen im Ohr. Wenn der Schmerz sehr stark ist, hat der Kranke das Gefühl von Kälte im Ohr. Auch als Folge von Scharlach und nach Impfungen angezeigt.

Verbascum
hat bei der eitrigen Mittelohrentzündung das Gefühl, als ob die Ohren »zu« wären (auch bei Mercurius).

Thuja
hat eine Absonderung, die nach verdorbenem Fleisch riecht. Dieses Symptom muss nicht unbedingt vorhanden sein. Das wichtigste Begleitsymptom von Thuja ist das viele Wasserlassen bei den Schmerzen.

Calcium sulfuricum
ist besonders wichtig, wenn infolge von Scharlach eine Mittelohrentzündung auftritt. Der Eiter ist dick und blutig. Es kommt zu Wundheit und Vergrößerung der rechten Ohrspeicheldrüse. Calcium sulfuricum ist als rechtsseitiges Mittel bekannt.

Arsenicum album
Das Kind ist schwach, anämisch und meist chronisch krank. Die Absonderung reichlich, ätzend, riecht aashaft und sieht wie Wundsekret aus. Die Absonderung von Arsen ist stark wundmachend.

Arsenicum jodatum
Bei Arsenicum jodatum ist die Absonderung sehr ätzend und führt zu einer starken Wundheit. Das Ohr ist stark gerötet, geschwollen und schmerzhaft.

Graphites
zeichnet eine reichliche, honigartige Absonderung aus, die ätzend ist. Durch die Absonderung kommt es zu einem ekzemartigen Ausschlag an Hals und Gesicht. Die Absonderung riecht nach Fischlake. Findet man diesen typischen Geruch nicht, dann ist an Kalium muriaticum zu denken.

Kalium muriaticum
ähnelt Graphites sehr. Die Absonderung ist ebenfalls reichlich, ätzend und löst Ekzeme aus. Das Kind ist dick, faul und gefräßig. Die Zunge ist entweder weiß oder grau.

Pulsatilla
Für Pulsatilla, das auch schon in der ersten Gruppe bei den Ohrenschmerzen aufgeführt wurde, ist eine reichliche, dicke, gelbgrüne, meist milde Absonderung kennzeichnend. Es kommt im Ohr zu einem synchronen Dröhnen mit dem Puls.

Ferrum phosphoricum
Wenn trotz voll einsetzender Absonderung die Schmerzen nicht nachlassen, dann ist Ferrum phosphoricum ein wichtiges Mittel. Die Absonderung ist schleimig-eitrig. Es besteht eine allgemeine Neigung zu Blutungen, besonders in der Nase. Auch eine Anämie ist ein zusätzlicher Hinweis auf Ferr-phos.

Sulfur, Psorinum und Tuberculinum sollte man, besonders bei einer chronischen Mittelohrentzündung, nie vergessen! (Beschreibung siehe Arzneimittelbilder in Teil V.)

IV. INFEKTIONS-KRANKHEITEN

Es ist zu beachten, dass schon der Verdacht auf einen Impfschaden beim zuständigen Gesundheitsamt und Paul-Ehrlich-Institut vom Arzt oder Heilpraktiker gemeldet werden muss. Dies gilt auch für Impfungen, die schon Jahrzehnte zurückliegen (Infektionsschutzgesetz).
Wer der Meldepflicht nicht nachkommt, macht sich strafbar.

Diphtherie

Erkrankung

Vorbemerkung

Wir haben der Diphtherie einen breiten Raum gewidmet, obwohl sie heutzutage bei uns extrem selten vorkommt. Andererseits ist sie im Verhältnis zu ihrem seltenen Auftreten paradoxerweise in aller Munde. Jeder Mutter wird im Rahmen der Kinderuntersuchungen empfohlen, ihr Kind gegen Diphtherie impfen zu lassen. Aber immer weniger Eltern möchten ihre Kinder impfen lassen, da das Risiko, einen Impfschaden davonzutragen, ungleich höher ist, als an Diphtherie zu erkranken. Die Möglichkeit, durch Diphtherie für ein ganzes Leben lang behindert zu sein, ist im Vergleich zu der Häufigkeit von lebenslangen Behinderungen durch Impfungen verschwindend gering. Die gefürchteten Komplikationen von Diphtherie, z. B. die Lähmungen, bilden sich innerhalb eines Jahres von allein zurück, und nach einer durchgestandenen Herzmuskelentzündung bleibt schlimmstenfalls eine Herzschwäche zurück, die aber im Vergleich zu einem Impfschaden, der fast immer irreversibel ist, relativ harmlos und homöopathisch behandelbar ist. Andererseits stellt die Diphtherie im Verhältnis z. B. zu Polio und Tetanus eine gewisse Gefahr für kleine Kinder dar, da in den letzten Jahren jeweils ein Kind pro Jahr an Diphtherie gestorben ist. Polio existiert dagegen in Deutschland seit etwa 1980 nicht mehr, und Tetanus befällt bei uns kaum Kinder, sondern eher alte Menschen. Aber mit der richtigen homöopathischen Prophylaxe lassen sich die Infektionskrankheiten auf leichte und sanfte Weise zuverlässig verhindern.

Obwohl die Diphtherie durch die Impfung in der allgemeinen Gesundheitsvorsorge einen so großen Platz einnimmt, mit dem Ziel einer allgemeinen »Durchimpfung«, findet man in den medizinischen Ratgebern für Eltern, die sich mit Kinderkrankheiten befassen, kaum eine ausführliche Beschreibung der Krankheit, ihrer Komplikationen und der Behandlungs- und Schutzmöglichkeiten. Diese Lücke wollen wir mit dem langen und ausführlichen Kapitel über Diphtherie schließen. Denn zu einem verantwortungsbewussten Umgang mit einem so sensiblen Thema wie den Impfungen gehört das notwendige Wissen um die Kinderkrankheiten. Nur wenn Sie alle Informationen über den Verlauf, die Komplikationen und die Behandlung haben, können Sie mit gutem Gewissen auf die Impfungen verzichten. Aus Angst, Unwissenheit oder Bequemlichkeit brauchen Sie nun nicht mehr einen Weg zu gehen, der mit vielen unkalkulierbaren Risiken gepflastert ist und in jedem Fall die Abwehrkräfte Ihres Kindes schwächt.
Da Diphtherie eine meldepflichtige Infektionskrankheit ist, gehört die Behandlung in die Hände des Arztes. Wenn Sie dieses Kapitel gründlich lesen, verfügen Sie über das notwendige Wissen, um gemeinsam mit Ihrem Arzt Ihrem Kind zu helfen.
Das Kapitel ist aber auch aus anderen Gründen für Sie als Eltern von großem Wert, denn die angeführten Mittel gelten nicht nur für die Behandlung der Diphtherie. So können Sie mit den Mitteln auch Mandelentzündungen oder andere schwere Krankheitsverläufe behandeln, wenn dieselben Symptome vorhanden sind. In der Homöopathie wird ja der Zustand des Patienten behandelt, wie er sich bei der Krankheit äußert.
Aus schulmedizinischer Sicht gilt die Behandlung mit Penicillin als ein Muss bei Diphtherie. Es ist zwar richtig, dass Penicillin Bakterien abtötet, es richtet aber nichts aus gegen die giftigen Stoffwechselprodukte bei der Diphtherie und gegen die Toxine, die schon vorher im Blut des Kranken waren und die dazu geführt ha-

ben, dass ein Kind überhaupt erst an Diphtherie erkranken konnte. Ein gesundes Kind mit einer guten Abwehrlage kann gar nicht an Diphtherie erkranken. Nur ein Kind, das aufgrund seiner Stoffwechselsituation für Diphtherie besonders anfällig ist, wird sich anstecken und die Krankheit je nach seiner Immunkraft mehr oder weniger stark durchmachen.

In der Homöopathie gibt es sehr gute Möglichkeiten, Diphtherie zu behandeln. Dorothy Stepherd führt in ihrem Buch »More Magic of the Minimum Dose« vergleichende Statistiken über die homöopathische und die allopathische Therapie auf. Dabei erwies sich die Homöopathie zu 80 % als erfolgreicher. Ähnliche Statistiken existieren über Cholera, Pocken und Lungenentzündungen (siehe Literaturverzeichnis). Die Homöopathie sei bei lebensgefährlichen Krankheiten nicht wirksam, ist daher ein Gerücht. Wichtig ist, dass sie gerade dort ihre segensreiche Wirkung entfaltet. Wenn dieses Wissen mehr bekannt wäre, so würde das vielen Kranken zugutekommen.

Wir haben leider miterlebt, wie ein Kind trotz Penicillinbehandlung an Diphtherie sterben musste. Es genügt nicht, die Bakterien zu töten. Viel wichtiger ist es, den Körper zu entgiften und ihn gleichzeitig mit einer Nahrung zu versorgen, die ihn sowohl nährt als auch die Giftstoffe unwirksam macht. Was nützt es, wenn man zwar das Bakterienproblem in den Griff bekommt, das Kind aber innerlich so vergiftet ist, dass es letztendlich an den Folgen der schweren Vergiftungen stirbt? Durch eine ganzheitliche Behandlung nach individuellen Gesichtspunkten sind viel bessere Erfolgsaussichten gegeben. Das ist logisch und wird sich daher in der Zukunft durchsetzen.

Kurzbeschreibung

Die Diphtherie ist eine durch das Corynebacterium diphtheriae hervorgerufene Infektionskrankheit, die hauptsächlich im Rachen

zu einer Entzündung mit pseudomembranösen (krankhaften, hautähnlichen) Belägen führt. Die Nasenschleimhaut, Augenbindehaut, Genitalregion oder Wunden können betroffen sein.
Die Krankheit kann Komplikationen im Herzen, den Nerven oder der Niere zur Folge haben.

Geschichtliches
Schon im 1. und 2. Jahrhundert n. Chr. wurde die Diphtherie von Galen beschrieben. Epidemien gab es ab dem Mittelalter. Die Krankheit war früher sehr gefährlich. In Not- und Kriegszeiten fielen ihr viele Menschen zum Opfer. Heutzutage tritt die Diphtherie in den zivilisierten Ländern nicht mehr epidemisch auf, sondern nur noch in seltenen Einzelfällen. Sie hat sowohl in ihrer Ausbreitung als auch in ihrer Heftigkeit bedeutend abgenommen. Epidemien waren früher häufig auf schlechte Hygiene der Kuhställe zurückzuführen. Auch Tiere – Kälber, Kühe, Schweine, Schafe und vor allem Katzen – können eine diphtherieartige Halsentzündung mit Membranbildung entwickeln, wenn Unsauberkeit herrscht.

Betroffene Personen
Da es bei uns aufgrund der ausgezeichneten hygienischen und sozialen Verhältnisse kaum noch zu Diphtherieerkrankungen kommt, mussten wir auf älteres Zahlenmaterial zurückgreifen. Demnach sind kleine Kinder in den ersten fünf Lebensjahren drei Mal anfälliger für Diphtherie als andere Personen, besonders zwischen dem 2. und 5. Lebensjahr. Vom 5. bis 10. Lebensjahr sinkt die Erkrankungsquote, aber auch ältere Menschen können ohne weiteres daran erkranken, wie wir Ende 1995 am Beispiel der impfbedingten Diphtherieepidemie in Russland gesehen haben. Es gibt keine andere Krankheit, bei der die Pflegepersonen ansteckungsgefährdeter sind als bei Diphtherie.
Besonders anfällig sind Kinder mit: Kropf, geschwollenen Lymph-

drüsen, chronisch entzündeten Mandeln, chronischer Sinusitis und Schnupfen, Vitamin-C-Mangel (Skorbut) und Tuberkulose in der Familiengeschichte. Umgekehrt sind gesunde Kinder sehr resistent gegen den Erreger.

Übertragung

Die Übertragung erfolgt nicht nur von Kranken durch Anhusten oder Anniesen (Tröpfcheninfektion), sondern auch sehr häufig durch gesunde Zwischenträger, infizierte Gegenstände oder Milch. In epidemiefreien Zeiten fand man bei 1–2 % der Rachenabstriche von gesunden Personen Diphtheriebakterien, in Epidemiezeiten bis zu 10 %. Hierbei kann es sich sowohl um Personen handeln, die einmal eine Diphtherie durchgemacht haben (Dauerausscheider), als auch um solche, die noch nie an Diphtherie erkrankt waren (Bazillenträger). In Bezug auf die Übertragungsfähigkeit der Krankheit durch gesunde Personen ähnelt die Diphtherie der Polio.
Ob allerdings die Diphtheriegeimpften die Krankheit auf Gesunde übertragen können, ohne selber zu erkranken, wie es nach der Polioimpfung vorkommt, ist uns nicht bekannt. Theoretisch wäre es genauso möglich. So könnte es z. B. sein, dass die angebliche Diphtherieepidemie in Russland eine Impffolge war. Manche der so genannten Polioepidemien in jüngerer Zeit haben sich ebenfalls als eine Folge der Polioimpfungen entpuppt, z. B. die Polioimpfausbrüche 1994 in Namibia.
Man konnte früher keine Erklärung dafür finden, warum ein Mensch erkrankt, während der andere ein gesunder Bazillenträger ist. Die Homöopathie lehrt uns aber, dass allein der Zustand der Lebenskraft eines Menschen darüber entscheidet, ob und wie stark eine Krankheit ausbricht. Unter günstigen Umständen entwickelt ein Kind gegen Diphtherie eine Immunität, ohne selber zu erkranken. Diese Immunität kann durch weitere unterschwellige Infektionen immer stärker werden und wird »stille Feiung« genannt.

Dank dieser stillen Feiung wird der Mensch weniger empfänglich für Diphtherie, je älter er wird. Der unterschiedliche Schweregrad von Diphtherieerkrankungen hängt aber auch mit den unterschiedlichen Typen von Diphtheriebakterien zusammen. So ruft der Typus gravis mehr schwere und der Typus metis mehr leichte oder keine Erkrankungen hervor. Daneben gibt es noch andere Typen und Untertypen von Diphtheriebakterien.

Inkubationszeit
Bei direkter Übertragung in wunde Stellen durch Kontakt mit Diphtheriekranken bricht die Krankheit in 2–3 Tagen aus. Durch Tröpfcheninfektion dauert es 7–12 Tage.

Erscheinungsbild
Wir unterscheiden zwischen der leichten Rachendiphtherie und der schweren (malignen) Diphtherie. Dazwischen liegen viele mittelschwere Fälle.

Die leichte Form der einfachen Rachendiphtherie: Sie beginnt mit mäßigem Fieber, allgemeiner Abgeschlagenheit, Kopf-, Rücken- und Gliederschmerzen und leichten Hals- und Schluckbeschwerden. Wenn Sie in den Hals des Kindes schauen, so finden Sie eine allgemeine Rötung des Rachens, eine leichte Schwellung der Gaumenmandeln, die manchmal mit weißen Stippchen versehen sind. Doch schon nach wenigen Stunden fließen die Stippchen zu einem einheitlichen Belag zusammen: Er ist rahmartig weiß oder grauweiß, kann sich auf einer oder beiden Mandeln befinden und auch auf das Zäpfchen und die Nasenschleimhäute übergreifen. Handelt es sich wirklich um Diphtherie, so kann Ihr Arzt diese elastische »Pseudomembran« in einem größeren Stückchen mit der Pinzette ablösen. In schweren Fällen führt dieser Diagnoseversuch zu Schmerzen und Blutungen. Nur selten verläuft die Mandelentzündung ganz ohne Belag. Meist entströmt dem Diphtheriekranken ein auffällig starker Mundgeruch, sodass ein im Umgang mit Diphtheriekranken erfahrener Arzt diesen Mundgeruch diagnostisch gut verwerten kann. Das Fieber steigt auf 38–39 °C und fällt nach 4–5 Tagen ab. Gleichzeitig verschwindet der Belag langsam, wobei sich eine Rötung um ihn herum zeigt. Die Lymphknoten schwellen ab, und die Abgeschlagenheit verliert sich. Der gesamte Krankheitsverlauf bei einer leichten Diphtherie, wie sie heute am häufigsten vorkommt, dauert 3–10 Tage.

Die *maligne (bösartige) Rachendiphtherie:* Diese war früher gefürchteter als die Pocken. Auch hier sind die Anfangssymptome mild, steigern sich aber stetig, und ab dem 4.–5. Tag zeigt sich eindeutig die Bösartigkeit. Nur wenn es sich um eine Direktübertragung über Wunden in das Blut handelt, sind auch die Anfangssymptome von vornherein bedrohlich. Schon die Membran auf den Mandeln sieht anders aus. Die Beläge sind nicht mehr weiß, sondern bräunlich oder schmutzig grau und dehnen sich oft bis zum harten Gaumen, den Mundschleimhäuten oder sogar in die Nasenschleimhäute aus. Dadurch kann die Nasenatmung sehr behindert werden. Das kranke Kind muss durch den Mund atmen, wobei es zu Austrocknung mit blutigen Lippen und ledriger Zunge kommt. Die Augen sind blutunterlaufen und geschwollen. Die Lymphknoten am Hals sind nicht scharf abgegrenzt und geschwollen wie bei der leichten Form, vielmehr ist der ganze Hals ödemartig geschwollen. Das kranke Kind liegt teilnahmslos im Bett oder wirft sich unruhig hin und her. Die Temperatur ist oft kaum erhöht, manchmal sogar erniedrigt. Der Puls ist stark beschleunigt, klein und weich, manchmal unregelmäßig oder verlangsamt.

Die Prognose ist sehr ungünstig, wenn sich um die Einstichstellen der Spritzen große Blutergüsse bilden, es zu Nasenbluten oder Blutungen des Magens oder Darms kommt. Sobald die Entzündungen eitrig zerfallen, tritt die Krankheit in ein bedrohliches Stadium ein. Herpesartige Ausschläge entwickeln sich an Kinn und Mund und zerfallen geschwürig. An den Drüsen können sich Abszesse bilden, besonders an den Ohrspeicheldrüsen, Hornhautgeschwüre, Mittelohrentzündung mit fauliger Absonderung aus den Ohren sind weitere Komplikationen. Die Bronchien können angegriffen werden, sodass eine Lungenentzündung den Fall sehr kompliziert. Durch geschwürige oder brandige Entzündungen können gefährliche Lungenblutungen entstehen. Zu hohe bzw. zu niedrige Temperatur ist ein alarmierendes Zeichen und weist auf einen sehr vergifteten Zustand hin.

Kehlkopfdiphtherie: Zwischen der leichten Rachendiphtherie und der malignen Diphtherie gibt es viele mögliche Variationen. Komplikationen können bei allen Formen auftreten. Ist der Kehlkopf mit dem Belag überzogen, so führt dies bei Kindern mit ihrem engeren Kehlkopf zu einer Behinderung der Einatmung. Man hört ein Pfeifen oder Rasseln bei der Einatmung, den so genannten Krupp, und sieht, wie bei jedem Atemzug die Zwischenrippenräume eingezogen werden. Die Kinder benutzen alle Hilfsmuskeln zur Atmung, wobei sie sich aufsetzen und den Kopf zurücklegen. Sie werden von einem heiseren, bellenden Husten geplagt. Dieser Zustand ist lebensbedrohlich und erfordert sofortige ärztliche Hilfe. Bei Erwachsenen ist die Erstickungsgefahr wegen des größeren Volumens der Luftwege geringer.

Nasendiphtherie: Bei Säuglingen kommt es in seltenen Fällen zur Nasendiphtherie. Hierbei ist das Nasensekret blutig und so stark ätzend, dass es den Nasenausgang und die Lippen wund macht. Diese Form der Diphtherie ist gefährlicher als die Rachendiphtherie. Beide können sich chronisch über Wochen erstrecken.

Hautdiphtherie: Die Hautdiphtherie entsteht auf wunden Stellen, z. B. an den vom Sekret angeätzten Stellen bei Nasendiphtherie oder an der Nabelwunde. Auf der Haut bilden sich grauweiße Beläge, die später zu Borken werden. Es besteht die Tendenz zu einem chronischen Verlauf, und sie kommt hauptsächlich im Säuglingsalter vor. In den Anfangsstadien kann ein scharlachähnlicher Ausschlag vorhanden sein, der aber bald verschwindet. In schweren Fällen kommt es zu Mikroblutungen in der Haut.

Komplikationen

Herzmuskelentzündung: Die Giftstoffe des Bakteriums gefährden Herz, Kreislauf, Muskeln, Nerven und Nieren. Die ernsthafteste Komplikation ist die Herzmuskelentzündung, die sich am 5. oder 6. Tag zeigt, häufig jedoch erst in der Rekonvaleszenz etwa 4–8 Wochen später. Auch bei milden Fällen mit schnellem Herzschlag kann es zu plötzlichem Herzversagen durch Anstrengung, z. B. beim Stuhlgang oder beim Spielen im Bett, kommen. Das Kind verliert das Bewusstsein und kann sterben. Daher muss nicht nur während, sondern auch 14 Tage nach der Entfieberung und nach dem Verschwinden der Symptome auf absolute Bettruhe geachtet werden. Auch der Puls sollte öfter kontrolliert werden. Er kann ganz plötzlich von etwa 120 Schlägen pro Minute auf 40–50 Schläge absacken.

Um jegliche Anstrengung zu vermeiden, sollte auch die Entleerung von Stuhl und Harn im Bett in ein Nachttöpfchen geschehen. Sogar das Essen kann für das kranke Kind eine zu große Anstrengung darstellen. Es sollte gefüttert werden, bis Herz und Nervensystem wieder kräftig sind. Eine durchgestandene Herzmuskelentzündung bleibt aber in der Regel ohne dauerhafte Folgen.

Toxische Schädigung der Nerven – Lähmungen: Wir beschreiben die Folgen hier deswegen so genau, weil eine leichte Diphtherie manch-

mal nicht als solche erkannt wird. Häufig sind es die Lähmungen, die im Nachhinein zu der Diagnose »Diphtherie« Anlass geben. Wenn sich bei der Befragung herausstellt, dass vor den Lähmungen eine Mandelentzündung stattgefunden hat, so wird es sich wohl kaum um eine Angina, sondern um eine Diphtherie gehandelt haben.
Die Lähmungen beginnen meist am Gaumensegel und sind erkennbar an der näselnden Sprache und dem Zurücklaufen von Flüssigkeit durch die Nase beim Trinken. Dies geschieht häufig um den 10. Tag herum. Meist bildet sich diese Gaumensegellähmung innerhalb weniger Tage wieder vollständig zurück. Falls dies nicht geschieht, so kommt es als Nächstes zu einer Lähmung der Augenmuskulatur, wodurch das Nahsehen unmöglich gemacht wird. Die Spätlähmungen beginnen erst in der 4. bis 8. Woche, und zwar mit »Ameisenlaufen« (Kribbeln und Stechen wie von Ameisen) an Händen und Füßen, wobei die Beine häufiger betroffen sind als die Arme.
Die Lähmung der Beine beginnt mit Taubheit, Prickeln, Kälte der Haut und Zehen, der Gang wird langsam schwankend, das Kind kann sich nicht aufrecht halten und fällt immer wieder hin. Es kann auch zu degenerativen Veränderungen im Gehirn und der Wirbelsäule kommen, sodass die geistigen Fähigkeiten herabgesetzt werden und eine Muskeldystrophie entsteht. Bei Mädchen kann es zu einer Entzündung der Schleimhäute der Geschlechtsorgane kommen, worauf sich eine Membran bildet. Schließlich kann es zu teilweiser oder völliger Taubheit durch Lähmung der Gehörnerven kommen sowie Schielen und einseitiger Gesichtslähmung durch Lähmung der Gesichts- und Augenmuskeln.

Prognose

Die Prognose hängt stark von der Bösartigkeit des Erregers und der Konstitution des Einzelnen ab. Die Sterblichkeit betrug früher 85 %. Dank besserer hygienischer und sozialer Verhältnisse liegt sie heute nur noch bei einem Prozent. Alle Lähmungen bilden sich vollständig zurück, und zwar meist schon nach wenigen Wochen, manchmal dauert es allerdings bis zu einem Jahr und länger. Gefährlich werden können nur die Lähmungen der Atemwege und der Schluckmuskulatur.

Immunität
Eine durchgemachte Diphtherie hinterlässt eine gewisse Immunität, die jedoch längst nicht so sicher ist wie z. B. bei Masern und auch nicht so lange anhält. Als die Krankheit noch häufiger auftrat als heutzutage, waren mehrmalige Erkrankungen keine Seltenheit. Meist verliefen die späteren Erkrankungen immer leichter.

Allgemeine Maßnahmen
Die Diphtherie ist eine meldepflichtige Infektionskrankheit, und das kranke Kind muss in einem Krankenhaus behandelt werden. Das Krankenzimmer sollte nicht abgedunkelt, sondern hell und gut gelüftet sein, ohne das Kind der Zugluft auszusetzen. Es sollte jedoch möglichst nicht mit dem Gesicht zum Fenster liegen, um die Augen nicht unnötig durch das helle Tageslicht zu reizen.
Plötzliche Temperaturveränderungen sollten vermieden werden. Das Zimmer muss peinlich sauber gehalten werden. Alle Körperabsonderungen, Nasensekrete, Auswurf etc. sollten so schnell wie möglich entfernt werden.

Waschen: Sanfte Waschungen können täglich vorgenommen werden, wenn das Kind es möchte. Es sollte niemals gegen seinen Willen gewaschen werden, da die Gefahr von Lähmungen doch sehr groß ist.

Ernährung: Diphtheriekranke brauchen Nahrung, da es sich um eine auszehrende, schwächende Krankheit handelt. In der ersten

Zeit bis zum Höhepunkt (4.–5. Tag) soll das Kind fasten und nur nach Bedarf trinken. Das Kind verlangt dann nach bestimmten Nahrungsmitteln und Getränken, um die Toxine zu neutralisieren und seinem Körper Kraft zu spenden. Das Fehlen des ausgeprägten Geschmackssinns ist möglicherweise ein Zeichen, dass das richtige Mittel noch nicht gefunden wurde. In solch einem Fall soll man nicht zu lange warten und mit der Nosode DIPHTHERINUM behandeln sowie eine nahrhafte, jedoch leichte Kost zu essen geben. Das diphtheriekranke Kind braucht viel Flüssigkeit, insbesondere frische, verdünnte Fruchtsäfte, leicht mit Honig gesüßt, wenn der Zustand des Mundes dies zulässt. Dafür eignen sich besonders alle Arten von Zitrusfrüchten, vor allem Zitronen.

Der frischgepresste *Saft einer Zitrone* wird mit so viel Wasser verdünnt, dass ein leicht herzhaft abgerundeter Geschmack entsteht. Bei Verlangen nach gesalzenem Zitronensaft gibt man kein pures Salz dazu, sondern lieber eine leicht verdünnte und potenzierte Form, z. B. NATRIUM MURIATICUM D 2. Dies wird vom Körper besser aufgenommen als Kochsalz. Es belastet die Nieren nicht und wirkt allgemein kräftigend.

Für Diphtheriekranke ist ein leicht moussierender *Traubensaft,* im Verhältnis 1:3 mit Wasser verdünnt, sehr heilsam, weil der geringe Alkoholgehalt die Glykogenfunktion der Leber anregt. Dieses Getränk eignet sich natürlich weniger für ganz kleine Kinder (für diese höchstens teelöffelweise). Es ist besonders gut, wenn das Herz sehr schwach geworden ist und die drohende Gefahr eines Herzversagens besteht. Dies äußert sich durch einen langsamen, schwachen, unregelmäßigen Puls.
Auch eine klare *Gemüsesuppe,* aus frischem Gemüse zubereitet, ist

aufbauend. Sie soll leicht gesalzen sowie mit frischen Kräutern und einigen Tropfen Olivenöl versehen werden. Verwenden Sie aber keine scharfen Kräuter und Gewürze, wie Zwiebeln, Knoblauch, Schnittlauch, Lauch, Senf, Paprika, Peperoni usw.
Verdünnte *Buttermilch,* die schon gut sauer geworden ist, hat sich in manchen Fällen als sehr wohltuend und heilsam erwiesen, vor allem bei unangenehm starker Körperhitze.
Milch ist nicht unbedingt zu empfehlen, außer wenn das Kind ein sehr starkes Verlangen danach hat. Dann soll sie sehr stark mit Wasser verdünnt und je nach Geschmack heiß, aber nicht gekocht, oder frisch und kühl getrunken werden. Diphtherie kann auch durch Nahrungsmittel, vor allem Milch, übertragen werden. Achten Sie daher darauf, dass offene Milch nicht lange im Krankenzimmer steht, und servieren Sie die Milch stets frisch.
Gut sind auch *Getränke aus Gerste, Hafer, Sago, Reis oder Brot.*

Heiße Dämpfe: Inhalationen mit heißen Dämpfen halten den membranartigen Belag feucht und bewirken ein schnelleres Ablösen desselben. Es kann reiner Wasserdampf verwendet werden, er kann aber auch mit Zusätzen von Calendula-, Hydrastis- oder Eukalyptus-Urtinktur versehen werden.

Äußerliche Maßnahmen bei vergrößerten Drüsen: Bei stark vergrößerten Drüsen ist es manchmal hilfreich, sie mit Olivenöl zu betupfen. Sie können auch Halswickel mit fettem Schinken machen, den Sie in ein Tuch einwickeln.

Behandlung

Die Behandlung der Diphtherie gehört natürlich, wie bereits gesagt, in die Hände eines Arztes. Trotzdem möchten wir hier näher auf die homöopathischen Möglichkeiten eingehen, da es auf Deutsch keine ausführliche Literatur darüber gibt. Die Beschreibung der verschiedenen Zustände kann den Eltern wertvolle Hinweise geben, auf welche Symptome sie besonders achten müssen. Auf diese Weise können Sie den Arzt bei der Behandlung optimal unterstützen, denn niemand kann besser ein Kind beobachten als die eigenen Eltern, besonders wenn sie über das notwendige homöopathische Wissen verfügen. Letztendlich ist es beruhigend zu wissen, dass es selbst bei Diphtherie eine homöopathische Behandlung gibt. Dies ist wichtig für Eltern, die ihren Kindern Schutzmaßnahmen ersparen möchten, welche nicht völlig unbedenklich sind.

Arsenicum album

An Arsen ist in zwei Phasen der Diphtherie zu denken, und zwar zu Beginn und gegen Ende der Erkrankung.

Am Anfang können gleich Entkräftung, Lustlosigkeit und Müdigkeit vorkommen. In dieser Phase ist die für Arsen typische Angst noch nicht so ausgeprägt. Der Körper des Kindes ist kühl, die Handflächen sind heiß, das Kind ist unruhig. Es besteht Durst, eher auf größere Mengen. Arsen wird gekennzeichnet durch Frösteln, vermischt mit Hitze, kriechender Kälte und extremer Müdigkeit. Ferner ist es wichtig bei großer Eiterbildung, extremer Erschöpfung, kurzum bei sehr ernsthaften Erkrankungen. Im späteren Verlauf der Krankheit treten große Angst und Unruhe auf, und das Gesicht sieht zunehmend eingefallen aus. Die vergrößerten Halsdrüsen, der stark faulige Mundgeruch, das trockene und verschrumpelte Aussehen der membranartigen Beläge, der geschwürige Mund und Rachen und ein wässriger, übel riechender Durchfall sprechen eine deutliche Sprache für Arsen. Alle Symptome verschlimmern sich nach Mitternacht. Das kranke Kind fühlt sich am frühen Nachmittag sowie am Vormittag und Abend wohler. Es geht ihm besser durch Wärme und heiße Getränke und schlechter durch kalte Getränke und kalte Luft. Der Urin ist spärlich, er brennt so stark, als ob er die Haut verbrühen würde. Wenn man den Urin in einem Glas stehen lässt, setzt sich nach einiger Zeit ein roter Sand ab.

Kalium permanganatum

wurde lokal und konstitutionell in schwachen Lösungen bei der Behandlung von Diphtherie eingesetzt und hoch gepriesen. Jedoch wirkt es erst richtig heilsam, wenn es konstitutionell angezeigt ist. Der ganze Mund- und Rachenraum ist mit einer schwarzen, fauligen Absonderung bedeckt, welche unerträglich stinkt. Der Hals ist innen und außen geschwollen. Schlucken ist sehr schmerzhaft. Das Gesicht ist purpurrot, die Augen sind blutunterlaufen und geschwollen. Aus der Nase fließt ein dünnes, ätzendes Sekret. Das kranke Kind ist sehr entkräftet.

Lachesis

Vorherrschend bei Lachesis ist die starke Vergiftung des Körpers durch die Toxine des Diphtheriebakteriums. Es besteht große Schwäche, langsamer, schwacher Puls, kalte, klamme Haut und eine starke Berührungsempfindlichkeit. Im Verhältnis zu den starken Schmerzen ist die Entzündung jedoch nur gering. Die Atmung des kranken Kindes ist erschwert mit großer Herzschwäche und reichlichem Schweiß. Von Beginn der Krankheit an ist das Kind sehr hinfällig. Sein Mund und Rachen sind bläulich verfärbt, die Zunge zittert und kann nur unter Schwierigkeiten herausgestreckt werden. Aufgrund einer Lähmung der Schlundmuskulatur fließen Getränke durch die Nase wieder heraus. Die linke Seite ist gewöhnlich mehr betroffen. Lachesis ist auch ein Mittel bei der so genannten schwarzen Diphtherie. Hier sind die Absonderungen dunkel, mit blutig geschwürigen Zuständen in Mund, Nase, Rachen und auf den Drüsen. Grundsätzlich dominieren bei Lachesis die konstitutionellen Symptome über den Lokalbefund.

Mercurius cyanatus

Bei diesem Arzneimittel finden wir das klassische Bild der Diphtherie, die schnell fortschreitet und zum Tode führen kann. Von Anfang an ist adynamisches Fieber vorhanden, d. h., es ist gleich die große Entkräftung mit der Vergiftungssymptomatik vorhanden: reichliches Nasenbluten und ständiger Speichelfluss. Die Entzündungen neigen dazu, faulig und geschwürig zu werden, ohne dass eine starke Drüsenbeteiligung vorhanden ist, d. h., die Drüsen sind nicht stark geschwollen, jedoch entzündet und schmerzempfindlich. Der membranartige Belag bildet sich früh, ist lederartig und hat eine schmutzig graue Farbe. Er bedeckt Nase, Mund und Rachen. Das Kind wird immer wieder ohnmächtig vor Herzschwäche, es schwitzt bei der geringsten Anstrengung und mag nichts essen. Meist besteht ein fadenartiger, schwacher Puls.

Carbo vegetabilis

kommt bei den Kindern in Frage, deren Vitalkraft durch anhaltende dunkle Blutungen sehr geschwächt wurde. Das Kind ist anämisch, und sein ganzer Körper, sogar der Atem, ist kalt. Es besteht ein Zustand von Blutvergiftung (Sepsis) und drohendem Kollaps. Der Puls ist schwach, fadenförmig und setzt zwischendurch aus. Carbo vegetabilis kann das Kind manchmal aus diesem Zustand herausholen, jedoch nur, wenn es in sehr hohen Potenzen verabreicht wird. Zusammen mit einer Infusion von Vitaminen und Nährstoffen kann man bessere Erfolge erzielen.

Rhus toxicodendron

entspricht dem typhusartigen Stadium der Diphtherie. Die typische Rhus-tox-Zunge mit der roten, trockenen, dreieckigen Zungenspitze ist vorhanden, wobei die Basis dick gelb-weiß belegt ist. Die Papillen auf der Zunge sind wund und entzündet, die Lippen und Zähne mit einem schleimigen Belag bedeckt. Ein marmorierter Ausschlag ist an den Gelenken, der Brust und dem Bauch zu finden. Blutiger Speichel sickert aus dem Mund, dessen Winkel eingerissen und blutig sind. Das Kind kann ins Delirium fallen, wobei es vor sich hin murmelt. Ebenso kann gallertartiger Durchfall auftreten.

Lycopodium

ist gelegentlich bei der Behandlung von Diphtherie angezeigt, vor allem ist es wichtig, wenn die Diphtherie rechts anfängt und nach links geht. Das Kind hat ein gieriges Verlangen nach warmen Getränken, da sie bei den Schleimhautproblemen eine große Erleichterung bringen. Die Nase ist voll dicken, gelben Schleims, der die Atmung sehr erschwert. Das Gesicht sieht dumpf und geschwollen aus, und der Unterkiefer, besonders rechts, fällt nach unten.

Kalium bichromicum

passt für sehr schwere Diphtherieerkrankungen. Man findet die diphtheritischen Membranen nicht nur an den Mandeln, sondern sogar an den Schleimhäuten der Genitalien. Der membranartige Belag ist grünlich grau oder bräunlich gelb. Der ganze Mundraum ist geschwollen, die Mandeln, das Zäpfchen, die Zunge, die Wangeninnenseiten, Zahnfleisch und Lippen, und alles riecht nach verwestem Fleisch. Es kann dabei ein kruppartiger Husten auftreten mit Lungenbeklemmung und Atemnot.
Sämtliche Absonderungen sind sehr zäh und klebrig. In den Mandeln sind tiefe Geschwüre. Das Schlucken ist schmerzhaft, wobei die Schmerzen ins Ohr schießen.

Lac caninum

Dies ist ein wichtiges Mittel, wenn die Diphtherie auf der linken Seite anfängt und dann die Seite wechselt. Auch die Schmerzen wechseln ständig die Seite. An den Mandeln und angrenzenden Schleimhäuten bilden sich Geschwüre. Der membranartige Belag ist schmutzig grau und leuchtend. Es besteht ein prickelndes Gefühl in Mund und Hals, als ob sie voller Splitter wären.

Behandlung der Lähmungen

Wie bereits erwähnt, bilden sich die Lähmungen bei Diphtherie spätestens innerhalb eines Jahres wieder total zurück, meistens schon nach wenigen Tagen oder Wochen. Mit der homöopathischen Behandlung können wir diesen Heilungsprozess beschleunigen. Während die Lähmungen bei einem schweren Verlauf eine häufige Komplikation darstellen, treten sie bei einer homöopathischen Behandlung nur selten auf.

Gelsemium

Gelsemium deckt die allgemeinen Lähmungserscheinungen ab, wie z. B. örtliche Taubheit, Prickeln, oberflächliche Gefühllosigkeit, besonders der Hände und Füße. Die Nacken- und Lendenmuskeln sind schwach und leicht gelähmt, die Beine wackelig wie Pudding, die Augenlider hängen. Es besteht eine Doppelsichtigkeit.

Argentum metallicum

Das kranke Kind klagt über eine Gefühllosigkeit am Gaumen und oberen Rachen und kann deswegen schlecht schlucken. Das Mittel kommt bei linksseitiger Lähmung in Frage, die an den Augenlidern anfängt und sich über die ganze linke Gesichtshälfte bis in den linken hinteren Gaumen erstreckt. Ferner besteht eine Schwerhörigkeit durch eine Lähmung der Gehörnerven sowie eine Lähmung des linken Armes und linken Beines. Diese Lähmungen können sich auch nach rechts erstrecken, also beidseitig auftreten, sie sind aber immer stärker auf der linken Seite vorhanden.

Zincum phosphoricum

Dieses Mittel heilt Lähmungen des Kehlkopfes mit Unkoordination der Muskeln. Das Kind hat das Gefühl, als ob es auf Sand ginge. Es kann mit geschlossenen Augen nicht geradeaus gehen und muss sich sehr konzentrieren, um seine Bewegungen aufeinander abzustimmen.

Plumbum metallicum

Das Kind hat kalte Hände und Füße. Es wird kaum warm. Eine Lähmung des Darmes mit starker Verstopfung und sehr heftigen Darmschmerzen besteht. Das Kind zittert und hat schwache Beine.

Cocculus

Cocculus ist hilfreich bei Lähmungen der Bewegungsmuskulatur und Beeinträchtigung der Sinnesfunktion. Entweder das Kind schwankt, oder es hat das Gefühl, als ob es torkelt, obwohl es gerade steht. Der Schwindel tritt besonders im Liegen auf; wenn es aufstehen möchte, fällt das Kind leicht wieder hin.

Alumina

Bei diesem Mittel stehen die entzündlichen Symptome im Hals mit teilweiser Lähmung der Stimmbänder im Vordergrund. Das Kind kann nicht mit geschlossenen Augen oder im Dunkeln gehen, sonst torkelt es gewaltig. Seine Beine fühlen sich so schwer an, dass es sie kaum hochheben kann. Die Fußsohlen erscheinen ihm wund beim Gehen oder so, als ob sie weich und geschwollen seien. Ein aufmerksamer Beobachter nimmt unwillkürliche Bewegungen einzelner Körperteile wahr. Das Kind ist schwach und müde und möchte sich immer hinlegen. Es besteht eine starke Verstopfung, wobei das Kind sehr pressen muss, bis der Stuhlgang kommt.

CAUSTICUM
Es heilt eine leichte Lähmung der Unterlider, besonders wenn das rechte Lid und die rechte Gesichtsmuskulatur gelähmt sind. Das Kind beschreibt ein Brennen und Prickeln im Mund- und Rachenraum.

Die Diphtherieimpfung

Zusammensetzung des Impfstoffes

Der Diphtherieimpfstoff wird meistens mit dem Tetanus- und Keuchhustenimpfstoff kombiniert. Die Dosis besteht aus mindestens 30 IE Diphtherietoxoid, das durch Formalin entgiftet, isoliert und gereinigt wurde und an Aluminiumverbindungen adsorbiert ist. Ab dem achten Lebensjahr wird ein schwächerer Impfstoff, der für Erwachsene hergestellt ist, verwendet. Er enthält nur 30 IE Diphtherietoxoid, aber dieselbe Menge an Adjuvantien.
Zusatzstoffe: Aluminiumhydroxid als Adjuvans, Formaldehyd, Glyzin, Natriumchlorid, Kaliummonohydrogenphosphat, Natriumdihydrogenphosphat, Thiomersal, Natriumtimerfonat und Aluminiumphosphat.

Wie bei allen anderen Infektionskrankheiten, so ging auch die Anzahl der an Diphtherieerkrankten mit der sozialen Verbesserung in Deutschland deutlich zurück. Erkrankten im Jahre 1918 noch etwa 100 000 Menschen an Diphtherie, so waren es 1925, als mit den Impfungen begonnen wurde, nur noch etwa 25 000. Mit Beginn der Impfungen stiegen die Erkrankungszahlen wieder an und erreichten 1945 250 000 Fälle pro Jahr. Von 1970 bis 1980 wurden

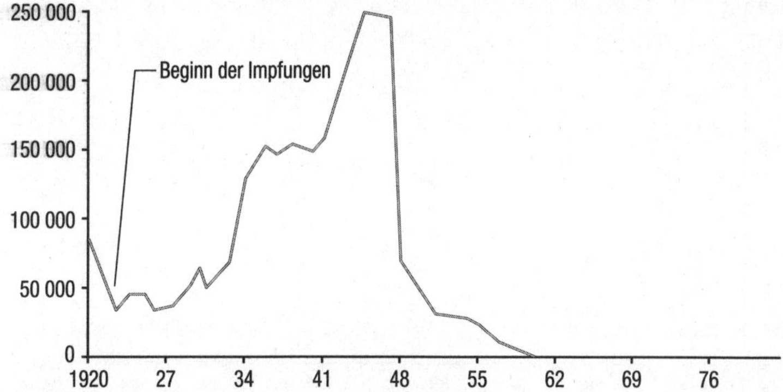

Diphtherieerkrankungen in Deutschland 1920–1984

allein vom öffentlichen Gesundheitsdienst fast 8 Millionen Impfungen in der BRD durchgeführt. Die Massenimpfungen führten allerdings zu einem Anstieg der Diphtherieerkrankungen, denn 1976 war die Anzahl der Erkrankungen höher als zu Beginn der Impfaktion. Am Beispiel der Diphtherie wird deutlich, dass die Impfungen die Ausbreitung der Krankheit nicht verhindern konnten, sondern sie offensichtlich förderten.

Trotz der intensiven Impfaktionen auf der ganzen Welt gehen die Infektionskrankheiten nicht zurück, sondern haben drastisch zugenommen. Das World Watch Institute in Washington sieht die Ursache dafür, in einer tödlichen Mischung aus Umweltschäden, anhaltender Armut und explosivem Bevölkerungswachstum und nicht in verstärkten Impfkampagnen.

Jedoch die Statistiken der letzten hundert Jahre zeigen, dass alle Impfungen die Anfälligkeit für die Krankheit, gegen die geimpft wird, erhöhen. Dies gilt besonders für die armen Länder, wo die Kinder sowieso durch Unter- und Mangelernährung eine herabgesetzte Abwehrlage haben. Mehr als 16 Millionen Menschen starben 1993 an Infektionen. Durch Krebs oder Herz-Kreislauf-Erkrankungen starben weniger Menschen (Münchner Merkur,

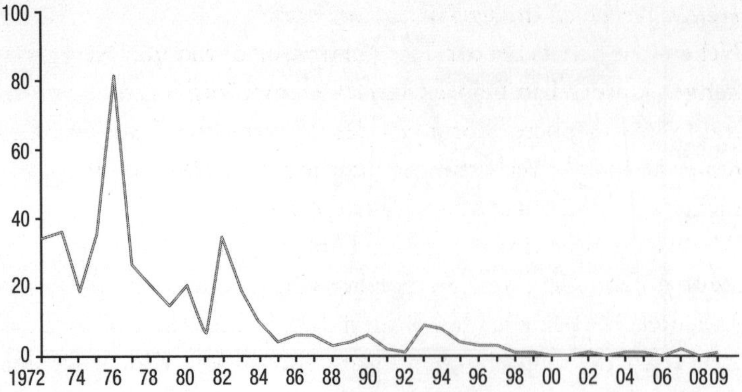

Diphtherieerkrankungen in Deutschland 1972–2009

22.4.1996). Diese Zahlen gelten nicht für deutsche Verhältnisse, da es bei uns diese Notlagen nicht mehr gibt. Infolgedessen haben sich bei uns auch die Infektionskrankheiten zurückentwickelt. So gab es in den Jahren 1990 und 1991 jeweils nur einen Diphtherietodesfall in Deutschland.

In vielen Ländern, in denen gegen Diphtherie geimpft wurde, stieg die Anzahl der Erkrankungen nach Einführung der Impfungen, z. B. in Frankreich, Ungarn, Schweiz und den USA. In den Vereinigten Staaten sind die Todesrate und die Zahl der Erkrankungen bei vollständig geimpften Soldaten vier Mal so hoch wie bei ungeimpften Zivilisten. In Ländern, in denen nicht geimpft wurde, z. B. Norwegen, ging die Zahl der Erkrankungen dagegen zurück.

Gegenanzeigen

Bei schweren allergischen Reaktionen auf die Bestandteile des Impfstoffes darf nicht geimpft werden. Wie bei allen anderen Impfstoffen sind Personen mit einer akuten schweren und mit Fieber einhergehenden Erkrankung von einer Impfung zurückzustellen. Vor jeder Impfung hat eine genaue Befragung zur Krankengeschichte und eine gründliche Untersuchung auf Impffähigkeit zu erfolgen.

Welche Nebenwirkungen können auftreten?
Neben den bereits bei der Tetanusimpfung erwähnten Nebenwirkungen können laut Beipackzettel Nierenschädigungen sowie zentrale und periphere Störungen des Nervensystems vorkommen, ferner bleibende Verhärtungen, Störungen der Blutgerinnungsfähigkeit, Gehirnhautentzündung und Apathie.
Wir haben beobachtet, dass die Diphtherieimpfung anfällig für akute Infektionen, v. a. im Halsbereich, macht. Pseudo-Krupp-Anfälligkeit ist eine häufige Folge davon. Oftmals kommt es kurze Zeit nach der Impfung zum ersten Anfall. Die Kinder werden schwächlich und sind immer weniger den schulischen Anforderungen gewachsen. Waren sie vorher gut im Sport, so werden sie nun langsam schlechter, geraten schneller aus der Puste und geben letztes Endes ganz auf. Das Herz kann durch die Impfung auch sehr angeschlagen werden. Bei Kindern, die schon sehr früh geimpft werden, können diese Zusammenhänge schwer nachvollzogen werden. Es fällt nur auf, wenn die Kinder von sportlichen Eltern sehr unsportlich sind.
Die Diphtherieimpfung ist ein sehr gutes Beispiel, an dem wir die Impfung selber als direkten Auslöser der Krankheit feststellen können. Die Rate der Erkrankungen stieg nämlich nach Einführung der Impfung 1925 steil an. Vor dem 1. Weltkrieg war die Diphtherie merklich zurückgegangen. Sie ist typisch für die Kriegssituation, wie andere Infektionskrankheiten auch. In den letzten Jahren des 2. Weltkrieges stieg die Infektionsrate in Deutschland rasant an, bis die Diphtherie zu einer schweren Epidemie wurde. Laut Statistik erkrankten über 200 000 Menschen an Diphtherie, Tausende starben. Aber gleich nach dem Krieg verschwand sie fast gänzlich von alleine. Erst nach der Wiederimpfung 1948 stieg die Erkrankungsrate noch einmal steil an.
Die heutigen Impfungen lösen die Krankheit nicht mehr aus, sondern machen Ihr Kind geistig und körperlich chronisch krank.

Hepatitis B

Serumhepatitis, Inokulationshepatitis, hämatogene Hepatitis

Erkrankung

Kurzbeschreibung
Die Hepatitis B (Serumhepatitis) ist eine Leberentzündung, die durch das Hepatitisvirus B, durch Transfusionen, Spritzeninfektionen usw. ausgelöst wird.
Die Hepatitis B gehört nicht zu den Kinderkrankheiten, trotzdem werden Kinder dagegen geimpft. Wie keine andere Impfung hat diese eine große Verunsicherung bei Eltern ausgelöst, da der Impfstoff genmanipuliert ist und die Folgen der Impfung überhaupt nicht abzusehen sind. Bevor Sie sich näher mit dem Pro und Kontra der Impfung auseinandersetzen, sollten Sie mehr über die Krankheit wissen, wie oft sie bei Kindern vorkommt und wie gefährlich sie ist. Wir werden die Krankheit genau beschreiben, damit Sie sie im Zweifelsfall erkennen können, und auch auf die allopathischen und homöopathischen Behandlungsmöglichkeiten hinweisen.

Betroffene Personen
Die Hepatitis B betrifft vor allem Erwachsene, weil diese häufiger durch eine Verletzung der Blutbahn infiziert werden können. Am häufigsten kommt sie bei Drogenabhängigen und Prostituierten vor.
Die Hepatitis A oder auch die epidemische Hepatitis betrifft dagegen eher Kinder und Jugendliche als die Hepatitis B, während ältere Erwachsene gewöhnlich immunisiert sind und nicht daran erkranken.

Übertragung

Der Erreger wird hauptsächlich über den Blutweg übertragen, also durch das Einspritzen von Blutserum oder Plasma von hepatitiskranken Personen. Kinder, Jugendliche und Erwachsene erkranken in gleichem Umfang. Es gibt klinisch keine Unterscheidung zwischen Hepatitis A und B. Die Hepatitis B kann durch Wasser, Milch und Nahrungsmittel, besonders Austern und Muscheln, sowie durch Schmierinfektionen (fäkal, oral) übertragen werden. Sie kann auch durch Blut- oder Plasmaübertragungen, zahnärztliche Behandlungen, Injektionen, z. B. von Rauschgift oder bei Blutentnahmen, übertragen werden. Wenn diese Eingriffe bei Ihrem Kind nicht vorgenommen werden, verhindern Sie damit auch die Gefahr einer Hepatitis-B-Ansteckung.

Inkubationszeit

Die Inkubationszeit beträgt 40–60 Tage und mehr. Das Virus ist in der Inkubationszeit, während der akuten Krankheit und bis zu fünf Jahre nach ihrer Abheilung im Blut des Kranken nachzuweisen.

Krankheitsverlauf

Die Serumhepatitis verläuft durchschnittlich etwas schwerer als die Hepatitis A. Das kann daran liegen, dass Kinder mit Serumhepatitis meistens schon eine andere Krankheit hatten, deretwegen sie die infizierende Injektion erhielten. Die Krankheit beginnt mit einem Früh- oder Vorverlaufsstadium mit folgenden Symptomen:

- in 80–90 % der Fälle schneller Fieberanstieg auf etwa 40 °C mit Frösteln, wobei das Fieber in 1–2 Tagen wieder verschwindet,
- Kopfschmerzen, Übelkeit, manchmal Erbrechen,
- immer Darmbeschwerden wie Blähungen, Durchfälle oder Verstopfung,
- häufig auch Gelenk- und Muskelschmerzen.

Dieses Stadium dauert etwa 6 Tage, kann aber auch nur einen Tag oder bis zu 3 Wochen bestehen. Höchstwahrscheinlich machen viele Kranke nur dieses Vorverlaufsstadium durch, ohne dass es zum Ikterus (Gelbfärbung der Haut) kommt. Kinder mit guten Abwehrkräften bilden in diesem Stadium Antikörper gegen die Viren und sind danach völlig gesund. Bei Kindern mit weniger guten Abwehrkräften bildet sich nach Überstehen der vermeintlichen Grippe oder des Darmkatarrs der Ikterus. Dies können Sie an der Gelbfärbung des Gesichts und an dem dunklen Urin erkennen. Als Erstes verfärbt sich der weiße Augapfel (Sklera) gelb, dann die ganze Haut. Hinzu kann ein quälender Juckreiz kommen, der sich besonders nachts steigert. Mit dem Beginn der Gelbverfärbung verschwinden viele der Vorverlaufssymptome, besonders die Gelenksbeschwerden. Der Appetit verbessert sich jedoch nicht. Der Urin ist dunkelbraun und bildet Schaum, wenn man ihn schüttelt. Der Stuhl ist hell, lehmfarben. Das psychische Verhalten des Kindes ist ungestört. Es erweckt in den meisten Fällen nicht den Eindruck, als ob es eine schwere Krankheit durchmacht. In manchen Fällen blasst der Ikterus nach wenigen Tagen ab, meistens dauert er aber 4–8 Wochen. In den letzten Wochen der Krankheit fühlen sich die Patienten körperlich schon wieder so wohl, dass es Mühe macht, die Diät (siehe nächste Seite) einzuhalten. Bei 10 % der Erkrankten kann es zu Rückfällen kommen, welche dann sehr lange anhalten können.

Komplikationen der Hepatitis

Folgende Komplikationen können auftreten:

1. Die akute gelbe Leberatrophie
2. Übergang in ein chronisches Stadium mit vergrößerter und verhärteter Leber
3. Übergang in die Leberzirrhose

Glücklicherweise sind diese Folgen sehr selten. In den allermeisten Fällen heilt die Krankheit ohne Folgen aus. Beim Erwachsenen liegt die Sterbeziffer zwischen 0,4 und 1 %.

Prophylaktische Maßnahmen

Man schätzt, dass etwa 2–3 % der gesunden Menschen das Hepatitisvirus im Blut haben. Daher müssen bei Blutentnahmen, Injektionen usw. alle Vorsichtsmaßnahmen sorgfältig beachtet werden. Wann immer möglich, sollte man unnötige Eingriffe unterlassen, das ist sicher die beste Prophylaxe vor Hepatitis B. Ansonsten müssen an Spritzen, Nadeln und Instrumenten alle Blutreste sorgfältig entfernt werden, da sich die Erreger in ihnen trotz Erhitzung halten. Auch das Desinfizieren mit Alkohol genügt nicht, da das Virus gut im Alkohol leben kann. Zur Not kann man die Instrumente 30 Minuten auskochen, besser ist natürlich eine Sterilisation mit Dampf oder Heißluft.

Personen, die eine Hepatitis durchgemacht haben, dürfen über viele Jahre nicht als Blutspender herangezogen werden.

Behandlung

Allgemeine Maßnahmen

Strenge Bettruhe ist einzuhalten. Kochsalz und Flüssigkeitszufuhr sind einzuschränken. Tierisches Eiweiß sollte gemieden und Fett gestrichen werden. Das Kind sollte gekochtes Gemüse und gedünstetes Obst essen, aber anfangs keine Rohkost erhalten. Feuchtheiße Kompressen oder Fangopackungen auf der Lebergegend sind zu empfehlen.

Homöopathische Behandlung

Die Hepatitis ist keine Kinderkrankheit und kommt auch selten bei Kindern vor. Aus diesem Grund und weil die homöopathische Behandlung der Hepatitis sehr umfangreich ist, gehen wir hier nicht auf die einzelnen Mittel ein. Wenn Sie Näheres über die Behandlung wissen möchten, empfehlen wir Ihnen unsere entsprechende Fachliteratur.*

Die Hepatitis-B-Impfung

Kontraindikationen

Bei einer Allergie gegen die im Impfstoff enthaltenen Substanzen sowie bei schweren Infektionskrankheiten darf nicht geimpft werden.

Nebenwirkungen

Auf dem Beipackzettel werden aufgelistet: vorübergehender Druckschmerz an der Injektionsstelle, Hautreaktionen sowie Temperaturerhöhung, Übelkeit, Erbrechen, Kreislaufreaktionen und allergoide Reaktionen (z. B. Hautrötung, Quaddelbildung, Juckreiz, Nesselsucht, Atembeschwerden), bis hin zum Schock, insbesondere bei unbeabsichtigter Injektion in ein Blutgefäß, Hypotonie, Krampfanfälle, Thrombozytopenie, thrombozytopenische Purpura, Lymphadenopathie, Fieber, Mattigkeit, Unwohlsein, Kopfschmerzen, grippeähnliche Symptome, Parästhesien, Appetitmangel, Durchfall, Bauchschmerzen, veränderte Leberfunktion nachweisbar durch Tests.

Weiter treten Fälle peripherer und/oder zentraler neurologischer Erkrankungen auf, die auch Folgendes umfassen können: Multiple

---

* Z. B. unseren Homöopathischen Ratgeber Nr. 1 »Reisen«. Die Neugeborenen-Gelbsucht (Neugeborenen-Ikterus) ist keine Hepatitis. Ratschläge zur Behandlung finden Sie im Homöopathischen Ratgeber Nr. 9 »Das Baby«.

Sklerose, Optikusneuritis, Myelitis, Gesichtslähmung, Polyneuritis wie Guillain-Barré-Syndrom (mit aufsteigenden Lähmungen), Meningitis, Enzephalitis, Enzephalopathie, Erythema exsudativum multiforme, Vaskulitis.

Zusammensetzung des Impfstoffes

Eine 0,5-ml-Ampulle enthält 0,005 mg Hepatitis-B-Oberflächen-Antigen (HBsAg), welches gentechnologisch in Hefezellen hergestellt wird.
Zusatzstoffe:
0,025 mg 2-(Ethylmercuritio)Benzoesäure
Thiomersal = Quecksilber-Diosalizylat
0,72 mg Aluminiumhydroxid (entspricht 0,25 mg Aluminium) bzw. Aluminiumphosphat, max. 0,005 mg Formaldehyd
max. 0,0005 mg Thiocyanat

Wie kaum ein anderer Impfstoff ist dieser gentechnisch hergestellte Impfstoff mit Risiken belastet, die heute überhaupt noch nicht zu überblicken sind. Schon jetzt ist die Liste der Nebenwirkungen groß. Auf dem Beipackzettel wird auch der Hinweis gegeben, dass es wegen der langen Inkubationszeit von Hepatitis B möglich ist, dass zum Zeitpunkt der Impfung eine nicht erkannte Hepatitis-Infektion vorliegt, die durch die Impfung nicht verhindert werden kann. Diese Konstellation betrifft vor allem Neugeborene, deren Mütter Hepatitis-B-positiv sind. Gerade diese sollten also nicht geimpft werden, da die Krankheit durch die Impfung noch schwerer verlaufen kann, wenn in die Inkubationszeit hinein geimpft wird.
Der Hepatitis-B-Impfstoff wurde 1978 von dem Hersteller Merck Scharp and Dohme an 6500 gesunden homosexuellen Männern getestet, die später alle an Aids starben.

Weitere Nebenwirkungen

Aluminiumbelastung: Der eigentliche Impfstoff wird auf Aluminiumhydroxidgel gezüchtet, weil dies ein hohes Absorbtionsvermögen und eine große Oberfläche besitzt, sodass sich der Impfstoff gleichmäßig im menschlichen Körper verteilen kann. Dieser Stoff hat auch einen großen Anteil beim Waldsterben. Bei intramuskulärer Verabreichung setzt er sich im Lymphsystem fest, verstopft die Lymphbahnen und bildet Granulome. Er kann nur sehr langsam wieder aus dem Körper ausgeschieden werden. Die in den Impfstoffen enthaltene Menge genügt, um krankhafte Störungen auszulösen. Eine Aluminiumanreicherung im Gehirn ist z. B. bei der Alzheimer-Krankheit vorhanden.

Quecksilberbelastung: Um den Impfstoff zu konservieren, wird ihm Thiomersal (Quecksilber-Diosalizylat) zugefügt. Es tötet Bakterien und Pilze ab und wirkt entzündungshemmend, daher wird dieses Natriumsalz einer organischen Quecksilberverbindung pharmazeutischen und kosmetischen Produkten als Konservierungsmittel zugesetzt. Quecksilber wird nicht leicht aus dem Körper ausgeschieden. Wenn das Quecksilber direkt in die Blutbahn, also intramuskulär verabreicht, wird, wirkt es wesentlich toxischer, als wenn es über den Verdauungstrakt aufgenommen wird. Die WHO hat für einen 70 kg schweren gesunden Erwachsenen den Grenzwert für die tägliche orale Aufnahmedosis für Quecksilber auf 0,05 mg festgelegt. Doch bei 3 % der Bevölkerung treten bei dieser Menge bereits Vergiftungserscheinungen auf. Durch eine einzige Impfung wird ein Drittel des oralen Quecksilbergrenzwertes für Erwachsene in den Körper eines Säuglings injiziert, der 20-mal weniger als ein Erwachsener wiegt und auch noch kein ausgebildetes Immunsystem besitzt. Wenn gleichzeitig die Diphtherie-Tetanus-Impfung und die Hepatitis-B-Impfung verabreicht werden, erhält ein Kleinkind intramuskulär mehr als die maximale orale Tagesdosis an Quecksilber für einen Erwachsenen. Durch die Impfungen reichert sich das Quecksilber im Körper an und kann zu Vergiftungserscheinungen führen. Besonders gefährdet sind Kinder von Müttern, die Amalgamfüllungen im Mund haben. Diese enthalten vier Mal mehr Quecksilber in den inneren Organen als Kinder, deren Mütter keine Füllungen haben.

Gentoxische Wirkung: Thiomersal hat auch eine gentoxische Wirkung. Bei Versuchen im Reagenzglas wurde außerdem festgestellt, dass die genverändernde Wirkung unabhängig von der Dosis ist. Sie wirkt sich in einer Chromosomenanomalie aus, deren Folgen für den Geimpften und die späteren Generationen sich erst zeigen müssen. Auf dem österreichischen Dermatologenkongress von 1993 forderten deshalb die Ärzte die Impfstoffhersteller auf, Thiomersal als Begleitstoff aus dem Handel zu nehmen.

Dauer des Impfschutzes

Dieser wird vom Hersteller als nicht bekannt angegeben. Der Mindestabstand zwischen den einzelnen Impfungen beträgt vier Wochen. Nach Informationen der AOK hält der Impfschutz 3–5 Jahre an. Er erreicht also über die Impfung in der Säuglingszeit nicht die gefährdete Drogenkonsumentengruppe. Das Ziel von Gesundheitsexperten, die sich weltweit geeinigt haben, die Hepatitis B über eine generelle Hepatitis-B-Impfung für Säuglinge auszurotten, kann also gar nicht erreicht werden. Prinzipiell lassen sich Krankheiten nicht durch Impfungen ausrotten. Sie sind eine Reaktion auf Fehlverhalten und nur durch eine Beseitigung der Ursachen zu verhindern.

Wie statistisch erwiesen ist, sind weder die Hepatitis-A- noch -B-Erkrankungen zurückgegangen, obwohl gegen beide geimpft wird. Nur die Hepatitis C, gegen die nicht so viel geimpft wird, ist deutlich zurückgegangen. Um die Hepatitis B tatsächlich auszurotten, müsste man alle Menschen, nicht nur Säuglinge, alle 3–5 Jahre gegen Hepatitis B impfen. Sinnvoller wäre es, Hepatitiskranke und ihre Angehörigen besser aufzuklären, um die Übertragungsmöglichkeiten im Keim zu ersticken!

Nutzen der Impfung?
Bereits seit 1980 gibt es bei allen drei Hepatitis-Formen einen starken Rückgang der Erkrankungszahlen. Im Jahre 1983 wurde der Impfstoff gegen Hepatitis B bei uns zugelassen, der für die Hochrisikogruppe (Heroinsüchtige, Prostituierte) bestimmt war, aber die Zielgruppe zeigte kein Interesse. Aus diesem Grund wird nun die Impfwerbung für kaum gefährdete Menschen, wie z. B. Säuglinge, vorangetrieben.
In Deutschland ist seit Januar 1997 eine Vierfachimpfung auf dem Markt, die aus dem DPT-Impfstoff und der Hepatitis-B-Impfung besteht. Nach den Angaben des Bundesgesundheitsamtes gibt es jährlich 4500 Neuerkrankungen von Hepatitis B, wobei 160 Fälle tödlich enden. Die Angaben enthalten aber keinen Hinweis darauf, wie viel Kinder bzw. Säuglinge erkranken. Deswegen müssen wir uns hier auf Zahlen aus Südtirol stützen. Im Jahre 1992 wurden dort nur zwei Fälle von Hepatitis B gemeldet, die bei Kindern bis zum 14. Lebensjahr auftraten. In der Gruppe der 15- bis 24-Jährigen waren es 6, der 25- bis 64-Jährigen 10 und über 65 Jahre 4 Fälle. Insgesamt erkrankten 22 Personen an Hepatitis B. Rechtfertigen diese Zahlen die zwangsweise Durchimpfung aller italienischen Kinder? (Quelle: Epidemiologische Beobachtungsstelle der Provinz Bozen.)
Die Hepatitis-B-Impfung wurde durch den Minister De Lorenzo in Italien eingeführt. Dieser steht in einer engen verwandtschaftlichen Beziehung zu dem Impfstoffhersteller, welcher in Konkurs zu gehen drohte. De Lorenzo saß inzwischen im Gefängnis wegen Korruption. Diese Zusammenhänge kennt in Südtirol jeder. Doch

Eltern, die diese Impfung verweigern, dürfen ihre Kinder nicht in den Kindergarten schicken; auch Kinder, die z. B. die Auffrischung gegen Diphtherie und Keuchhusten nicht haben, sind in Italien vom Schulbesuch ausgeschlossen worden.

Der italienische Staat verpflichtete sich seit Einführung der Hepatitis-B-Impfung im Jahre 1991, Schadenersatzansprüchen Genüge zu leisten. Im Oktober 1996 wurden einem heute 27-Jährigen 2 Millionen DM für schwerste körperliche und geistige Behinderungen nach einer Impfung gegen Kinderlähmung im Jahre 1969 zugesprochen. Bei Gericht waren 1996 in Italien noch 30 000 Anfragen auf Schadenersatz anhängig. In einer Familie starben beispielsweise durch die Kinderlähmungsimpfung zwei Kinder, und eines trug eine schwere geistige Behinderung davon. Die Eltern reichten sechs Klagen wegen vorsätzlichen Mordes ein.

In Anbetracht des relativ seltenen Vorkommens von Hepatitis B bei Säuglingen und den guten Behandlungsmöglichkeiten im Erkrankungsfall sind die Bedenken von vielen Eltern gegen diese Impfung verständlich. Zudem erkranken fast nur Kinder, die mit Spritzen in Kontakt kommen, die also in irgendeiner Weise krank sind oder deren Immunsystem geschwächt ist. Die Hersteller empfehlen die Impfung nur für Neugeborene von HBsAg-positiv-Müttern sowie für Neugeborene und Kinder bis zu zehn Jahren, die einem erhöhten Infektionsrisiko ausgesetzt sind. Hier handelt es sich also um einen sehr kleinen gefährdeten Personenkreis. Trotzdem wurde in Italien eine Pflichtimpfung für alle Kinder eingeführt, die bei dreimaliger Durchführung ca. 230 Euro kostet. Die Verweigerung der Impfung kostet übrigens bis zu 500 Euro. Die Behandlung der wenigen tatsächlich an Hepatitis erkrankten Kinder ist längst nicht so kostenaufwendig wie die Impfung aller italienischen Kinder.

HIB-Meningitis

Akute Hirnhautentzündung vom Typ HIB
(Haemophilus influenza B)

Erkrankung

Es gibt sehr viele Erreger, die eine Hirnhautentzündung auslösen können. Sie kommt recht selten im Kindesalter vor, da aber viele Eltern wegen der Impfung verunsichert sind, möchten wir an dieser Stelle über die Krankheit und ihre Folgen sowie über die Impfung und ihre Folgen aufklären.

Kurzbeschreibung
Diese Art der Meningitis gehört zu den bakteriellen Formen der Meningitis, den akuten eitrigen Hirnhautentzündungen, die für Kinder immer sehr schwere Krankheiten sind.
Sie tritt nicht epidemisch auf und gehört nicht zu den klassischen Kinderkrankheiten.
Eine Meningitis wird in der Regel durch verschiedene Krankheitserreger und deren Gifte ausgelöst, die die flüssigkeitsgefüllten Räume (Liquorräume) im Gehirn erreichen.

Verbreitung
Erst seit der Entdeckung des Impfstoffes wird der HIB-Meningitis so viel Raum in der Öffentlichkeit gewidmet.
Neugeborene bis zur 6. Lebenswoche sind durch den HIB-Erreger nicht gefährdet; bei ihnen wird die Meningitis durch andere Erreger ausgelöst. Ab der 6. Lebenswoche bis zum 5. Lebensjahr sind die Verursacher der eitrigen Meningitis zu 30–50 % die HIB-

Erreger, zu 30–40 % Meningokokken und zu 10–20 % Pneumokokken.
Ab dem 5. Lebensjahr zählt der HIB-Erreger nicht mehr zu den Haupterregern.
50–70 % der geimpften Kinder können also trotzdem an anderen Formen von Meningitis erkranken.

Krankheitsverlauf
Die Krankheit beginnt meist mit hohem Fieber, Unruhe, Aufschreien, Erbrechen, Kopf- und Bauchschmerzen. Das Kind hat Schweißausbrüche, es wirkt teilnahmslos und knirscht mit den Zähnen. Es schläft sehr viel, und es kommt zu unwillkürlichen Entleerungen von Stuhl und Urin. Bei Säuglingen können schon folgende Erscheinungen verdächtig sein: eine Berührungsempfindlichkeit, besonders im Nacken, Nahrungsverweigerung, Erbrechen und ein gerötetes Gesicht.
Das hervorstechendste Symptom der Meningitis ist die Drucksteigerung im Gehirn, wodurch die charakteristische Haltung der Kranken entsteht. Die kranken Kinder beugen den Kopf stark nach hinten, ihr Rücken ist wie ein Bogen durchgestreckt, und ihre Beine sind angezogen. Wenn man versucht, diese Haltung zu ändern, so löst das Abwehrreaktionen und Schmerzen aus. Häufig stellt sich auch Erbrechen ein. Es sind starke Kopfschmerzen vorhanden. Es gibt einige typische Zeichen, an denen man eine Meningitis erkennen kann:

- Bei passiver Bewegung von Hüfte und Knie macht das andere Bein spontan dieselbe Bewegung mit.
- Lässt man das Bein nach der passiven Bewegung wieder los, so erfolgt eine erneute Beugung des anderen Beins.
- Bei passiver Beugung des Nackens beugt das kranke Kind Hüfte und Knie.

- Das sitzende Kind kann die Knie nicht mit dem Mund berühren.
- Das Kind kann nur sitzen, wenn es sich nach hinten mit den ausgestreckten Armen abstützt.

Komplikationen und Folgen
Zu den Folgen gehören: schnell einsetzende Bewusstlosigkeit, Krampfanfälle, zerebrale Durchblutungsstörungen, Schock, Infarkt, Wasserkopf, Hirnabszess.
Als bleibende Folgen können auftreten: Behinderung der Sinnesfunktion, Bewegungsstörung, Krampfanfälle, Beeinträchtigung der geistigen Entwicklung. Die Sterblichkeitsrate soll zwischen 5 und 10 % liegen. Die Krankheit wird schulmedizinisch mit Antibiotika behandelt.

Behandlung

Arnica
Wenn eine Kopfverletzung die Ursache gewesen ist.

Aconit
Plötzliches, heftiges Fieber, trockene Hitze ohne Schweiß, großer Durst, große Unruhe, wälzt sich hin und her.

Belladonna
Die Wangen und Ohren sind hochrot, die Pupillen vergrößert. Das Kind ist sehr schreckhaft und mag keine heftigen Bewegungen oder geschaukelt werden.

Bryonia
Das Kind schreit, sobald es hochgenommen wird. Es liegt ganz still

und regungslos, wimmert vor Schmerzen und wendet sich vom Licht ab.

Dosierung: Das passende Mittel wird in der C 200-Potenz 1- bis 2-stündlich gegeben, im hochakuten Zustand alle halbe Stunde. Wenn das Mittel nach spätestens drei Gaben keine sichtbare allgemeine Besserung bringt, ziehen Sie einen Fachmann zu Rate.

Die HIB-Impfung

Wie bereits ausführlich unter der Hepatitis-B-Impfung besprochen, genügt eine einmalige Spritze mit Thiomersal, um den Körper eines Säuglings extrem stark mit Quecksilber zu belasten.

Kontraindikationen
Nicht geimpft werden dürfen akut Erkrankte, Genesende und angesteckte Personen, Personen mit chronisch eitrigen Erkrankungen und solche mit einer bekannten Überempfindlichkeit gegen die Bestandteile des Impfstoffes.

Zusammensetzung des Impfstoffes

Der Impfstoff besteht aus gereinigtem Kapselpolysaccharid vom Haemophilus influenza Typ B (25 Mikrogramm), der an gereinigtes Diphtherietoxoid (18 Mikrogramm) oder Tetanustoxoid gebunden ist.
Als Konservierungsmittel enthält er das quecksilberhaltige Thiomersal, Aluminiumhydroxid. Eine Impfampulle kostet ca. 43 Euro.

Zeitpunkt der Impfung und Dauer des Impfschutzes
Die erste Impfung wird mit 3 bzw. 6 Monaten gegeben und nach 68 Wochen wiederholt. Die dritte Impfung erfolgt zu Beginn des zweiten Lebensjahres. Noch nicht gegen HIB geimpfte Kinder, die älter als 18 Monate sind, benötigen für den vollständigen Impfschutz nur eine einzige Dosis. Da die Kinder nach dem 5. Lebensjahr nicht mehr gefährdet sind, ist eine Auffrischimpfung nicht notwendig.

Nebenwirkungen des HIB-Impfstoffes
Der Beipackzettel einer Firma erwähnt: gelegentliche milde örtliche Reaktionen in Form von Rötungen, Schmerzen und Schwellungen sowie in Einzelfällen Hautausschläge und grippeähnliche Allgemeinerscheinungen, wie Abgeschlagenheit und Temperaturerhöhung, Guillain-Barré-Syndrom, Krämpfe.
In der Literatur sind noch weitere Folgen der HIB-Impfung bekannt: Kopfschmerzen, Diabetes, Kollaps, HIB, Gehirn- und Hirnhautentzündungen, Blutgerinnungs- und Gefühlsstörungen, Atemerkrankungen, Lähmungen, plötzlicher Kindstod, Übelkeit, Erbrechen, Durchfall, Schreien. Im Jahre 1989 erkrankten acht Kinder in Island an der HIB-Meningitis. Von diesen war ein Kind geimpft und erkrankte zwölf Tage nach der ersten Impfung im Alter von drei Monaten.
Eine finnische Studie (Aeskula) über 60 000 geimpfte Kinder im Zeitraum von 1985 bis 1986 berichtet über 20 Nebenreaktionen, bei denen ein Arzt konsultiert werden musste. Zwei Kinder, die gleichzeitig auch die Keuchhustenimpfung erhalten hatten, reagierten innerhalb von zwölf Stunden nach der Impfung mit Krampfanfällen. Diese Nebenreaktionen schob man allerdings der Keuchhustenimpfung zu. Die restlichen 18 Kinder reagierten mit Temperaturerhöhung, schlechtem Allgemeinbefinden, dreimal mit Urtikaria, einmal mit einem Abszess mit anderen Erregern

(Schmutzinfektion), und dreimal kam es zu Lokalreaktionen. Nesselartige Hautausschläge traten dreimal auf, und einmal kam es zu einer Mittelohrentzündung.

Aus Kanada und den USA gibt es einen Bericht (Scheifele) von der Impfung an 57 000 Kindern. 0,8 % der Geimpften reagierten mit leichten Nebenwirkungen, die keine ärztliche Versorgung benötigten, z. B. mit Temperaturerhöhung, lokaler Schwellung und Schmerzhaftigkeit, vorübergehendem Appetitverlust und nesselartigem Hautausschlag. Weitere zwölf Kinder reagierten mit schwereren Nebenwirkungen und mussten in ärztliche Behandlung wegen allergischer Hautausschläge, lokaler Reaktionen, hohem Fieber, hirnorganischer Krampfanfälle und Asthmaanfällen. Ein weiteres Kind im Alter von 19 Monaten erkrankte 48 Stunden nach der ersten HIB-Impfung an einer HIB-Meningitis.

Eine andere Studie (Vadheim u. a.) berichtet über die Nebenwirkungen bei über 29 000 geimpften Kindern im Alter zwischen 18 und 60 Monaten in Südkalifornien. In 8 % der Fälle berichteten die Eltern, dass die Kinder innerhalb der ersten 48 Stunden nach der Impfung auffallend unruhig waren. Doch hier wurde gleichzeitig der DPT-Kombinationsimpfstoff verabreicht, und die Reaktion wurde dem Keuchhustenimpfstoff zugesprochen. Ferner traten eine Anzahl von Infekten der oberen Luftwege und Mittelohrentzündungen auf, die jedoch als Folge der kalten Jahreszeit und nicht als Folge der Impfungen eingestuft wurden. Innerhalb von 30 Tagen nach der Impfung bekamen sieben Kinder einen Nesselausschlag oder andere allergische Hautreaktionen. Hirnorganische Krampfanfälle infolge fieberhafter Erkrankungen traten bei 13 Kindern auf. Vier Kinder erlitten Krampfanfälle ohne Temperaturanstieg. Ein 29 Monate altes Kind erkrankte einen Tag nach der Impfung an einer HIB-Meningitis.

Eine weitere Studie (D'Croz) aus den USA berichtet über schwerwiegende Komplikationen mit Lähmungen. Im Jahre 1988 bis

Anfang 1989 erkrankten drei Kinder an einem Guillain-Barré-Syndrom nach einer HIB-Impfung.
Zusammenfassend lässt sich sagen, dass fieberhafte Reaktionen und Unruhe sowie lokale Reaktionen unmittelbar nach der HIB-Impfung nicht selten vorkommen. Sie bleiben meist nicht ohne Nachwirkungen. Auch mit allergischen Hautausschlägen, vor allem Nesselsucht (Urtikaria) ist zu rechnen. In seltenen Fällen kann es auch zum Guillain-Barré-Syndrom kommen.
Diese Studien scheinen in Deutschland und anderswo nicht sehr bekannt zu sein, denn die WHO vermerkt z. B. in ihrer Aufklärungsbroschüre »Frühzeitig vorbeugen«: »Der relativ neue Impfstoff ist gut verträglich – Nebenwirkungen sind derzeit nicht bekannt.« In dem von der AOK herausgegebenen Heftchen mit dem Titel »Schutzimpfungen« steht allerdings schon: »In seltenen Fällen können örtliche Reaktionen und Temperaturerhöhungen auftreten.«

In unserer Praxis konnten wir als Folge der HIB-Impfung Entwicklungsstörungen auf geistigem und seelischem Gebiet, akute fieberhafte und langwierige, komplizierte grippeähnliche Krankheiten beobachten. Als direkte Folge können ernsthafte so genannte »allergische Reaktionen« auftreten: Schwellung der Lippen, Zunge oder Gesicht; Schlundverengung; Atemnot; Nesselsucht; Herzrasen u. a. sowie Verhaltensänderungen, welche anhaltend und deshalb als echte Schäden zu betrachten sind. Neigung zu hohem Fieber.
Viele Medikamente verschlimmern drastisch die Nebenwirkungen der HIB-Impfung: v. a. alle cortisonhaltigen Medikamente, Asthma-Sprays, Chemotherapeutika, Röntgen- oder andere Strahlen.

Über HIB ist gut recherchiert worden, sodass eindeutige Zusammenhänge zu sozioökomisch schwachen Verhältnissen festgestellt wurden (Plotkin, Orenstein, Vaccines, W.B. Saunders Company, 3. Edition, 1999). Voll gestillte Kinder bekommen die Krankheit kaum, und wenn diese nicht von sonstigen Impfungen belastet sind, verläuft die Krankheit unbedeutend. Bei geschwächten, vor allem bei geimpften Kindern kommt es leicht zu einer Hirnhautentzündung (Meningitis) als Komplikation. Je öfter die Impfung durchgeführt wurde, umso mehr Kinder erkrankten auch aus besseren sozioökomischen Verhältnissen an dieser Krankheit.

Da diese Krankheit keine Immunität hinterlässt, d.h. ein Kind mehrmals daran erkranken kann, *stellt sich ohnehin die Frage nach der Notwendigkeit einer Impfung.*

Keuchhusten

Erkrankung

Kurzbeschreibung

Der Keuchhusten ist eine ansteckende Kinderkrankheit, die von einem krampfartigen Husten gekennzeichnet ist, dem das charakteristische Keuchen folgt. Dieses wird durch das lange, forcierte Einatmen durch die verkrampfte Kehle hervorgerufen.

Betroffener Personenkreis

Die Krankheit betrifft vor allem Kinder vor dem 6. Lebensjahr. Nach dem 10.–12. Lebensjahr wird sie sehr selten. Heutzutage tritt sie nicht mehr epidemisch, sondern nur noch örtlich begrenzt auf. Es kommt aber häufiger vor, dass der Keuchhusten alle Kinder in einer Familie befällt; sehr selten erkranken auch die Eltern. Bei den anderen Infektionskrankheiten, außer bei Windpocken, ist es nicht üblich, dass alle Kinder in einer Familie an dieser Krankheit erkranken. In der Regel bekommt man den Keuchhusten nur einmal im Leben.

Übertragung

Die Übertragung erfolgt durch Tröpfcheninfektion. Bei dieser Krankheit spielen die hygienischen Verhältnisse für die Ansteckungsgefahr keine so große Rolle wie bei anderen ansteckenden Kinderkrankheiten, jedoch tragen die Konstitution des Kindes und das soziale Umfeld, in dem es lebt, wesentlich dazu bei, wie schwer es erkrankt und ob Komplikationen wie Bronchitis und Pneumonie entstehen können.

Keuchhusten tritt eher in den Wintermonaten und im Frühjahr auf.
Früher erkrankten Erwachsene eigentlich nicht an dieser Krankheit. Seit der Einführung der Keuchhustenimpfung kommt dies jedoch häufiger vor. Besonders die in der Kindheit geimpften Erwachsenen sind gefährdet, da die Impfung laut Beipackzettel sowieso nur eine kurze Immunität verleiht, die Bronchien aber in einer besonderen Weise schwächt. Die während der Schwangerschaft übertragenen Antikörper schützen Neugeborene und junge Säuglinge vor Keuchhusten nicht.
Der Keuchhusten ist ansteckend, solange die Anfälle auftreten.

Inkubationszeit
Die Zeit von der Ansteckung bis zum Ausbruch der Krankheit beträgt etwa zehn Tage.

Krankheitsverlauf
Als Erstes zeigen sich katarralische Symptome, die nicht besonders charakteristisch sind. Man könnte auch auf eine gewöhnliche Erkältung tippen. Auch der beschwerliche Husten gibt uns noch keinen Hinweis auf die Erkrankung. Nach einigen Tagen nimmt der Husten einen spastischen Charakter an, jedoch ist im ersten Stadium, welches 10–12 Tage dauert, das Keuchen meistens noch nicht vorhanden.
Die Keuchhustenanfälle haben einen ganz besonderen Charakter. Das Kind hat vorher Angstgefühle und eine Verspannung oder auch Schmerzen in der Brustmitte. Es hat einen Krampf in der Kehle, einen unwiderstehlichen Drang zum Husten, wogegen es sich wehrt, so gut es kann. Es richtet sich z. B. schnell aus der Rückenlage auf und klammert sich an die Mutter oder einen festen Gegenstand, um den Anfällen besser zu widerstehen. Dann folgt der Anfall mit rasch aufeinanderfolgenden Hustenstößen,

die von Zeit zu Zeit durch die keuchende Einatmung unterbrochen werden.
Manchmal überfallen diese Anfälle das Kind auch ganz ohne Vorwarnung. Während der Dauer des Anfalls beugt sich das Kind zur Entlastung der Atemmuskulatur nach vorne.
Je rascher die Hustenstöße aufeinander folgen, desto seltener atmet es ein, und umso mehr tritt das Bild der Erstickung hervor. Gesicht und Hals färben sich dunkelblaurot, die Halsschlagadern pulsieren, Lippen und Zunge werden dunkelblau, die Augen tränen, und aus der Nase fließen Schleim und Blut. Ein Anfall dauert 2–3 Minuten und endet häufig mit dem Auswürgen von nicht selten blutigem Schleim oder Speiseresten.
Fast immer folgt nach einer kurzen Pause ein zweiter schwächerer Anfall, manchmal noch ein dritter, sodass der ganze Anfall eigentlich aus 2–3 schnell aufeinanderfolgenden Anfällen besteht. Nun tritt vollständige Ruhe ein, kleinere Kinder liegen in höchster Erschöpfung da, ältere dagegen setzen fast unmittelbar ihre Beschäftigung fort, als wenn nichts vorgefallen wäre.
In der Nacht fahren die Kinder in die Höhe, machen ihren Anfall durch und schlafen sofort wieder ein, ohne durch die häufige Unterbrechung des Schlafes wesentlich beeinträchtigt zu werden. Allerdings kann der Keuchhusten für die Eltern von Kleinkindern sehr anstrengend werden, da sie ja das Kind immer wieder hochnehmen müssen, damit es besser husten kann. Bei schweren Fällen kann es zu unwillkürlichen Darm- und Blasenentleerungen kommen, auch Blutungen aus dem Mund und der Nase können auftreten.
Keuchhustenanfälle können durch plötzliche Anstrengungen ausgelöst werden sowie durch Weinen, Niesen, Essen und Trinken, durch Luftzug oder plötzliche Kälteeinwirkung, durch Hinausgehen in die Kälte oder durch Barfußlaufen auf kalten Steinen etc. In den späteren Stadien von Keuchhusten ist es charakteristisch, dass Emotionen, besonders Ärger, einen Anfall provozieren können.

Diese emotionsbedingten Anfälle können manchmal noch monatelang nach der eigentlichen Erkrankung anhalten, wenn diese nicht richtig ausgeheilt wurde.

Krankheitsdauer

Die Krankheit dauert etwa 6–12 Wochen. Nicht selten zieht sie sich über 3–4 Monate hin. Die Krankheit dauert erfahrungsgemäß sehr lange, wenn in der Familiengeschichte Fälle von Tuberkulose aufgetreten sind oder wenn das Kind sehr abgemagert ist. Einen erheblichen Einfluss auf die Dauer der einzelnen Anfälle, der einzelnen Stadien und der ganzen Krankheit haben das Allgemeinbefinden, das Alter des Kindes, die Jahreszeit und die hygienischen Verhältnisse, unter denen das Kind die Krankheit durchmacht.
Der Keuchhusten war früher eine gefürchtete Krankheit. Heutzutage verläuft er meist eher mild. Säuglinge können allerdings an dem hochgewürgten Schleim ersticken.

Komplikationen

Die häufigste Komplikation ist die Bronchitis. Wenn die Bronchien sehr stark betroffen sind, kann es zum langsamen Ersticken kommen oder zu einer Lungenentzündung. Jedoch gehört die Lungenentzündung zu den selteneren Komplikationen.
Eine ernsthafte Komplikation kann auch das Erbrechen darstellen, wenn nämlich das Kind sehr häufig erbricht und dadurch stark erschöpft wird, keine Nahrung mehr aufnehmen kann und sehr abmagert. Meist hat das Kind keine Lust mehr zur Essensaufnahme und erbricht sogar Flüssigkeit. Oft setzt auch Durchfall ein.
Bei jungen Säuglingen kann es zu einer Erweiterung der Lungenbläschen (Emphysem) oder zu einer Erweiterung der Bronchialzellen kommen. Ferner kann durch den Keuchhusten eine Tuberkulose reaktiviert werden oder als Folge in den nächsten Jahren auftreten.

Außer dem Nasenbluten gibt es manchmal Blutungen aus den Ohren, am gefährlichsten wird es jedoch, wenn ein Blutgefäß im Gehirn platzt. Dadurch kommt es zu heftigen Gehirnsymptomen, wie Krampfanfällen, halbseitiger Lähmung, Blindheit, Taubheit oder totalem Stimmverlust. All diese Symptome treten glücklicherweise heute kaum noch auf, da der Keuchhusten wesentlich leichter verläuft als früher. Aber was die Keuchhustenimpfung betrifft, so ist sie unter anderem gerade deswegen so umstritten, weil genau diese Krankheitsbilder durch die Impfung ausgelöst werden können.
Bei Keuchhusten kommt es häufiger vor, dass sich eine andere Infektionskrankheit dazugesellt oder folgt, wie z. B. Masern, Scharlach oder Windpocken. Natürlich ist dann das gesamte Krankheitsbild des Keuchhustens mit seinen Komplikationen wesentlich heftiger. Besonders bedenklich wird es, wenn sich Masern dazugesellen, da sich der Masernausschlag auf die Schleimhäute verlagern kann.

Allgemeine Maßnahmen

In erster Linie ist es wichtig, auf Sauberkeit und Hygiene zu achten. Erziehen Sie Ihr Kind dazu, dass es möglichst immer Taschentücher benutzt, wenn es hustet oder sich die Hand vor den Mund hält. Jegliche Absonderungen aus der Nase oder aus den Lungen sollten mit Taschentüchern aufgefangen und nicht irgendwo verschmiert werden. Diese Taschentücher sollten in einem Plastikmüllbeutel gesammelt und möglichst schnell in die Mülltonne geworfen werden.
In der ersten Zeit des katarralischen Stadiums wird der trockene, häufige Husten am besten durch Bettruhe, warme oder kalte Getränke sowie durch Einatmung von Wasserdämpfen erleichtert.
Sorgen Sie dafür, dass sich Ihr Kind genügend im Freien aufhält und dass die Atmosphäre zu Hause ruhig und harmonisch ist. Manchmal können auch bei einem Hustenanfall Ablenkungen kleine

Wunder vollbringen. Hochgebirgsluft wirkt sich sehr heilsam bei Keuchhusten aus. Durch Druckkammern, die in manchen Kliniken vorhanden sind, kann ein ebensolches Resultat erzielt werden. Im Ganzen gesehen erfordert das Begleiten eines Kindes durch den Keuchhusten Ihrerseits viel Besonnenheit und Geduld.

Die Ernährung

Bei der Ernährung ist darauf zu achten, dass alles, was einen Hustenanfall auslösen kann, vermieden wird, vor allem Brot, Zwieback, Kuchen, Müsli, also alle grobkörnigen oder krümeligen Nahrungsmittel. Selbst Grieß und Zwiebackbrei können einen Hustenanfall auslösen. Besser verträglich sind Breie aus ganz fein gemahlenem Mehl, wie z. B. Kartoffelmehl.

Grundsätzlich sind bei allen Infektionskrankheiten die frischen Obst- oder Gemüsesäfte den Fabriksäften vorzuziehen, da sie wichtige Vitamine und Vitalstoffe enthalten. Die fertigen Säfte machen das Blut sauer, die frisch gepressten machen es basisch.

Natürlich ist es bei allen Infektionskrankheiten wichtig, das Kind niemals zum Essen zu zwingen. Aber beim Keuchhusten ist besonderer Wert darauf zu legen, da durch den Widerstand und Ärger des Kindes schlimme Hustenanfälle ausgelöst werden können.

Behandlung

Durch die homöopathische Behandlung wird der Verlauf sehr verkürzt und dadurch die Ansteckungsgefahr wesentlich gemildert. Solange Ihr Kind unter den typischen Keuchhustenanfällen leidet, sollte es nicht in den Kindergarten. Die Ansteckungsgefahr ist im ersten Stadium am größten und wird im Verlauf der Erkrankung immer geringer. Vorsorglich sollten Sie Ihre Freunde und Bekannten darüber informieren, dass Ihr Kind Keuchhusten hat. Die

Reaktionen werden unterschiedlich ausfallen, manche haben mehr Angst, manche weniger. Auf jeden Fall besteht die Möglichkeit, sich homöopathisch vor Keuchhusten zu schützen.* Mit der Homöopathie setzt der Schutz unverzüglich ein, was besonders für Kleinkinder unter neun Monaten sehr wichtig ist. Mit der schulmedizischen Impfung soll erst nach drei Impfungen ein Schutz aufgebaut werden, d. h. im neunten Monat. Trotzdem kann es hier zu besonders schweren Fällen von Keuchhusten kommen. Jedoch haben wir erlebt, dass der homöopathische Schutz allen anderen prophylaktischen Maßnahmen weitaus überlegen ist.
Die meisten Patienten, die wir wegen Keuchhusten behandeln, kommen erfahrungsgemäß nicht am Anfang, sondern erst dann, wenn sich der Keuchhusten richtig manifestiert hat, was durch das Erbrechen und die Krampfanfälle deutlich wird. Sie haben vorher entweder nichts gegen den Husten unternommen, sofern es sich um einen leichten Husten gehandelt hat, oder sie haben schon alle möglichen Mittel ohne Erfolg ausprobiert. Aus diesem Grund haben wir die Mittel für das erste, zweite und dritte Stadium sowie für kleine Kinder und alte Menschen getrennt aufgeführt.

- Die wichtigsten Mittel für das *erste Stadium* sind in der Reihenfolge ihrer Häufigkeit: Belladonna, Drosera, Arnica, Nux vomica, Pulsatilla, Coccus cacti, Hepar sulfuris, Corallium rubrum, Kalium bichromicum, Naphthalin, Rumex, Zincum und Sambucus.
- Die Mittel für das *zweite Stadium* sind in der Reihenfolge ihrer Häufigkeit: Ipecacuanha, Carbo vegetabilis, Cuprum metallicum und Ferrum phosphoricum.

---

* Siehe Homöopathischer Ratgeber. »Die homöopathische Prophylaxe«, HR 4, Lage & Roy Verlag, oder wenden Sie sich an speziell darin ausgebildete Homöopathen, siehe www. lage-roy.de.

- Wenn es im zweiten Stadium zu blutigem Auswurf kommt, sind folgende Mittel, nach ihrer Häufigkeit geordnet, angezeigt: Arnica, Ipecacuanha, Drosera, Ferrum phosphoricum, Mercurius solubulis und Muriaticum acidum.
- Die Mittel für das *dritte Stadium,* nach ihrer Häufigkeit geordnet, sind: Arsenicum, Arnica, Staphisagria, Nux vomica, Ignatia, Colocynthus, Sepia und Bryonia.
- Für *kleine Kinder,* die schwächlich und abgemagert sind und Lymphdrüsenschwellungen haben, sowie für *alte Menschen,* die an Keuchhusten erkranken, sind die nachfolgenden Mittel sehr hilfreich: Barium carbonicum, Barium jodatum, Lycopodium, Sulfur, Hippozaenium (Malleinum) und Senega.

Mittel für das erste Stadium

Belladonna

ist in den ersten drei Wochen sehr wichtig, wenn sich die charakteristische Zusammenziehung der Kehle früh zeigt. Es ist eines der besten Mittel gegen Keuchhusten. Kennzeichnend sind die Plötzlichkeit der Anfälle, die Verengung des Halses, die Enge der Brust sowie der Blutandrang zum Gesicht und zum Nacken. Das Kind greift sich beim Anfall an den Hals und hält die Mutter vor Angst fest. In den späteren Stadien ist Belladonna wertlos, wenn es aber am Anfang gegeben wird, wird es den Husten sehr erleichtern und die Anfälle deutlich verkürzen.

Drosera

Der Husten klingt heiser mit langer, keuchender Einatmung, der starke Hustenanfälle mit ausgeprägter Erstickungsnot folgen. Der Husten ist schlimmer nach Mitternacht, er ist bellend, und bei fest sitzendem Auswurf kommt es zu Würgen und Erbrechen. Der

Husten verschlimmert sich bei Fortschreiten der Krankheit, sobald das Kind sich hinlegt und sein Kopf das Kissen berührt. Die Anfälle folgen sehr schnell aufeinander. Sie können auch durch Lachen, Spielen oder körperliche Anstrengung ausgelöst werden. Der Husten tut dem Kind im Bauch so weh, dass es sich das Zwerchfell hält. Der Auswurf ist fadenziehend, eiweißartig und gelblich.

Arnica

Bei Arnica gibt es solche heftigen Anfälle, dass scharf begrenzte, ausgedehnte Blutergüsse im Gewebe entstehen oder in den Bindehäuten kleine Gefäße platzen können. Durch den kräftigen Husten entsteht eine Art Muskelkater der Atemmuskulatur mit Wundheitsgefühl. Der ganze Körper fühlt sich wie zerschlagen und kraftlos an durch die Anstrengung. Bei den Anfällen muss sich das Kind irgendwo festhalten, sonst verliert es das Gleichgewicht und fällt auf den Boden. Es presst seinen Kopf gegen den Boden, um das Gleichgewicht wieder zu erlangen. Die Anfälle schütteln das Kind furchtbar und schmerzen sehr. Danach weint es bitterlich.

Nux vomica

Dies ist ein sehr nützliches Mittel bei spastischen Krämpfen des Rachens und der Brust. Der Husten ist häufig, hart und trocken. Er beginnt sehr früh am Morgen und ist dann trocken und hart, während er später am Tag, besonders am Abend, von blutigem Auswurf begleitet wird. Kinder, die Nux vomica brauchen, haben Verstopfung, Kopfschmerzen, sind leicht gereizt und heftig. Manchmal ist ihre Leber geschwollen.

Pulsatilla

Es erweist sich manchmal als ein sehr wichtiges Mittel im ersten Stadium, wenn der Husten locker ist und die Magen-Darm-Symptome in den Vordergrund treten. Das Kind erbricht bei jedem

Hustenanfall Schleim. Im Großen und Ganzen sucht das Kind kühle, frische Luft, fühlt sich draußen wohler und hustet nicht im Freien, außer wenn es sich sehr stark körperlich anstrengt. Wenn es dagegen wieder in einen warmen Raum kommt, können die Hustenanfälle ausgelöst werden, und es kann auch anfangen zu frieren. In warmen Zimmern genügen schon geringste körperliche Anstrengungen, um einen Hustenanfall auszulösen. Abends im Bett können die Hustenanfälle den Schlaf längere Zeit verhindern. Danach wird das Pulsatilla-Kind meistens durchschlafen.

Coccus cacti

Das Coccus-cacti-Kind wacht mit dem Hustenanfall auf. Er beginnt, sobald es die Augen öffnet, und endet mit Erbrechen, wobei ihm lange Fäden von klarem Schleim aus dem Mund bis zum Boden hinunterhängen. Dieses Kind verträgt Wärme in jeder Form schlecht, z. B. wenn es nachts im Bett warm wird oder warme Getränke zu sich nimmt. Schlecht geht es ihm aber auch nachts, bevor es ins Bett kommt und gegen 23.30 Uhr. Das Trinken von kaltem Wasser sowie alleine schon das Ausspülen des Mundes mit kaltem Wasser bessern die Beschwerden. Bei diesem Kind beginnt und endet der Tag mit Hustenanfällen.

Hepar sulfuris

Es kommt in Frage bei heiserem, kruppartigem Husten, der schlimmer wird, je näher die Nacht rückt. Das Kind spricht heiser, und der Husten klingt heiser. Der Husten wird durch das Einatmen kalter Luft und das Essen oder Trinken von etwas Kaltem ausgelöst.

Corallium rubrum

Es zählt zu den so genannten routinemäßig verabreichten Keuchhustenmitteln. Ein Leitsymptom dieses Mittels ist die Erstickungsnot vor dem Anfall, die auf eine starke neurotische Komponente hindeutet. Das Kind schnappt buchstäblich nach Luft und wird purpurblau im Gesicht, bevor das Bellen anfängt. Die kurzen Anfälle folgen schnell aufeinander. Es ist ein kurzer hackender Husten, der sich anhört wie eine Maschinenpistole.

Kalium bichromicum

Typisch sind Absonderungen von fadenziehendem Schleim. Die Absonderungen aus der Nase sind dick und gelb. Sie werden schlimmer nach dem Essen und durch tiefes Einatmen. Das Kind atmet schnell und oberflächlich, um Anfälle von Husten zu verhindern. Die Drüsen sind vergrößert, und es besteht ein allgemeiner Katarr der Nase, des Rachens und der Stirnhöhlen. Es hat einen raueren Husten als das Hepar-Kind, und es ist eher ein sägendes Geräusch.

Naphthalin

Es kommt in Frage, wenn die Anfälle außergewöhnlich lang und häufig sind. Das Kind kann ganz schlecht atmen. Naphthalin ist gekennzeichnet durch einen krampfartigen Husten, er ist kruppös, trocken, explosiv und zusammenschnürend. Die keuchende Einatmung am Ende ist besonders ausgeprägt. Katarralische Symptome sind kaum vorhanden. Die Anfälle sind so heftig, dass alle Anwesenden um das Leben des kleinen Patienten fürchten. Das Kind muss aufgesetzt werden, es wird sonst blau. Es kann nicht ausatmen. Deshalb ist dieses Mittel wichtig bei Keuchhustenanfällen, die in die asthmatische Richtung gehen. Das Kind verschluckt sich grundsätzlich am Essen, und es kommt nach dem Essen zum Erbrechen durch die Anfälle. Die Anfälle sind nachts häufig, am Tag weniger; sie werden durch Sprechen ausgelöst.

Rumex

Typisch ist ein trockener, hackender, andauernder, erschöpfender Husten. Der Hustenreiz sitzt unterhalb des Brustbeins, und es kitzelt ständig. Kälte in jeder Form, selbst das Aufdecken des kleinen Fingers, löst einen Hustenanfall aus. Auch wenn das Kind sehr warm angezogen ist, kann es nicht lange draußen spielen, da es unaufhörlich hustet. Sobald es wieder im warmen Zimmer ist, hören die Anfälle auf. Die Stimmbänder werden angegriffen, und die Stimme klingt heiser und belegt.

Zincum metallicum

Auch für Zink sind Krämpfe kennzeichnend. Während der Anfälle hält das kranke Kind irgendetwas mit all seiner Kraft fest, um sich zu kontrollieren. Es besteht sehr große Unruhe, besonders der Füße. Es kommt zu unwillkürlichem Wasserlassen und Stuhlgang.

Sambucus nigra

Es handelt sich um einen feuchten Husten mit starker Schleimbildung. Es wird auch sehr viel Schleim abgehustet, der zäh ist und süßlich oder salzig schmeckt; manchmal hat er auch einen fauligen Geruch. Die Verschlimmerungszeit ist um Mitternacht. Wenn das Kind anfängt, im Schlaf zu husten, hört sich der Husten trocken an. Sobald das Kind aufwacht, fängt es auch an, sehr stark zu schwitzen.

Mittel für das zweite Stadium

Ipecacuanha

Es ist ein wichtiges Mittel, wenn Erbrechen im Vordergrund steht. Typisch ist ein würgender, erstickender Husten. Die Anfälle folgen schnell hintereinander, begleitet von reichlichem, zähem, eiweißartigem Schleim, der Erbrechen auslöst. Das Kind erschlafft während des Anfalls oder auch erst danach, es wird tödlich blass, und kühler Schweiß bedeckt es.

Carbo vegetabilis

Es ist ein wichtiges Mittel, wenn die bisherige Behandlung wenig erfolgreich war oder die Mittel nur kurz halfen. Der Husten wird stetig schlimmer. Hier treten die Beschwerden des Verdauungstraktes in den Vordergrund, sodass das Kind fast keine Nahrung mehr bei sich behalten kann. Auch auf die gesunde Kost, die von der Mutter angeboten wird, hat es überhaupt keine Lust. Es möchte nur schwer verdauliche Speisen, wie z. B. Pfannkuchen, süße Puddings, Pommes frites, Pizza, Bratkartoffeln usw. essen. Die Anfälle werden durch Wärme und Anstrengung ausgelöst. Dieses Mittel kommt besonders da zum Einsatz, wo die gute Wirkung von Pulsatilla nachlässt.

Cuprum metallicum

Es ist angezeigt, wenn der Husten sehr krampfhaft ist und die Hustenanfälle sehr lange anhalten. Das Kind wird zyanotisch (Blauverfärbung des Gesichts), es kann kaum mehr atmen, und durch die große Anstrengung beim Einatmen erbricht es jede Speise krampfartig. Es ist sehr nervös, wodurch plötzliche Anfälle entstehen, die fast immer in Krämpfen enden, welche in den Fingern und Zehen beginnen oder sich nur auf diese Körperteile beschränken. Die Anfälle erschöpfen das Kind sehr, es schläft unruhig, wacht mitunter auf und verlangt etwas zu essen, am liebsten Schokolade, welche es wieder erbricht. Dieses Symptom muss allerdings nicht immer vorhanden sein. Bei Kindern, die unter noch größerer Erschöpfung leiden und denen Cuprum metallicum nicht so eindeutig hilft, kann sich Cuprum arsenicosum als sehr wichtiges Mittel erweisen.

Ferrum phosphoricum

Das Ferrum-phosphoricum-Kind ist schwächlich, blass und eher anämisch (blutarm). Allerdings bekommt es durch die geringste Anstrengung, so auch durch den Husten, leicht ein blühendes Aussehen mit richtig roten Apfelbäckchen. Es hat einen wechselhaften Appetit, jedoch neigt es durch die Hustenanfälle sehr leicht zum Erbrechen. Ein weiteres wichtiges Symptom ist das Nasenbluten. Wenn sich das Kind überfordert fühlt oder wenn es sich sehr stark körperlich angestrengt hat, kann es schreckliche Hustenanfälle bekommen.

Mittel für das dritte Stadium

Arsenicum album

Dies Mittel kommt in Frage, wenn das Kind durch den Keuchhusten sehr geschwächt und mitgenommen ist. Durch die geringste körperliche Anstrengung bricht der Husten wieder aus, selbst wenn die starken Anfälle schon abgeklungen sind, wodurch das Kind noch weiter entkräftet wird. Das Kind ist leicht gereizt, besonders wenn es seine Aufgaben und Pflichten nicht so gut erfüllen kann, wie es gerne möchte. Dann kann es auch manchmal sehr zornig werden, was wiederum starken Husten auslöst.

Arnica

wurde bereits bei den Mitteln für das erste Stadium beschrieben. Es ist aber auch sehr häufig im dritten Stadium angezeigt.

Staphisagria

Dieses Mittel kommt in Frage, wenn sich das Kind von den Eltern nicht richtig aufgenommen fühlt und unter Druck steht. Die Schonzeit und die besondere Anteilnahme der Eltern sind vorbei.

Die normalen Bedingungen des Alltags werden wieder durchgesetzt, und das gefällt dem Kind nicht. Es bekommt starke Hustenanfälle vor Ärger, hinter dem sich ein stiller Kummer verbirgt.

Nux vomica

Auch bei dem Nux-vomica-Kind ist die Schonzeit jetzt abgelaufen. Es möchte viele Sachen, die es während der Krankheit nicht machen konnte, in Angriff nehmen. Dies macht es sehr ungeduldig, und der geringste Widerstand von anderen bringt es auf die Palme, wodurch natürlich Hustenanfälle ausgelöst werden.

Ignatia

Das Ignatia-Kind hat die durch die Krankheit bedingte Schonzeit nicht richtig ausnutzen können. In einem gewissen Sinne möchte es die Krankheit gerne noch etwas behalten. Besonders, wenn ihm von den Eltern ein Riegel vorgeschoben wird, reagiert es mit einem Hustenanfall, um den Widerstand der Eltern zu brechen.

Colocynthus

In gewissem Sinne ist das Colocynthus-Kind ähnlich wie das Ignatia-Kind, aber es möchte nicht leiden. Besonders empfindlich reagiert es auf das Schimpfen der Eltern, und zwar mit schweren Hustenanfällen, sodass die Eltern sich richtig schuldig fühlen.

Sepia

Das Sepia-Kind hat keine Lust, irgendwelche Pflichten des Alltags zu erfüllen, und möchte daher am liebsten alleine gelassen werden. Sobald es gefordert wird, reagiert es mit heftigen Hustenanfällen.

Bryonia

Das Bryonia-Kind versucht wieder in den normalen Alltag zurückzufinden, aber in seinem normalen, sehr langsamen Rhythmus.

Wenn es gehetzt wird, kann es daher leicht in einen Wutanfall ausbrechen, der mit einem Hustenanfall verbunden ist.

Pertussinum

Die Keuchhusten-Nosode – ein Mittel für alle Stadien

Man könnte durch das Lesen von manchen Büchern und Broschüren den Eindruck bekommen, dass es ausreicht, jeden Keuchhusten mit Pertussinum zu behandeln. Zum Teil wird dies auch praktiziert. Jedoch unterliegen die *Nosoden* (homöopathisch potenzierte Krankheitserreger) dem gleichen homöopathischen Heilgesetz »Similia similibus curantur« wie alle anderen Mittel auch.

Wenn dieses Mittel das richtige ist, dann können wir eine stetige Besserung erwarten. Aber eine abgeschwächte Form des Keuchhustens weist nicht auf Pertussinum als das Similimum (das ähnlichste Mittel) hin, sondern höchstens auf ein Simile, ein ähnliches Mittel. Wenn es sich um ein sehr abwegiges Simile handelt, führt dies meistens zu einer Unterdrückung und nicht zu einer Heilung des Keuchhustens.

Eine Unterdrückung können Sie daran erkennen, dass sich das Allgemeinbefinden des Kindes nicht im gleichen Maße bessert wie der Keuchhusten oder sogar schlechter wird. Wenn es sich um eine Unterdrückung handelt, bricht der Keuchhusten nach dem Absetzen des Pertussinums in aller Heftigkeit wieder aus.

Für Säuglinge ist Pertussinum allerdings aus verschiedenen Gründen immer ein sehr wichtiges Mittel. Säuglinge neigen dazu, den Keuchhusten in seiner heftigsten Form zu bekommen, und Nosoden sind generell sehr wichtige Mittel bei schweren Verläufen von Infektionskrankheiten. Je kleiner das Kind ist, umso unspezifischer ist der Keuchhustenverlauf, und das ist auch ein Argument, um die Nosoden einzusetzen. Und letztendlich können wir bei der Behandlung von Säuglingen nicht zu viel kostbare Zeit verstreichen lassen, um ggf. ein noch besser passendes Mittel zu finden. Wenn

Pertussinum auch nicht immer das passendste Mittel für Säuglinge sein mag, so ist es doch in jedem Falle sehr nahe daran.
Pertussinum kann man auch dann einsetzen, wenn unsere sorgfältig gewählten Mittel weder die Anfälle richtig in den Griff bekommen noch das Allgemeinbefinden des Kindes wesentlich verbessern. Ferner ist Pertussinum angezeigt, wenn sich zwar das Allgemeinbefinden wesentlich bessert und auch die Anfälle viel weniger werden, aber die Krankheit letztendlich doch nicht zu einem Schlusspunkt kommt und sich in die Länge zieht.

Die Behandlung schwacher, abgemagerter kleiner Kinder und älterer Menschen

Barium carbonicum
ist wichtig bei alten Menschen, die als Kinder chronisch entzündete und vergrößerte Mandeln und Drüsen hatten mit häufigen akuten Mandelentzündungen. Auch abgemagerte Kinder sprechen auf Barium carbonicum gut an. Der Husten wird ausgelöst durch Kitzeln in Hals und Magengrube. Es ist ein krampfhafter Husten, morgens erschwerter, gelber, zäher, stärkeähnlicher Auswurf, der oft salzig schmeckt. Diese Kinder haben Angst vor Fremden. Alte Menschen, die dieses Mittel brauchen, verhalten sich wieder wie Kinder.

Barium jodatum
Dieser Typ reagiert zwar auch auf Kälte mit einer Mandelentzündung, friert jedoch nicht so leicht wie der Barium-carbonicum-Mensch. Es passt besonders gut für Menschen, die eine Neigung zur Tuberkulose haben und deren Bauchdrüsen verhärtet sind.

Senega
passt besonders für alte Menschen, die schon eine Erweiterung der

Lungenbläschen (Emphysem) haben oder bei denen die Gefahr besteht, dass sich durch den Keuchhusten ein Emphysem entwickelt. Der Kranke spürt eine Schwere auf der Brust. Ein Brennen und Kitzeln im Kehlkopf löst einen erschütternden Hustenanfall aus. Die Brust steckt voller Schleim oder fühlt sich zumindest so an. Es kommt viel zäher, eiweißartiger Schleim, der teilweise sehr übel riecht, vor allem morgens. Die Keuchhustenanfälle sind jedoch abends schlimmer.

LYCOPODIUM
wird rein aufgrund der konstitutionellen Symptomatik gegeben. Die gesamte Bauch- und Magengegend ist erschlafft. Die meisten Speisen sind unverträglich und verursachen große Beschwerden mit Blähungen. Der Kranke ist eher verstopft. Der Husten ist trocken, hohl und stoßartig, schlimmer am frühen Abend bis Mitternacht. Der Patient schwitzt bei der geringsten Anstrengung, friert aber sofort, wenn er ein Kleidungsstück ablegt.

SULFUR
ist ein hilfreiches Mittel, wenn wenig oder keine besonderen Symptome vorhanden sind oder bisher kein Mittel durchschlagend geholfen hat. Dem Patienten ist eher warm, er hat keinen richtigen Appetit, aber Durst.

HIPPOZAENIUM (MALLEINUM)
hilft alten Menschen mit tuberkulinischer Vorgeschichte, deren gute Gesundheit durch die Bronchialproblematik über die Jahre gelitten hat. Es ist so viel Schleim vorhanden, dass sie fast daran ersticken. Sie können den Schleim wegen der starken Entkräftung, und weil er so fest sitzt und zäh ist, schlecht abhusten. Der Auswurf ist meist von grünlicher Farbe.

Die Keuchhustenimpfung

Meldepflicht besteht seit 1961 nur noch für Keuchhustentodesfälle. Seitdem haben wir keine zuverlässigen Daten mehr über das Auftreten von Erkrankungen. Seit 1983 liegt die Sterberate bei Keuchhusten zwischen 2 und 8 Fällen pro Jahr. Im Jahre 1992 gab es unter 80 Millionen Deutschen 3 Todesfälle durch Keuchhusten laut den Angaben des Statistischen Bundesamtes in Wiesbaden. Eine Untersuchung (Stickei und Pachler) aus dem Jahre 1980 an 5485 stationär aufgenommenen, an Keuchhusten erkrankten Kindern ergab, dass 438 Kinder gegen Keuchhusten geimpft waren. Die Autoren stellen fest: »Darüber hinaus führt der Keuchhustenimpfstoff bei fast jedem Säugling zu Nebenwirkungen und in seltenen Fällen zu schweren Komplikationen mit Dauerschäden ... Auf-

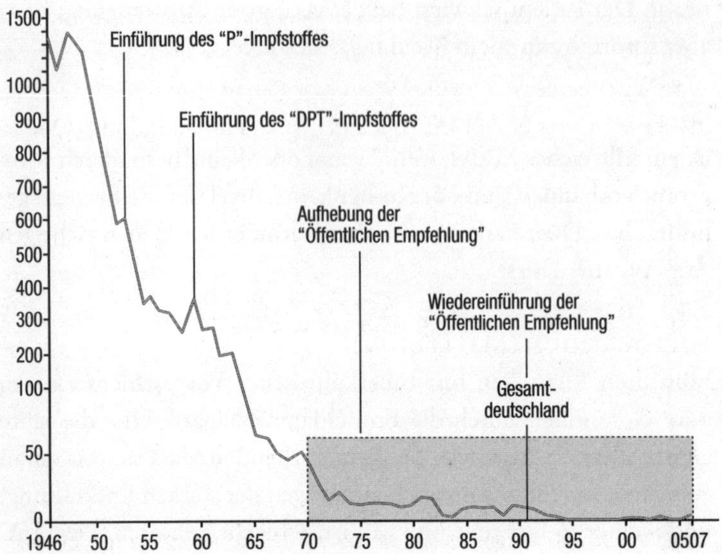

Sterbefälle an Keuchhusten in Deutschland 1946–2007
(Quelle: Statistisches Bundesamt, Wiesbaden)

fallend ist die niedrige Letalität (Sterberate) des Keuchhustens …«
Die Wahrscheinlichkeit, an der Keuchhustenimpfung zu sterben, ist wesentlich größer als an Keuchhusten.

In der ehemaligen DDR wurden 132 Impfschäden durch die DPT- und Pertussisimpfung anerkannt. Davon starben 23 Kinder. Die Tabelle auf Seite 250 zeigt, dass das Risiko, an Keuchhusten zu erkranken, mit der Keuchhustenimpfung zunimmt. Von 142 Wiener Kindern, die 1965 an Keuchhusten erkrankten, waren 60,6 %, also 86 Kinder, gegen Keuchhusten geimpft.

Ein Allgemeinarzt auf den Shetlands zeichnete im Jahre 1979 die Krankheitsgeschichten von 134 Kindern auf, die im Zuge einer Epidemie an Keuchhusten erkrankten. Von diesen waren 93 geimpft.

Ein weiteres Beispiel für die hohe Erkrankungsrate der gegen Keuchhusten geimpften Kinder kommt aus Maryland. Obwohl fast die gesamte Bevölkerung (98 %) dreifach gegen Keuchhusten geimpft wurde, zeigte sich 1982 in Maryland eine starke Vermehrung der Keuchhustenfälle. Mehr als 50 % der Erkrankten musste eine Woche oder noch länger stationär behandelt werden. 18 % der Patienten unter einem Jahr bekamen Lungenentzündung (Quelle: Jama, B. 7. 1983).

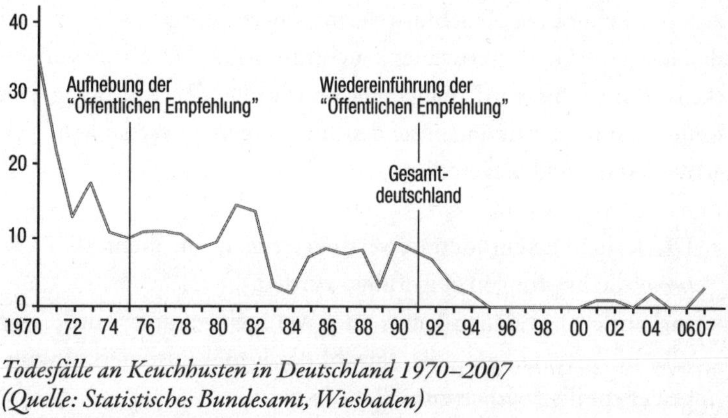

Todesfälle an Keuchhusten in Deutschland 1970–2007 (Quelle: Statistisches Bundesamt, Wiesbaden)

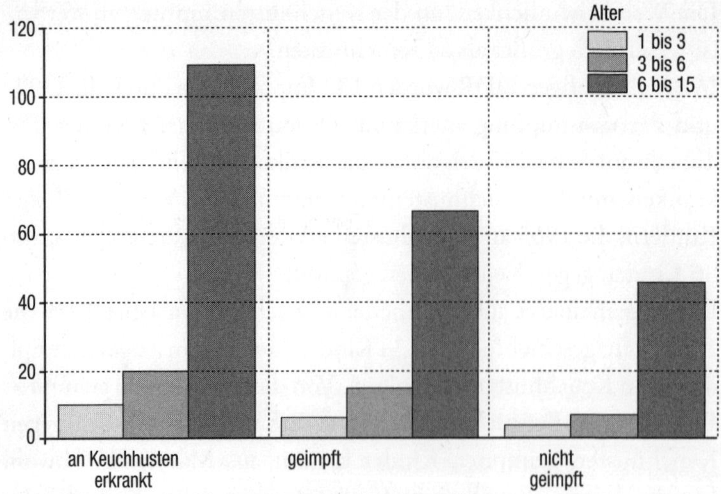

Impfzustand an Keuchhusten erkrankter Wiener Kinder (1965) (Quelle: H. W. Hayek)

Eine Untersuchung von Prof. Steward in Schweden kommt zu der beunruhigenden Feststellung, dass 70 % der Erwachsenen, die an Keuchhusten erkranken, von geimpften Kindern angesteckt wurden. Es war vor Einführung der Keuchhustenimpfung nur bekannt, dass der Schutz vor Keuchhusten im höheren Alter nachlässt und sich dann die Großeltern eines keuchhustenkranken Kindes anstecken können. Es wird manchmal behauptet, der Rückgang von Keuchhustenerkrankungen sei den Impfungen zu verdanken. Folgende Fakten widerlegen dies:

- Die Keuchhustentodesrate verringerte sich um mehr als 75 %, *bevor* die Impfungen eingeführt wurden.
- In Ländern, in denen kaum oder weniger geimpft wurde, wie z. B. in Ägypten, ging die Anzahl der Keuchhustenerkrankungen ebenfalls deutlich zurück.

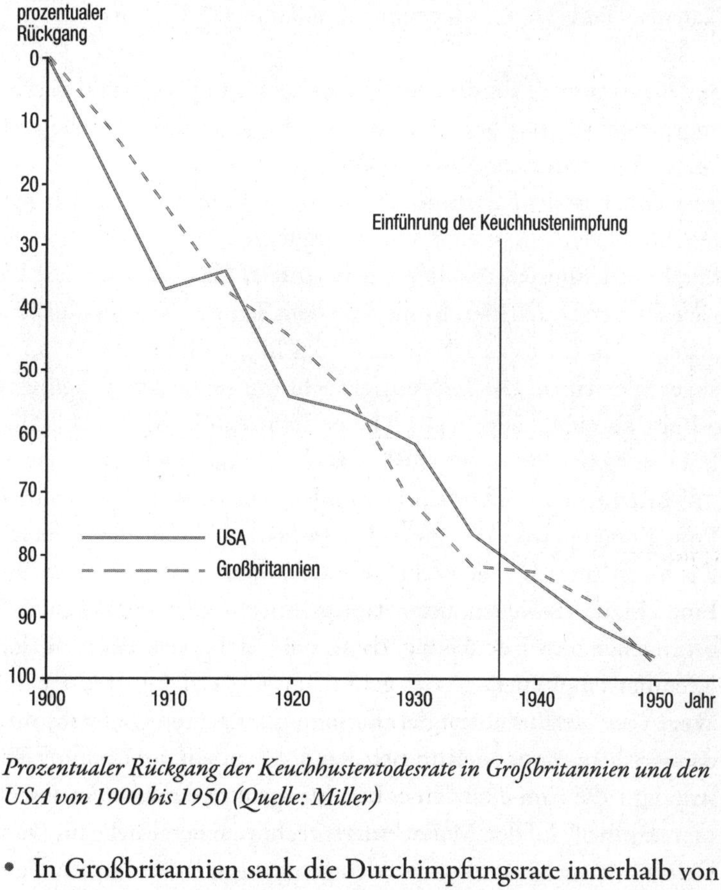

Prozentualer Rückgang der Keuchhustentodesrate in Großbritannien und den USA von 1900 bis 1950 (Quelle: Miller)

- In Großbritannien sank die Durchimpfungsrate innerhalb von drei Jahren um die Hälfte. Anschließend erkrankten, trotz Anstiegs der Geburtenrate, 25 % weniger Kinder an Keuchhusten, wobei die Zahl der Todesfälle um fast die Hälfte zurückging (Quelle: The Lancet, 18.1.1978).

Es wird ferner behauptet, die Impfung schütze vor Keuchhusten. Tatsächlich trat aber ein hoher Anteil von 30–50 % aller Keuchhustenerkrankungen bei vollständig geimpften Kindern auf (in Kanada, den USA, Großbritannien im Jahre 1974).

Als ein Argument für die Durchführung der Impfung wird häufig angegeben, sie solle besonders die Säuglinge schützen, da diese ja keinen mütterlichen Abwehrkörper gegen Keuchhusten hätten. Tatsächlich ist der Keuchhusten aus diesem Grund am gefährlichsten für Neugeborene und junge Säuglinge. 70 % der Todesfälle durch Keuchhusten treten vor dem dritten Lebensmonat auf. Es wird aber erst im dritten Monat mit dem Schutz vor Keuchhusten angefangen, der erst nach dreimaligem Impfen im achten Monat abgeschlossen ist. Die Impfung erreicht die gefährdete Säuglingsgruppe also überhaupt nicht. Dieser Tatbestand, ebenso die hohe Rate an Nebenwirkungen, führte dazu, dass die Impfung im Jahre 1975 nicht mehr öffentlich empfohlen wurde. Nachdem jedoch Prof. Ehrengut von der ständigen Impfkommission des Robert-Koch-Institutes, der sich sehr für die Aufhebung der öffentlichen Empfehlung der Keuchhustenimpfung eingesetzt hatte, in Pension gegangen war, wurde die Keuchhustenimpfung seit 1991 wieder öffentlich empfohlen.
Wegen der Gefährlichkeit der Impfung (plötzlicher Kindstod, Autismus etc.) rieten weiterhin viele Kinderärzte von der Impfung ab. Anfang 1996 kam deshalb ein neuer, angeblich nebenwirkungsarmer Impfstoff auf den Markt, der gentechnisch hergestellt ist. Dies verleitete manche Kinderärzte, den genmanipulierten Impfstoff zu verharmlosen und ihn bedenkenlos einzusetzen. So berichteten uns drei Mütter, sie hätten ihre Ärzte beim Impftermin gefragt, ob es nicht riskant sei, das Kind jetzt zu impfen, da es gerade einen Schnupfen hätte. Alle Ärzte versicherten den besorgten Müttern, dieser Impfstoff sei harmlos und frei von Nebenwirkungen. Nach der Impfung stellten sich bei allen drei Kindern schwerste körperliche und geistige Behinderungen ein. Die Kinder sind mit 1½ Jah-

ren unter den Entwicklungsstand eines drei Monate alten Säuglings gesunken.

Nebenwirkungen

Die offiziellen Informationen über die Nebenwirkungen der Keuchhustenimpfung variieren sehr stark. So heißt es z. B. in dem Heftchen »Geimpft – Geschützt«, das vom Bayerischen Gesundheitsministerium herausgegeben wird: »Lokale Rötung und Schwellung sowie flüchtige Hauterscheinungen, gelegentlich auch kurz anhaltendes Fieber und Kreislaufreaktionen kommen meist wenige Stunden nach der Impfung vor. Extrem selten wurden Komplikationen von Seiten des Zentralnervensystems beobachtet.«

Auf dem Beipackzettel der Pharmafirma SmithKline Beecham und Aventis Pasteur (Pac Mérieux®) wurden dagegen im zeitlichen Zusammenhang mit der Impfung gelegentlich folgende Ereignisse beobachtet: Unruhe, ungewöhnliches Schreien von über einer Stunde, Krämpfe, Unverträglichkeitsreaktionen mit Kreislaufbeteiligung und neurologischen Komplikationen, Guillain-Barré-Syndrom, niedriger Blutdruck, Schwellung der Fontanelle, Nervenerkrankungen, Anorexie (Magersucht), Nervosität, Müdigkeit, schockähnlicher Zustand, Durchfall, Verstopfung, Erbrechen. Während der klinischen Studien wurden beobachtet: selten entzündliche Hauterkrankungen, Ekzeme, virale Infektionen, Mittelohrentzündung; gelegentlich Husten, Schnupfen, Bronchitis und andere Infektionen der oberen Luftwege. Ferner wird darauf hingewiesen, dass bei versehentlicher Injektion in ein Blutgefäß Reaktionen bis zum Schock auftreten können.

Nach dem Beipackzettel nimmt die Häufigkeit der Reaktionen mit der Anzahl der Impfungen zu. 8,9 % der erstgeimpften Kinder reagierten mit Fieber von 38–39 °C. Bei der 4. und 5. Auffrischimpfung waren schon 17,7 % der Kinder betroffen. Die Pharmafirma rät dazu, die Kinder nicht zu impfen, falls diese mit Krampfanfällen in den ersten drei Tagen auf die erste Impfung reagiert haben. Ferner wird darauf hingewiesen, dass der Impferfolg bei einer immunsuppressiven Therapie oder bei angeborener oder erworbener Immunschwäche wie bei allen anderen Impfungen eingeschränkt oder in Frage gestellt sein kann. Obwohl die Impfung aller Wahrscheinlichkeit nach nicht in der gewünschten Weise anschlagen wird und zusätzlich das Immunsystem des Kindes erheblich schwächt, wird allerdings nicht davon abgeraten, HIV-infizierte Kinder zu impfen. Kinder mit einer fortschreitenden neurologischen Erkrankung sollten dagegen nicht gegen Keuchhusten geimpft werden. Der Hersteller gibt ferner an, dass vor jeder Impfung eine genaue Befragung zur Krankengeschichte und eine gründliche Untersuchung auf Impffähigkeit zu erfolgen haben. Auf bestehende Erkrankungen oder Nebenwirkungen nach vorausgegangenen Impfungen ist dabei besonders zu achten, u. U. ist die Impfung bis zur Klärung der Ursachen auszusetzen.

Auch vom Gesetz her ist der Arzt verpflichtet, vor einer Impfung aufzuklären. Wenn dies unterlassen wurde, kann der Arzt im Falle eines Impfschadens schadensersatzpflichtig gemacht werden. In der kleinen Schrift des bayerischen Gesundheitsministeriums fehlt dieser wichtige Hinweis. Stattdessen wird hier der Eindruck vermittelt, die Eltern hätten selbst die Verantwortung für die Impfung zu tragen. Dies müssen sie jedoch nur, wenn sie vorher ausführlich über die Impfkomplikationen aufgeklärt wurden. Dort heißt es: Über Hinderungsgründe bei einer geplanten Impfung sowie über die »erforderlichen zeitlichen Abstände zu vorausgegangenen oder nachfolgenden Impfungen ist im Einzelfall der Arzt zu befragen«. Der Arzt sollte jedoch die Eltern unaufgefordert über mögliche Nebenwirkungen der Impfung aufklären. Ferner fehlt in dieser Broschüre der wichtige Hinweis, dass das Kind zum Zeitpunkt der Impfung ganz gesund sein muss.

Im Beipackzettel heißt es dazu: »Bei bekannten schweren allergischen Reaktionen auf die Bestandteile des Impfstoffes darf nicht geimpft werden. Wie bei allen anderen Impfstoffen sind Personen mit einer akuten schweren und mit Fieber einhergehenden Erkrankung von einer Impfung zurückzustellen.« Die Beobachtungen über die Nebenwirkungen des Impfstoffes beziehen sich nur auf die ersten 48 Stunden. Es ist aber bekannt, dass es auch noch Tage bis Wochen nach der Impfung zu starken Störungen kommen kann.

Nach einer amerikanischen Studie unterliegen Kinder, die gegen Keuchhusten geimpft wurden, einem fast 4000-mal höheren Risiko, Langzeitschäden durch die Impfung davonzutragen, als Ungeimpfte durch die Krankheit selber. In dem Buch von Coulter und Fisher »DPT – ein Schuss ins Dunkle« werden folgende Zahlenverhältnisse angegeben:

Es treten durchschnittlich pro Jahr in den USA 34 048 Keuchhustenfälle auf, die in 10 Fällen tödlich verlaufen und in 3 Fällen zu Langzeitschäden führen. Im Vergleich dazu kommt es bei 35 000 geimpften Kindern zu krankhaften Reaktionen auf die Impfungen. Die Dunkelziffer dieser Zahl liegt wesentlich höher, denn nicht alle Ärzte bringen Krankheiten im Anschluss an eine Impfung mit dieser in Zusammenhang. Von diesen 35 000 Kindern sterben 943, langzeitgeschädigt sind 11666. Hier sehen wir, dass die Impfung erstens nicht schützt, weil trotzdem 34 048 Kinder jedes Jahr an Keuchhusten erkranken, und zweitens kommen Todesfälle nach Impfungen fast 100-mal häufiger vor als nach Keuchhusten.

Lernstörungen als Folge der Keuchhustenimpfung: Die Keuchhustenimpfung wird in Tierversuchen benutzt, um einen anaphylaktischen Schock herbeizurufen und dadurch eine akute autoimmune Enzephalomyelitis (allergische Enzephalitis) auszulösen. Aufgrund dieser Tatsache vermuten Experten, dass die postvaccinale Enzephalitis die größte Ursache für Behinderungen und Lernschwierigkeiten in den USA sein könnte (Quellen: Cerry u. a.; Coulter).

Plötzlicher Kindstod als Folge der DPT-Impfung: Von 103 Kindern, die am plötzlichen Kindstod (Krippentod) starben, erhielten 70 % bis zu drei Wochen vorher die DPT-Impfung, eine Kombinationsimpfung gegen Diphtherie, Pertussis (Keuchhusten) und Tetanus (Quelle: Miller).

Es wird immer behauptet, dass der Krippentod durch die Bauchlage der Säuglinge zustande kommt. Das alleine scheint aber nicht die Ursache zu sein. Auffällig ist der Zusammenhang mit der Impfung, der in der Öffentlichkeit leider nicht erwähnt wird. So fiel z. B. in Schottland nach Einstellung der Impfung die Krippentod-Rate, ohne dass die Mütter die Schlafposition der Babys geändert hatten (Quelle: Ponsonby 93).

Auch in Japan ist der Krippentod sehr stark zurückgegangen, seit die Babys nicht mehr im ersten Lebensjahr geimpft werden, sondern erst mit zwei Jahren (Quelle: J. D. Cherry, Jama 1990).

Warnung bei Risikogruppen

Nach Meinung des Bundesgesundheitsamtes sind folgende Risikogruppen nicht gegen Keuchhusten zu impfen:

- Wenn das Kind eine akute Infektionskrankheit (Schnupfen, Husten, Ohrenentzündung) oder Durchfall hat oder wenn es innerhalb eines Monats vor einer geplanten DPT-Impfung von einer solchen Krankheit genesen ist.
- Wenn bei einem Mitglied der Familie des Kindes nach einer DPT-Impfung schwere Komplikationen aufgetreten sind. Dies ist ein starkes Indiz für eine erbliche Veranlagung. Es gibt Berichte über zwei, drei und vier impfgeschädigte Kinder in einer Familie.

- Ein Familienmitglied hat an Krämpfen oder neurologischen Störungen gelitten.
- Das Kind war eine Frühgeburt oder es hatte ein niedriges Geburtsgewicht.
- Das Kind hat nach der Geburt an einer Gehirnreizung gelitten, z. B. durch eine Zangengeburt, durch eine Meningitis oder eine verkrümmte Wirbelsäule.
- Allergien, die entweder bei dem Kind oder in der Familie auftreten können.

Die WHO empfahl 1975, Kinder nicht zu impfen, in deren Familien neurologische Störungen aufgetreten sind.
Die Kontraindikationen für eine Impfung sind nicht einheitlich. Der Vergleich zeigt, dass die Impfstoffhersteller aus Haftungsgründen im Allgemeinen mehr Nebenwirkungen von Impfungen auflisten als die Gesundheitsämter.
Sehr viele gesundheitliche Störungen, die durch die Impfung bedingt sind, werden jedoch wegen mangelnder Organisation und schlechter Aufklärung weder von den Eltern noch den Ärzten als eine Impffolge erkannt. Wenn die Impfungen nicht in dem Untersuchungsheft für Kinder, sondern in einem separaten Impfpass eingetragen werden, lassen sich Störungen nach der Impfung nicht so einfach mit der Impfung in einem Zusammenhang sehen.

Autismus und Allergien
Die Keuchhustenimpfung ist laut Recherchen von Harris Coulter, Autor von »Impfungen – der Großangriff auf Gehirn und Seele«, der Hauptverursacher von Autismus. Vor Einführung dieser Impfung war diese Krankheit unbekannt.
Diese Impfung ist auch der häufigste Auslöser von Allergien und steht im »Wettkampf« mit der Pockenimpfung, die den Heuschnupfen ausgelöst hat. Laut der Geschichte der Medizin ist der

Heuschnupfen nach Einführung der Pockenimpfung überhaupt erst aufgetreten!

Als die Impfungen noch einzeln verabreicht wurden, waren die SIDS-Fälle (plötzlicher Säuglingstod) hauptsächlich nach dieser Keuchhustenimpfung beobachtet worden. Wir haben bei der Behandlung von autistischen Kindern gute Fortschritte durch den sachgemäßen Einsatz der Pertussis-Nosode beobachtet. Daher kann man als Rückschluss den Zusammenhang zwischen der Keuchhustenimpfung und Autismus ziehen.

Im Gegensatz zur Diphtherie-Impfung löst die Keuchhustenimpfung immer noch kleinere oder größere Keuchhusten-Epidemien aus.

Fallbeschreibungen

Autismus nach Keuchhustenimpfung

Der 16-jährige Simon wurde von seinem Vater wegen Autismus zu uns in Behandlung gebracht. Es ist das dritte und letzte Kind der Eltern. Simon hat sich anfangs sehr gut entwickelt und war ganz gesund, mit elf Monaten konnte er schon gehen. Drei Tage nach der dritten Diphtherie-Tetanus-Keuchhusten-Impfung bekam er eine heftige Sinusitis und musste für einige Tage ins Krankenhaus. Dies wäre natürlich ein Grund gewesen, die vierte Auffrischimpfung nicht mehr durchzuführen. Offensichtlich wusste aber niemand über diese Zusammenhänge Bescheid, und die vierte Dreifachimpfung wurde ein Jahr später durchgeführt. Unmittelbar nach der Impfung wurde er apathisch, er reagierte erschreckt, wenn jemand ihn ansprach, und zog sich immer mehr zurück. Schließlich hörte er ganz auf zu sprechen. Niemand kam auf die Idee, dass es sich um einen Impfschaden handeln könnte. Der Vater erzählte, dass es vor jeder Impfung zu einem Streit mit seiner Frau kam, die als Kinderkrankenschwester eine Befürworterin aller Impfungen war. Der Vater hingegen hatte von seinem Gefühl her eine tiefe Abneigung gegen das Impfen. Erst nachdem er unseren »Homöopathischen Ratgeber: Impffolgen und ihre Behandlung« gelesen hatte, wurde ihm plötzlich ganz klar, dass es sich bei dem Autismus seines Sohnes um einen Impfschaden handelt.

Während der 14-jährigen Krankheit hat der Junge verschiedene Phasen von Autismus durchgemacht. Nachdem er nach der Impfung aufgehört hatte zu sprechen, fing er 3–4 Jahre später langsam wieder mit dem Sprechen an. Momentan sei er mehr in einer ruhigen Phase, sagte der Vater. Dies stellte sich so dar, dass er im Praxiszimmer ständig hin und her ging und ab und zu so laut aufschrie, dass es durch alle Räume drang. Er probiere bei Menschen, die er nicht kennt, gern seine Tricks aus, um zu sehen, wie sie auf ihn reagieren, erklärte der Vater. Eigentlich sei er sehr ängstlich in neuen Situationen und er versuche, seine Unsicherheit durch bestimmte Manöver zu überdecken. So gehe er z. B. auch an Fremde ganz nah heran und schaue ihnen in die Augen oder rieche an ihnen. In einer Menschenmenge schreie er plötzlich, um die Aufmerksamkeit zu erregen. Er brauche dauernd Zuwendung, sage und verlange es auch. Diese ruhige Phase bestehe erst seit einem halben Jahr, davor war er sehr aggressiv. Er tobte, lief von zu Hause weg und schrie. Die Familie schaffte sich einen Hund an, der auf ihn aufpasste und ihn daran hinderte, fortzulaufen, ihm dabei aber niemals etwas zu Leide tat. Vor dem Ausbruch seiner Krankheit konnte er sehr gut zeichnen, aber nach der Impfung hat er nur noch Kreise mit Löchern gemalt, die er mit Schwarz ausfüllte. Jeder Versuch zu malen, endete mit einem Tobsuchtsanfall, wobei er den Stift verkrampft in der Hand hielt.

Es sei unmöglich, ihn ohne Vollnarkose zahnärztlich zu versorgen, weil er sich einfach nicht ruhig halten könne. Auf die Schmerzen reagiere er sehr unempfindlich, er registriere den Schmerz zwar, aber teile es nicht mit. Wenn er nicht unruhig hin und her laufe, mache er stereotype Bewegungen. Er zwicke zum Beispiel Grashalme ab und zerbreche Stöckchen und versinke richtig in seinem Autismus. Er habe die Angewohnheit, alles Neue zu beriechen. Einmal in der Woche wache er nach Mitternacht auf und sei dann die ganze Zeit wach. In seiner Entwicklung befinde er sich in der Phase eines Kindes, das noch nicht das Wort »ich« verwenden kann. Er könne die Wörter »du« und »ich« noch nicht unterscheiden und spreche von sich in der dritten Person. Er spreche wenig, und man könne ihn sehr schwer verstehen. Er kenne nur den Wochentag Samstag.

Die Unterhaltung mit ihm in der Praxis erweist sich als schwierig. Das Einzige, was er sagt, ist, dass er gerne Karamellbonbons von mir möchte. Dies wiederholt er in einer monotonen Art ständig. Er könne richtige Tobsuchtsanfälle bekommen, wenn man zu lange auf ihn einredet, sagt sein Vater. Man muss kurz und prägnant mit ihm reden. Jede Veränderung im Hause macht ihn wütend. Nachdem z. B. neue Türen eingebaut wurden, schlug er die Türen wieder kaputt. Er hat auch die Angewohnheit, mutwillig die Sachen seiner Geschwister zu zerstören, und das gemeinsame Leben in der Familie ist nur möglich, wenn alle Familienmitglieder ihre Zimmertüren vor Simon verschließen, besonders die Speisekammertür muss geschlossen werden, denn Simon hat dauernd Hunger. Er könnte ein Kilo Brot essen, wenn er es bekommt. Es beruhigt ihn sehr, wenn man seinen Daumen in die Hände nimmt.

Da die Keuchhustenkombinationsimpfung der Hauptverursacher dieser Störung zu sein schien, bekam Simon als erstes Mittel die Keuchhusten-Nosode (PERTUSSINUM LM 30). Der Vater meldete sich drei Monate später und berichtete, dass Simon in den ersten sechs Wochen sehr heftig auf diese Nosode reagiert hätte. Dann fing er plötzlich an, sich an Sachen zu erinnern, die er vor zehn Jahren erlebt hatte. Von da an ging eine erstaunliche Veränderung in ihm vor. Er ist nun hilfsbereit und rege, ergreift von sich aus die Initiative und nimmt aktiv am Leben der Familie teil. Er sieht jetzt, wo Hilfe notwendig ist, und packt an, ohne dass man ihn darum bitten muss. Das wäre früher unmöglich gewesen. Die Eltern sind sehr überrascht über diese erstaunliche Verbesserung seines Gemütszustandes. Die Behandlung wird von ihrer Seite aus nicht weitergeführt, da sie sich mit diesem Erfolg zufriedengaben.

Fieberkrampf, Atemstillstand und Neurodermitis nach Keuchhustenimpfung

Ein fünfjähriges Mädchen litt an folgenden Symptomen: starke Neurodermitis, in Kniekehlen und Ellenbeugen starker Juckreiz, kratzt sich jede Nacht blutig, häufig heißer Kopf und sehr oft erkältet.

Das Mädchen war voll geimpft worden, einschließlich gegen Tbc. Sie war sehr ruhig; wenn sie Kummer hatte, wollte sie getröstet werden, war sehr anhänglich, und aus diesem Grunde war der Vertrauensaufbau nur schwer möglich. Das Kind hing abends noch an der Flasche und nässte nachts das Bett. Es hing sehr an seinem Bruder und sollte nun in den Kindergarten. Es war bereits mit homöopathischen Komplexmitteln, Bachblüten und einer Ausleitungstherapie behandelt worden, die Neurodermitis hatte sich jedoch kaum verändert.

Diese hartnäckige Therapieresistenz, sogar naturheilkundlichen Methoden gegenüber, ist ein deutlicher Hinweis für einen Impfschaden, zumal das Kind auch nicht vorbelastet war. Es war ein Wunschkind mit glücklicher Schwangerschaft und einer harmonischen Geburt im Geburtshaus.

Im zweiten Lebensjahr war das Kind geimpft worden, einen Monat später hatte es einen Fieberkrampf mit Atemstillstand und musste vom Rettungsdienst wiederbelebt werden. Es blieben keine Schä-

den zurück. Ein Jahr später impfte der Kinderarzt abermals, worauf nach einem Monat wiederum ein Fieberkrampf auftrat und der Rettungsdienst eine Reanimation vornehmen musste. Seitdem häuften sich in der Familie die Probleme, das Mädchen wurde sehr ängstlich und zog sich zurück. Ein Vierteljahr später bekam das Mädchen Neurodermitis.
Zur gezielten Behandlung wurde PERTUSSINUM LM 60 gewählt. Schon zwei Monate später war ein starker Rückgang der Neurodermitis, bis auf kleine Reste an den Händen, zu beobachten. Der Juckreiz war verschwunden. Da das Bettnässen noch bestand, wurde das Mittel weitergegeben. Einen Monat später sah die Haut bereits sehr schön aus, das Kind war recht aufgeweckt, konnte den Kindergarten besuchen, war aber noch etwas ängstlich. Es hörte auf, aus der Flasche zu trinken sowie das Bett einzunässen. Die Impfschädigung war durch die Pertussis-Nosode ausgeheilt. Die typbedingte Ängstlichkeit wurde mit Phosphor weiterbehandelt.

Autismus nach Mehrfachimpfung

Die Geschichte des 15 Jahre alten Frank zeigt, dass es auch bei der vierten und letzten DPT-Impfung mit 20 Monaten noch zu einem schweren Impfschaden kommen kann. Wenn man also seine Meinung gegenüber dem Impfen aufgrund besserer Informationen geändert hat, trägt jede nicht durchgeführte Impfung zur Risikoverminderung bei. Frank reagierte auf die erste Schutzimpfung gleich nach der Geburt (BCG-Impfung) mit einer Eiterung an der Einstichstelle. Drei Mehrfachimpfungen gegen Diphtherie, Tetanus, Polio und Keuchhusten vertrug er scheinbar gut. Er war ein hochintelligentes Kind, schon mit elf Monaten fing er an zu sprechen und zu laufen. Mit 1½ Jahren konnte er 10–12 Lieder auswendig und auch schwere Wörter sicher aussprechen. Er war sehr geschickt und schaffte mit 1½ Jahren ein Geduldsspiel für Dreijährige in zwei Minuten.

Nach der vierten Vierfachimpfung wurde seine Entwicklung rückläufig. Er konnte sich die Lieder nur mehr in abgekürzter Form merken, bis er sie gar nicht mehr sang. Es ging kontinuierlich bergab, bis er mit fünf Jahren ganz unten war und nur noch lallen konnte. Er ging in einen Behindertenkindergarten, wo es ihm sehr schlecht ging. Teilweise wurden Zwangsmaßnahmen durchgeführt, er wurde zum Essen gezwungen und erbrach.

Anfangs konnte man ihn keine Minute allein lassen. Er lief gleich weg, einmal stand er um 5 Uhr morgens bei –10 °C draußen in der Kälte. Er nässte ins Bett ein, hatte häufig Ohrenschmerzen, hielt sich auffällig oft die Ohren zu, war abends nicht ins Bett zu bekommen, hatte starke Schlafstörungen und nur alle drei Tage Stuhlgang.

Er bekam als erstes PERTUSSINUM, da es die Keuchhustenimpfung war, die zu Autismus und Sprachverlust geführt hatte. Daraufhin fing er an, vermehrt zu sprechen und wurde aufgeschlossener. Die Behandlung war damit jedoch noch nicht beendet.

Epilepsie nach DPT-Impfung

Jörg (2¼ Jahre) hätte aus verschiedenen Gründen nicht geimpft werden dürfen:

1. Väter- und mütterlicherseits war eine Neigung zu Krampfanfällen und Multipler Sklerose vorhanden.
2. Während der Schwangerschaft traten Blutungen auf.
3. Nach der Geburt wurde er für kürzere Zeit immer wieder blau.
4. Zum Zeitpunkt der Impfung hatte er Schnupfen.
5. Zum Zeitpunkt der Impfung fing das Kind bereits an zu zahnen.

Gleich nach der DPT-Impfung mit vier Monaten veränderte er sich. Er schlief viel mehr und wurde ganz unruhig. Am 17. Tag

wachte er aus dem Schlaf auf und schrie. Am 18. Tag nach der Impfung kam der erste Krampfanfall, welcher sich dann sehr häufig wiederholte. Es wurde eine Epilepsie diagnostiziert. Er bekam nun so starke Antiepileptika, dass er dadurch apathisch wurde. Etwa nach einem Jahr setzte die Mutter alle Medikamente ab. Das Kind hat seitdem ca. 200 Krämpfe am Tag, aber es fing an, sich zu entwickeln. Trotz pathologischem EEG entwickelte es sich stark innerhalb der nächsten vier Wochen.
Seitdem das Kind geimpft worden ist, hat es keinen erholsamen Schlaf mehr. Es schläft nur ganz kurz, etwa drei Viertel des Tages ist es wach. Als Reaktion auf alle Schlafmittel und Antiepileptika bekommt es noch mehr und heftigere Anfälle. Wie bei Frank, so ist bei ihm auch ein autistisches Verhalten nach der Impfung festzustellen.
Jörg kam mit fast zwei Jahren in homöopathische Behandlung. Das autistische Verhalten besserte sich deutlich mit der DTP-Nosode, er kam mehr aus sich heraus. In der grob- und feinmotorischen Entwicklung machte er gute Fortschritte. Mit 1½ Jahren konnte er noch nicht richtig krabbeln und erst mit 2¼ Jahren laufen. Er kann sich jetzt mit Lauten verständlich machen. Seine Verhaltensweisen, wie sie nach der Impfung auftraten, kehren in einer positiven, nicht mehr krankhaften Art zurück. Die Krampfanfälle treten zwar noch auf, aber sie haben ihren bedrohlichen Charakter verloren. Sie beeinträchtigen ihn nicht mehr so wie früher, sind seltener und kürzer geworden.

Masern

Erkrankung

Kurzbeschreibung
Die Masern zählen zu den klassischen Kinderkrankheiten und zeichnen sich durch einen fleckenartigen Hautausschlag mit Fieber und Erkältungssymptomen aus.

Geschichtliches
Masern verlaufen heute gewöhnlich sehr milde. Aber früher grassierten sie manchmal mit solcher Heftigkeit, dass sie auch tödlich endeten. Aus diesem Grund nannten sie die Alten »Morbilli«, was so viel heißt wie »kleine Pest«. Schon im Jahre 1920 schrieb der französische Homöopath Dr. Alfonse Teste, dass durch die Entdeckung der Homöopathie die Gefährlichkeit der schlimmsten Masernepidemien auf ein Zehntel reduziert wurde. Wenn die Masern im Jahre 1920 schon nicht mehr als gefährlich eingestuft wurden, so kann man sie heute als vergleichsweise harmlos bezeichnen. Die Masern zählen aber immer noch zu den am meisten verbreiteten Kinderkrankheiten. Aufgrund ihrer großen Ansteckungsfähigkeit scheinen sie für die Entwicklung der Kinder von besonderer Bedeutung zu sein. Durch das Durchmachen der Krankheit wird ihnen die Möglichkeit gegeben, sich von einer tief sitzenden miasmatischen Belastung zu befreien.

Der positive Aspekt von Masern
Für die Masern gilt in besonderem Maße, was für alle Kinderkrankheiten gilt: Sie geben dem Kind die Möglichkeit, sich von erblichen

Belastungen, die sich noch über Generationen in den Genen der Nachfahren auswirken können, zu befreien. Der für die Masern typische Hautausschlag lässt den Vergleich mit einer Häutung aufkommen. Alles Krankhafte, Belastende wird über die Haut ausgeschieden. Für eine kurze Zeitspanne öffnen sich die Schleusen in Form der Hautkapillaren, und eine große Entgiftungsaktion kann über die Haut stattfinden.
Viele Eltern von masernkranken Kindern sind nach der überstandenen Krankheit überrascht, wie positiv sich ihre Kinder verändert haben. Eine Mutter erzählte, ihr Kind sei vor Ausbruch der Masern sehr unleidlich und aggressiv gewesen. Es war mit nichts zufrieden und suchte ständig Streit mit seinen Geschwistern. Als es an Masern erkrankte, dachte die Mutter, sie müsse ihm ständig am Bett Gesellschaft leisten, ihm vorlesen, es unterhalten und beschäftigen. So war es ihr jedenfalls in Büchern über Kinderheilkunde empfohlen worden. Umso überraschter war sie, als ihr Sohn sie bat, ihn nicht ständig zu stören. Schweren Herzens und voller Sorge, ihre Mutterpflichten nicht zu vernachlässigen, ließ sie ihn in Ruhe. Drei Tage und Nächte verbrachte er allein, hoch fiebernd und fast immer schlafend, in seinem abgedunkelten Zimmer, wie in einem Kokon. Danach war aus einem widerborstigen, streitlustigen Jungen ein liebenswürdiges, gesundes, mit sich selbst zufriedenes Kind geworden.

Ansteckungsfähigkeit und Immunität

Zu Masernerkrankungen kommt es eher in den kälteren Monaten. Sie können in seltenen Fällen auch Erwachsene befallen. Eine einmal durchgemachte Erkrankung bietet einen lebenslangen Schutz. Frauen, die als Kind die Masern durchgemacht haben, können wiederum ihren Kindern über die Plazenta und die Muttermilch Abwehrkörper mitgeben. Bei Frauen, die in der Kindheit geimpft wurden, ist dies nicht möglich, da der Immunschutz, wenn überhaupt, nur wenige Jahre anhält.

Die Masern sind gleich zu Beginn der Inkubationszeit ansteckend. Mit der Heftigkeit der Symptome nimmt auch die Ansteckungsgefahr zu. Am stärksten ist sie, bevor der Ausschlag ausbricht und wenn das Fieber noch hoch ist. Die Masern können bis zu drei Wochen dauern, und so lange sind sie auch ansteckend.

Die Inkubationszeit

Vom ersten Kontakt mit einem Masernkranken bis zum Ausbruch der Krankheit dauert es 8–14 Tage. Anders als bei Polio kann die Ansteckung nur über Erkrankte erfolgen.

Der Krankheitsverlauf

Die Krankheit zeigt sich uns in drei Perioden: katarralisches Stadium, Ausschlag und Abheilung. Jede Phase ist durch besondere Symptome gekennzeichnet.

1. Das katarralische Stadium: Die Anfangssymptome sind die einer gewöhnlichen Erkältung mit Schnupfen, Husten, Frösteln, Niesen, Heiserkeit und Bindehautentzündung. Die Lider sind geschwollen, es besteht Tränenfluss und große Lichtempfindlichkeit. Manchmal kommt es auch zum Erbrechen. Die Zunge ist meist belegt und feucht, es besteht Durst, aber eine Abneigung gegen Essen. Es können auch Koliken auftreten. Am zweiten Tag erhöht sich die Temperatur.

2. Das Stadium des Ausschlags: 3–4 Tage nach dem katarralischen Stadium bricht der Hautausschlag aus, und zwar zuerst auf den Schleimhäuten, am Gaumen, den Innenseiten der Wangen und der Schleimhaut der Unterlippe. Diese so genannten Koplikschen Flecken sind ein sicherer Hinweis für eine Masernerkrankung. Etwa 12–24 Stunden später zeigt sich der Masernausschlag zuerst hinter den Ohren und breitet sich dann über das Gesicht, die Innenseiten der Arme, den Rumpf und den ganzen Körper nach unten aus, wobei er zunehmend milder verläuft. An den Beinen bilden sich keine Bläschen.

Erhabene, hell- oder tiefrote, hirsekorngroße Flecken zeigen sich zuerst auf der Stirn und dann auf den Backen des Kindes. Sogar schon vor ihrem Ausbrechen, zur Zeit der Koplikschen Flecken, können sie als kleine harte Punkte unter der Haut gefühlt werden.

Die Masernflecken behalten ihre Abgegrenztheit, sind aber gleichzeitig durch eine generalisierte Rötung miteinander verbunden. Dies führt zu einer starken Schwellung des Gesichts. Etwa am sechsten Tag der Krankheit, zwei Tage nach dem ersten Auftreten der Flecken, beginnen sie in der gleichen Reihenfolge, in der sie gekommen sind, wieder zu verschwinden. Dabei bleibt eine Rauheit der Haut zurück. Am achten oder neunten Tag ist alles verschwunden. Die Haut schält sich, und der ganze Körper ist wie mit einem grobkörnigen Puder bedeckt.

Sobald sich der Ausschlag voll entfaltet hat, beginnt das Fieber zu sinken und verschwindet in 2–3 Tagen. Dies ist ein charakteristischer diagnostischer Hinweis für Masern. Das plötzliche Verschwinden des Fiebers ist nicht typisch für andere infektiöse Hautausschläge.

Die Krankheit verläuft nicht immer so, wie sie hier beschrieben ist. Der Hautausschlag ist zwar ein charakteristisches Symptom für die Krankheit, aber er ist keine notwendige Bedingung für ihre Existenz. Bei Masernepidemien erkranken manche Menschen, die für dieses Miasma anfällig sind, ohne einen Hautausschlag zu produzieren.

3. Die Abheilung: Die Stärke des Ausschlags sagt nichts über den weiteren Verlauf der Masern aus. Komplikationen treten erst nach dem Verschwinden des Ausschlags auf. Die schlimmsten Begleiter-

scheinungen wie z. B. Mittelohrentzündung, chronische Entzündung der Augenlider usw. treten nur dann auf, wenn der Ausschlag total verschwunden ist.
Wenn das erkrankte Kind im Anfangsstadium nicht genügend geschützt wird und rauem, feuchtem Wetter ausgesetzt ist, kann der Ausschlag nicht richtig herauskommen. Dann leidet es unter sehr starken Kopfschmerzen und allgemeinem Unwohlsein. Die Haut ist marmoriert, und in der Unterhaut schimmert der Ausschlag durch. Dies ist ein gefährlicher Zustand, der früher zu den Todesfällen führte.

Die häufigsten Komplikationen bei einem unterdrückten Ausschlag sind: Bronchitis, Lungen- und Darmentzündung, ferner Bindehautentzündung, Mittelohrentzündung, Kehlkopfentzündung, Magen-Darm-Beschwerden, Durchfall. In sehr seltenen Fällen kommt es zu Lähmungen und Nierenbeschwerden.
Heutzutage treten im Westen diese Formen praktisch nicht mehr auf. Stattdessen findet man gelegentlich, besonders bei geimpften Kindern mit einem geschwächten Immunsystem, eine atypische Form der Masern. Auch hier kommt es zu keinem richtigen Ausschlag, der kleine Patient quält sich lange mit der Krankheit herum, ohne dass es in irgendeiner Form bedrohlich wird.
Sehr heftige Masernverläufe wurden früher auch als »schwarze Masern« bezeichnet, da der Ausschlag durch die vielen kleinen Hautblutungen eine dunkelpurpurrote Farbe hatte. Diese Form war damals sehr gefürchtet, da die Schulmedizin kein Heilmittel kannte. Mit Hilfe der homöopathischen Mittel ist es aber durchaus möglich, auch diese schweren Formen zu heilen, wodurch die Gefährlichkeit, wie anfangs erwähnt, auf ein Zehntel verringert wurde.

Differenzialdiagnose des Hautausschlags

- Bei *Masern* zeigt sich der Ausschlag zuerst an den Schleimhäuten des Mundes (Kopliksche Flecken), dann im Gesicht und an der Innenseite der Unterarme.
- Bei *Scharlach* beginnt der Ausschlag im Nacken und oberen Brustbereich.
- Bei *Grippe* gibt es keinen Ausschlag.
- *Röteln* haben einen ähnlichen Ausschlag, aber dieser ist leichter, und die Flecken verlaufen nicht ineinander. Bei Röteln kommt der Ausschlag schon am ersten oder zweiten Krankheitstag.

Behandlung

Das masernkranke Kind braucht Ruhe und keine Unterhaltung wie z. B. Fernsehen oder Kassettenhören, ferner ein abgedunkeltes, kühles, gut gelüftetes Zimmer ohne Zugluft. Das Zimmer sollte öfter kurz gelüftet werden, wobei das Kind gut zugedeckt sein muss, sonst können Komplikationen der Atmungsorgane auftreten, oder der Ausschlag kann verschwinden.
Bei einer akuten Krankheit sind die Bedürfnisse des kranken Kindes nach bestimmten Nahrungsmitteln in der Regel stark ausgeprägt. Normalerweise verschwindet der Appetit bei hohem Fieber, und Fasten fördert den Entgiftungsprozess. Es gibt allerdings auch Kranke, die trotz Fieber einen gesunden Appetit entwickeln. Dieses Verhalten sollte nicht als normal, sondern als ein Symptom bewertet werden und spricht z. B. für das Arzneimittel PHOSPHOR.
Milch ist in der Regel bei entzündlichen, fieberhaften Krankheiten nicht so förderlich, aber auch hier bestätigen Ausnahmen die Re-

gel. Kinder, die Verlangen nach Milch haben, brauchen RHUS TOXICODENDRON. Gestillte Säuglinge sollten unbedingt weiter gestillt werden. Es ist nicht ratsam, während einer akuten Krankheit mit dem Abstillen zu beginnen. Kühles Wasser wird bei Fieber meistens besser vertragen als warme Getränke, die bei einem geschwächten Magen guttun. Vitamin A soll helfen, die Komplikationen von Masern zu verringern.

Was können Sie tun, um den Ausschlag nach außen zu treiben?

- Gelegentlich wird empfohlen, heißen Zitronensaft mit Zucker zu trinken. Davon möchten wir jedoch abraten, da er Durchfall erzeugen kann.
- Ein heißes Bad oder heiße Brustwickel eignen sich dagegen besser, um den Ausschlag nach außen zu befördern.

ACONIT

An dieses Mittel denkt man natürlich ganz am Anfang, wegen der Ähnlichkeit des plötzlichen Krankheitsbeginns mit Schüttelfrost und schnellem Fieberanstieg. Der Puls ist schnell und fest, die Haut trocken und heiß, das kranke Kind ist unruhig, stöhnt und hat großen Durst. Weitere Hinweise für Aconit sind der Fließschnupfen, die Bindehautentzündung, die Lichtempfindlichkeit und das häufige Niesen. Aconit mildert den gesamten Verlauf und bringt den Ausschlag schneller zum Vorschein.

EUPHRASIA

Die Erkältungssymptome sind noch heftiger als die von Aconit. Die Augen sind sehr rot und geschwollen, die Tränen strömen, und die Nase läuft stark. Ein trockener Reizhusten, besonders am Tag, kennzeichnet das Mittel. Ferner besteht ein klopfender, berstender Kopfschmerz in der Phase vor dem Ausbrechen des Ausschlags.

Belladonna

Das Gesicht des masernkranken Kindes ist rot, und seine Augen sind blutunterlaufen. Sein Puls ist schnell, kann aber im Gegensatz zu Aconit abgedrückt werden. Es ist zwar eine starke Hitze vorhanden, aber die Haut ist nicht trocken wie bei Aconit. Belladonna ist von Aconit leicht durch die qualvollen Halsschmerzen zu unterscheiden, die das Trinken sehr erschweren. Die Trockenheit der Schleimhaut zwingt das Kind zum Trinken, was aber so schmerzhaft ist, dass es dann doch lieber darauf verzichtet. Der scharfe Kopfschmerz ist ein besonderes Symptom von Belladonna. Bei Masern kann es unter Umständen zum Fieberdelirium kommen. In dieser Phase wird das Gesicht dunkel- bis purpurrot, und ein Fieberkrampf kann bevorstehen. Belladonna wird ihn schnell abwenden.

Gelsemium

Wichtig für das zweite Stadium. Jetzt beginnt der Ausschlag, und ein Frösteln vermischt sich mit der Hitze, das den Rücken hoch- und runterläuft. Das Kind kann auch unter betäubendem Kopfschmerz leiden, wenn der Ausschlag nicht richtig herauskommt. Viel Niesen und ein wunder Hals sind immer vorhanden. Der Schnupfen macht die Nase wund, es besteht wenig Durst.

Bryonia

Bryonia ist das erste Mittel, wenn der Ausschlag verzögert oder unterdrückt wird. Die Krankheit nimmt einen langsamen Verlauf, sodass der Ausschlag später und zögerlicher herauskommt als gewöhnlich. Ein trockener, schmerzhafter Husten mit Stichen in der Brust, starke Kopf- und Gliederschmerzen sind vorhanden. Das Kind ist durch den Husten sehr heiser und kann nicht mehr tief einatmen. Seine Atmung ist behindert, und tiefes Einatmen ist sehr schmerzhaft, wenn nicht sogar unmöglich. Der kleine Patient liegt ganz ruhig, und jede Bewegung verschlimmert alle Beschwerden. Durst besteht meist auf große Mengen, die Schleimhäute sind trocken, und das Kind leidet unter Verstopfung. Bryonia wirkt regulierend und bringt den Ausschlag heraus.

Dulcamara

Bei dem Masernkind, welches Dulcamara braucht, fehlen die katarralischen Symptome. Je weniger Schnupfen vorhanden ist, desto schlimmer kann das körperliche Leiden sein. Das Kind hat überall starke Schmerzen mit Zerschlagenheitsgefühl, besonders im Nacken, außerdem ist es sehr unruhig.

Pulsatilla

Bei einem Stockschnupfen denken wir in erster Linie an Pulsatilla. Der Husten wird zum Abend hin immer trockener. Er ist morgens am lockersten, und meist bringt das Kind dann viel gelblichen Auswurf hoch. Ferner besteht eine ausgeprägte Bindehautentzündung mit reichlichem Tränenfluss, der später eitrig wird. Die Augen sind morgens mit gelben Krusten verklebt. Meist kommt es auch zu Ohrenschmerzen, und in der Regel ist auch der Magen betroffen. Das Pulsatilla-Kind ist niedergedrückt, weinerlich, mit fahler, fast grauer Gesichtsfarbe. Es leidet sehr. Seine Zunge ist meist belegt. Es ist im Anfangsstadium durstlos, dann bekommt es viel Durst auf kleine Mengen kalten Wassers.

Die Masernimpfung

Zusammensetzung des Impfstoffs

Der Impfstoff (M-M-RVax®) enthält neben dem abgeschwächten Masern-, Mumps- und Rötelnvirus folgende Zusatzstoffe: 14,6 mg hydrol. Gelatine, 0,3 mg menschliches Eiweiß, 1,9 mg Saccharose und 0,03 mg Neomycinsulfat.

Der Impfstoff MMRTriplovax® enthält zusätzlich noch die Hilfsstoffe Phenolrot, Glutamat, Sukrose, Sorbitol, Igelmedium und Medium 199.

Nebenwirkungen siehe auch Mumpsimpfung.

Gegen Masern wird meistens in Kombination mit dem Mumps- und Rötelnimpfstoff geimpft. Hier muss als Erstes gesagt werden, dass von einer Mehrfachimpfung in jedem Falle abzuraten ist, da es in der Natur nicht vorkommt, dass ein Kind sich gleichzeitig mit zwei oder fünf Krankheiten ansteckt. Die Mehrfachimpfung stellt also eine ungeheure Belastung für den kindlichen Organismus dar. Sie schwächt das Immunsystem, und die Kinder sind anschließend wesentlich anfälliger für banale Infekte wie Husten, Schnupfen, Mittelohrentzündung etc.

Die Impfung wird erst ab dem 15. Lebensmonat vorgenommen, weil bis zum 12. Lebensmonat mütterliche Antikörper vorhanden sind.

Bei jeder Krankheit ist grundsätzlich abzuwägen, ob die durch die Krankheit entstehenden Schäden größer sind als die der Impfung. Wie bereits erwähnt, verlaufen die Masern heutzutage harmlos und sind für die Entwicklung eines Kindes sehr wichtig. Die Masernimpfung schützt aber nicht lebenslang vor einer erneuten Ansteckung im Gegensatz zu den natürlich durchgemachten Masern.

Eine hohe Durchimpfungsrate führt dazu, dass Mütter ihren Kindern keine Abwehrstoffe gegen Masern mehr mitgeben können. Diese Situation hat dazu geführt, dass in Amerika die Masernerkrankungsrate bei Säuglingen in den letzten Jahren sprunghaft angestiegen ist. Die Maserпsterblichkeit ist sogar auf das Zehnfache angestiegen. Man hat versucht, die Masern in den USA bis zum Jahre 1982 auszurotten. Dies hat zu verhängnisvollen Rückschlägen geführt.

Krankheiten sind wichtige Entwicklungshilfen für unsere Kinder und uns selber. Das Durchmachen einer Infektionskrankheit ist eine der wirksamsten Methoden, um unser Immunsystem zu stärken. Impfungen dagegen irritieren das Immunsystem und schwächen es. Durch Impfungen kann es zu genetischen Veränderungen kommen, die unkontrollierbar sind. Die Folgen können schwere Krankheiten sein, die es in dem Ausmaß, wie sie heutzutage auftreten, früher nicht gegeben hat (siehe Polio- und Hepatitisimpfung). Manchmal hat es diese Krankheiten vor Beginn der Impfungen überhaupt nicht gegeben. Es können z. B. Allergien, Multiple Sklerose, Krebs oder Diabetes entstehen. Zudem bringt die Masernimpfung in den meisten Fällen überhaupt nicht den gewünschten Schutz. So waren z. B. 98 % der Masernkranken bei einer Epidemie in New Mexico geimpft.

Die Masernimpfung ist sehr umstritten, da die Krankheit selber einen relativ milden Verlauf hat, wogegen die Impfung schwerste Folgen haben kann. Die subklinische sklerosierende Panenzephalitis (SSPE – das Gehirn wird langsam zerstört) als Folge der Krankheit tritt in der Regel nur bei geimpften Kindern auf, wenn nach Impfkampagnen eine Masernepidemie auftritt. Jedoch ist diese Krankheit eine nicht seltene Komplikation der Masernimpfung. Die Forscher haben einen deutlichen Zusammenhang zwischen dem Zuwachs von Multipe Sklerose (MS) und der Masernimpfung feststellen können. Bei MS wird das Gehirn langsam sklerosiert.

Viele Forscher sind der Meinung, dass Autismus auch durch die Masernimpfung ausgelöst wird. Wir können es auch wie folgt betrachten: Kinder, die die Masern durchgemacht haben, sind viel wacher und geerdeter. Sie treten selbstverständlicher auf. Wenn sie vorher zurückgezogen waren, sind sie hinterher offener und kommunikativer. Die Masern bewirken also das Gegenteil von autistischem Verhalten. Viele Ärzte und Naturheilkundler haben immer wieder beobachtet und darüber berichtet, welch positive Züge in Kindern zum Vorschein kommen, nachdem sie Kinderkrankheiten durchgemacht haben. Noch deutlicher ist es, wenn sie dabei homöopathisch behandelt wurden.

Ferner ist auch Morbus Crohn so gut wie sicher eine Folge der Masernimpfung. Selbst die Schulmedizin – die sonst versucht alles vehement abzulehnen – hat diesen Zusammenhang festgestellt.
Auch in den Vereinigten Staaten sind 61–90 % der Masernerkrankten ausreichend geimpft worden. Da die Masern nach einer Impfung meistens atypisch verlaufen und es manchmal gar nicht zu einem Hautausschlag kommt, denken viele Ärzte nicht an Masern bei einem maserngeimpften Kind. Die Zahlen könnten in Wirklichkeit also noch ganz anders aussehen. In der Schweiz war genauso wie in den USA ein Impfprogramm zur Ausrottung von Masern, Mumps und Röteln geplant. Doch die Schweizer Ärzte wehrten sich dagegen.
Auch bei den Masern lässt sich deutlich zeigen, dass die Anzahl der tödlichen Erkrankungen fast den Nullpunkt erreicht hatte, bevor mit dem Impfen begonnen wurde. Die Grafik zeigt die Maserntodesrate in den USA und Großbritannien, die um mehr als 95 % gesunken war, bevor der Impfstoff eingeführt wurde.

Vor jeder Impfung steht der persönliche Entschluss der Eltern oder des Kindes, ob sie die Impfung möchten oder nicht. Schließlich ist

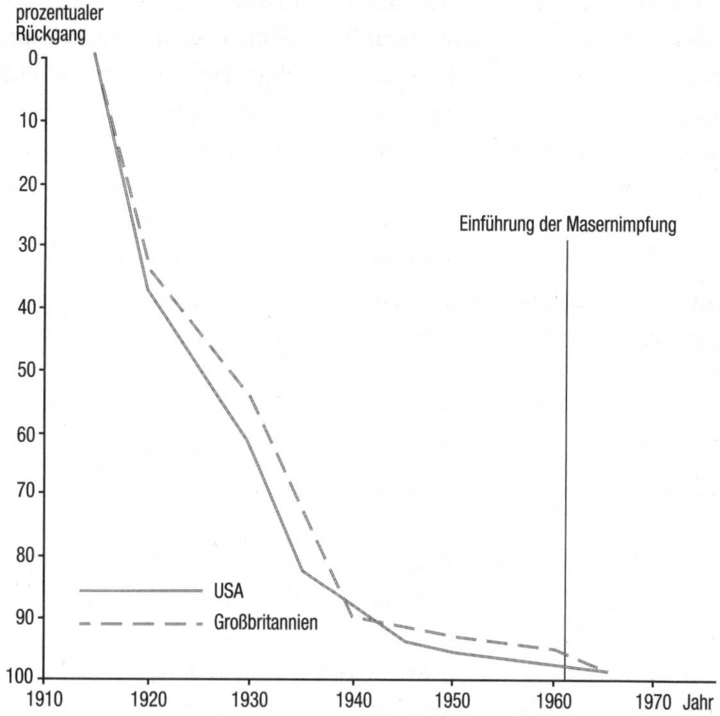

Prozentualer Rückgang der Maserntodesrate in Großbritannien und den USA von 1910 bis 1970 (Quelle: Miller)

jede Impfung mit großen gesundheitlichen Risiken verbunden, die man erst nach eingehender Aufklärung überblicken kann. Eine systematische Durchimpfung der Bevölkerung bedeutet eine ungeheure Schwächung der Immunitätslage der Menschen. Man kann heute fast voraussagen, dass neue Krankheiten durch die Anwendung von Impfstoffen, besonders genmanipulierten und Lebendimpfstoffen, auf uns zukommen werden.

Zusammenfassung
Masern verlaufen heutzutage meist harmlos. Komplikationen treten selten auf und hinterlassen keine bleibenden Schäden. Masern sind gut behandelbar. Impfschädigungen können zu lebenslänglichen Behinderungen führen, die schulmedizinisch nicht zu behandeln sind.
Kinder von Müttern, die als Kind nicht die Masern durchgemacht, sondern nur die Impfung erhalten haben, sind als Säugling durch die fehlenden Abwehrstoffe der Mutter nicht gegen Masern geschützt.

Mumps

Ziegenpeter, Wochentölpel, Parotitis epidemica

Erkrankung

Kurzbeschreibung

Mumps ist eine durch ein Virus hervorgerufene Infektionskrankheit, die durch eine Schwellung der Ohrspeicheldrüsen (Parotis) charakterisiert ist.

Geschichtliches

Mumps ist eine uralte Kinderkrankheit, die schon von Hippokrates beschrieben wurde. Heutzutage gibt es Mumpsepidemien, wie sie früher sehr häufig auftraten, nicht mehr.

Übertragung

Die Krankheit kommt nur noch sporadisch vor, und zwar bevorzugt im Frühling. Das Virus wird im Wesentlichen durch Tröpfcheninfektion von Kranken auf Gesunde übertragen. Die Ansteckungsfähigkeit ist nicht sehr groß, denn es erkrankt nur ein kleiner Teil der Personen, die der Krankheit ausgesetzt sind. Es handelt sich zwar um eine klassische Kinderkrankheit, aber Erwachsene, vor allem Pflegepersonen, können auch erkranken. Menschen, die auf beengtem Raum, z. B. in Lagern, zusammenleben, sind anfälliger, besonders Männer. Säuglinge sind durch mütterliche Abwehrkräfte geschützt (doch auch alte Menschen sind gegen Mumps immun). Eine Besonderheit der Krankheit ist, dass sie in einer Familie das jüngste Kind zuerst befällt, dann das nächstältere usw. Das Überstehen von Mumps hinterlässt eine lebenslange Immunität.

Bei fast 50 % der Erkrankten verläuft der Mumps latent. Es werden also Abwehrkörper gegen Mumps gebildet, ohne dass der Mensch die Krankheit durchmacht.

Krankheitsverlauf

Die Inkubationszeit beträgt 2–3 Wochen und ist damit länger als bei den meisten anderen ansteckenden Kinderkrankheiten. Zuerst zeigen sich allgemeine Krankheitsanzeichen, wie Schwäche, gestörte Magen-Darm-Funktion, Appetitlosigkeit, belegte Zunge, schlechter Mundgeruch, manchmal vermehrter Speichelfluss und Kopfschmerzen. Die Symptome können sehr stark werden. Unter Frösteln, Kopf- und Gliederschmerzen steigt die Temperatur, etwa eine Woche später auf 38–39 °C.

1–2 Tage nach Einsetzen des Fiebers schwillt eine Ohrspeicheldrüse an, und zwar häufiger die linke. Durch die starke Schwellung vor und unter dem Ohr wird das Ohrläppchen nach oben gedrängt. Ein Ödem kann die Schwellung noch über den Bereich der Drüse vergrößern. Die Haut ist teigig, aber kaum gerötet. Kauen, Schlucken und Sprechen sind schmerzhaft, da dadurch die Speichelabsonderung angeregt wird. Manchmal tut schon das Mundöffnen weh. Einschießende Schmerzen im Nacken- und Kieferbereich stellen sich ein, manchmal mit unangenehmer Nackensteifigkeit. Das Kind legt den Kopf auf die kranke Seite, um eine Schmerzlinderung durch Entspannung zu erzielen. So machen die Kinder einen komisch veränderten Eindruck, welche der Krankheit die verschiedenen Namen gegeben hat. Der Höhepunkt der Schwellung und Spannung wird gewöhnlich am 4. Tag überschritten. Danach fällt die Temperatur bis zum 6. oder 8. Tag schnell ab, außer, wenn die andere Seite befallen wird und der ganze Prozess sich wiederholt. Jetzt beginnt in drei Viertel der Fälle auch die Drüse der anderen Seite anzuschwellen. Ihre Schwellung dauert nicht so lange, ist aber ebenso stark. In 3–10 Tagen ist alles vorbei. Bevor die andere Seite befallen wird, kommt es zu einem kurzzeitigen Fieberabfall. Bei leichteren Fällen gibt es auch fieberfreie Verläufe. Kinder, deren beide Drüsen gleichzeitig betroffen sind, haben höheres Fieber sowie stärker ausgeprägte Schmerzen und Schwellungen. Manchmal schwellen auch die Drüsen im Nacken an. Im Allgemeinen ist das Krankheitsgefühl jedoch nicht so schwer. Durch die belustigende Gesichtsveränderung bekommt der Mumps eine eher erheiternde als gefährliche Note. Und doch hat der Mumps auch seine tückischen Seiten.

Komplikationen

Das Virus kann auch andere Drüsen befallen und Entzündungen hervorrufen, z.B. die Hoden, die Eierstöcke oder die Bauchspeicheldrüse. Die Entzündung des Hodens (Orchitis) tritt plötzlich ein, etwa um den 7. Tag auf dem Höhepunkt der Krankheit, und zwar besonders bei Erwachsenen, bei Kindern eher nach der Pubertät. Die Entzündung ist mit einem erneuten Fieberanstieg verbunden, häufig sogar unter Schüttelfrost, der Hoden schwillt an und wird rot. Daraus kann sich eine Hydrozele (Wasserbruch, Flüssigkeitsansammlung in der Scheidenhaut des Hodens) oder eitrige Hodenentzündung entwickeln.

Nach ein paar Tagen bildet sich die recht schmerzhafte Entzündung zurück. Glücklicherweise tritt die Entzündung meist nur einseitig (häufiger rechts) auf, denn sie bewirkt in mehr als der Hälfte der Fälle eine Zurückbildung des Hodens, die bei doppelseitiger Erkrankung zu Sterilität führen kann. Die Wahrscheinlichkeit, dass der Mumps bei einem Jungen zu Unfruchtbarkeit führt, ist allerdings äußerst gering und auch noch nicht wissenschaftlich nachgewiesen. Diese sehr seltene Komplikation wird aber häufig als Argument benutzt, um die Mumpsimpfung bei Kindern durchzuführen.

Die Schutzdauer der Impfung hält nur 15–30 Jahre an, d.h., wenn die Jungen in das zeugungsfähige Alter kommen, lässt der Schutz gegen Mumps nach. Die Impfung ist daher im Kindesalter völlig überflüssig, denn bei Männern tritt eine Hodenentzündung viel häufiger als bei Jungen auf.

Sehr viel seltener ist die entsprechende Entzündung und Druckempfindlichkeit des Eierstocks bei der Frau. Kleine Mädchen sind davon so gut wie nicht betroffen. Je näher die Pubertät rückt, desto eher können Komplikationen auftreten.

Gelegentlich erkrankt auch die Bauchspeicheldrüse, da sie dasselbe Verdauungsenzym (Amylase) absondert wie die Ohrspeicheldrüse. Dies ist mit Schmerzen im linken Oberbauch und Durchfällen verbunden. In manchen Fällen sind die Schmerzen so stark, dass der Kranke reflexartig erbricht. Sehr selten ist eine Entzündung der Schilddrüse, der Tränendrüsen, der Brustdrüsen oder der Schamlippen.

Eine weitere Komplikation kann die Entzündung der Gehirnhäute (Meningoenzephalitis) sein. Sie tritt meist um den 9. Tag auf, gelegentlich aber auch eine Woche vor bis vier Wochen nach dem Mumps und äußert sich durch Kopfschmerzen und Nackensteifigkeit. Diese Meningoenzephalitis hinterlässt in der Regel keine Folgen. In seltenen Fällen kann sie zu einer ein- oder doppelseitigen Störung des Gleichgewichtssinns oder zur Taubheit führen.

In schweren Fällen kann es zum Abszess der Halswirbelsäule kommen und manchmal zur Lähmung der unteren Glieder. All diese Komplikationen sind homöopathisch heilbar. Zu Todesfällen kam es sogar früher extrem selten.

Differenzialdiagnose

Ein sicheres Zeichen für Mumps ist die deutliche Schwellung der Ohrspeicheldrüse. Es gibt jedoch auch die bakterielle Parotitis, die bei Infektionskrankheiten aller Art oder bei Abmagerung vorkommt. Im Gegensatz zur viralen Parotitis (Mumps) ist die Haut hier stark gerötet. Die Ohrspeicheldrüsen neigen dann zur Vereiterung, welche aber nur einseitig auftritt. In besonderen Fällen kann man die Diagnose durch Virusnachweis in Speichel, Blut oder Liquor sichern.

Behandlung

Kühle Umschläge mit Borwasser oder heiße Kartoffelumschläge, Einfetten der geschwollenen Ohrspeicheldrüse mit Öl oder Borsalbe lindern eventuelle Spannungen. Chemotherapeutika und Antibiotika sind bei Virusinfekten wirkungslos. Bei Fieber ist strenge Bettruhe angesagt, vor allem ab der Pubertät. Wegen der Gefahr der Mittelohrentzündung sollten Kinder mindestens acht Tage lang das Bett hüten. Bei einer Hodenentzündung wird der Hoden hochgelagert und ggf. durch Borwasserumschläge gekühlt. Bei der homöopathischen Behandlung von Mumps steht die Linderung der Schmerzen und Spannungen im Vordergrund. Ferner kann man mit der Homöopathie den Komplikationen vorbeugen oder diese heilen. Bei sehr starken Schmerzen ist es oft nicht möglich, ein Mittel für beide Zwecke zu finden. Dieses Problem finden wir jedoch mehr oder weniger bei allen Kinderkrankheiten, die mit Komplikationen verbunden sind.

Aconit

ist ein wichtiges Mittel für das Anfangsstadium und kann den Verlauf sehr verkürzen. Es heilt in der Regel nicht aus, und ein Folgemittel wird häufig notwendig sein. Bei Aconit steigt die Temperatur immer sehr schnell an, ohne dass es zu einem Schweißausbruch kommt. Der Puls ist schnell und kräftig. Es besteht großer Durst auf Kaltes. Der Kranke ist unruhig und leidet sehr.

Belladonna
geht meist einher mit einer rechtsseitigen, ziemlich umfangreichen Schwellung. Die stechenden, schießenden Schmerzen kommen anfallsweise. Hier finden wir auch einen Wundheitsschmerz im Hals, zusammen mit Schluckbeschwerden. Das Gesicht ist rot, die Augen sind blutunterlaufen, und es sind klopfende Kopfschmerzen vorhanden.

Pulsatilla
ist ein sehr wichtiges Mittel bei Mumps, besonders für die Hodenkomplikationen. Die Schwellung ist meist beidseitig. Wichtig sind die geistigen Symptome des Patienten. Entweder ist er von vornherein mild und weinerlich oder wird es erst durch die Krankheit. Magenbeteiligung ist die Regel bei Pulsatilla. Entweder besteht totale Durstlosigkeit oder Durst auf Kaltes in sehr kleinen Mengen.

Fallbeschreibung

Gehirnhautentzündung nach Mumps
Die vierjährige Rhea bekam während eines Urlaubs in Spanien Mumps, zuerst links, dann rechts. Plötzlich setzten schwere Krankheitssymptome ein. Sie konnte nicht mehr reden, nur noch lallen, die Augen verdrehten sich, sie konnte die Arme nicht mehr koordiniert bewegen, nicht mehr allein essen, nicht stehen, nicht gehen. Ein spanischer Arzt diagnostizierte »allgemeine Erschöpfung nach Mumps«. Wenige Tage später wurde in Deutschland vom Kinderarzt »Gehirnhautentzündung« diagnostiziert. Es gäbe keine Behandlungsmöglichkeit.
Die homöopathische Behandlung mit einer Gabe Tuberculinum C 200 brachte eine so baldige Besserung aller Symptome, dass der Kinderarzt bei der nächsten Untersuchung nur von einem

Wunder sprechen konnte. Das Mädchen hat keinerlei Schäden zurückbehalten, sondern im Gegenteil eine sehr positive geistige und körperliche Entwicklung durchgemacht.

Die Mumpsimpfung

Zusammensetzung des Impfstoffs

Der Impfstoff besteht aus abgeschwächten lebenden Mumpsviren. Diese werden zuerst auf Nierenzellen von Kaninchen und dann auf Hühnerfibroblasten gezüchtet.

Die Zusatzstoffe sind: ca. 14,6 mg hydrolysierte Gelatine aus Tierknochen als Füll- und Bindemittel, ca. 0,3 mg Human-Albumin als Stabilisator (kann Allergien auslösen), max. 0,03 mg Neomycinsulfat zur Verhinderung eines Komas (kann Allergien, Magen- und Darmstörungen auslösen).

Kontraindikationen

Auf dem Beipackzettel des Masern-Mumps-Röteln-Lebend-Impfstoffs (M-M-RVax) stehen folgende Kontraindikationen:

Akut kranke sowie als inkubiert geltende und rekonvaleszente Personen (nach vermuteter oder gesicherter Ansteckung und im Genesungsstadium befindliche Personen) sind von der Impfung zurückzustellen. Bei bekannten, schweren allergischen Reaktionen auf die Bestandteile des Impfstoffes darf dieser nicht angewendet werden. Bei Personen, die lediglich aufgrund einer Befragung als allergisch auf Hühnereiweiß oder aufgrund einer positiven Hauttestung als Hühnereiweißallergiker eingestuft werden, besteht in der Regel kein erhöhtes Risiko für diese Impfung. In den äußerst seltenen Fällen, in denen Personen nach dem Verzehr von Hühnereiweiß mit klinischen Symptomen wie Urtikaria (Nesselsucht),

Lippen- und Epiglottisödem (entzündliche Schwellungen von Lippen- und Kehlkopfbereich), Laryngo- oder Bronchospasmus (Krampf von Stimmritze oder Bronchialmuskulatur), Blutdruckabfall oder Schock reagieren, kann eine gezielte Testung und bei negativem Testergebnis eine Impfung erwogen werden.

Bei angeborener, erworbener oder therapiebedingter Immundefizienz (Beeinträchtigung der körpereigenen Abwehr) darf der Impfstoff nicht eingesetzt werden. Dies gilt nicht bei einer Ersatztherapie mit Kortikosteroiden.

HIV-Infizierte (Aids) ohne klinische Symptome und Abwehrschwäche können geimpft werden.

Eine Schwangerschaft muss zum Zeitpunkt der Impfung ausgeschlossen und für acht Monate danach verhindert werden.

Bei Kindern mit zerebralen Störungen (Störungen der Gehirnfunktion) oder Neigung zu Fieberkrämpfen bzw. solchen Fällen in der Familiengeschichte sollte einer Temperaturerhöhung vorgebeugt werden.

Nebenwirkungen

Bei dieser harmlosen Kinderkrankheit sollten wir zuerst die Vorteile betrachten, die der Mensch durch die durchgemachte Krankheit erzielt.

Das Krebsrisiko verringert sich deutlich bei Menschen, die Mumps durchgemacht haben, vor allem bei Frauen das Eierstockkrebsrisiko.

Seit Einführung dieser Impfung steigt die Krankheitsrate stetig, was durch Studien in vielen Ländern belegt wird. Selbstverständlich sind es deswegen vor allem die Geimpften, die erkranken.

Folgen hat die Impfung viele, aber die schwerste ist Diabetes, der auch durch die Masernimpfung ausgelöst werden kann. Aus diesem Grund ist die MMR-Impfung besonders schwerwiegend.

Ferner wird die Ohrspeicheldrüse angegriffen, sodass viele Kinder

chronisch damit zu tun haben. Eine akute Entzündung der Ohrspeicheldrüse bekommen nach der Impfung etwa 5 % der Kinder.
Die möglicherweise nach der Anwendung dieses Kombinationsimpfstoffs auftretenden Nebenwirkungen entsprechen denen nach alleiniger oder gemeinsamer Gabe der Einzelkomponenten.
Reaktionen an der Impfstelle wie Rötung und Schwellung treten nach Herstellerangaben nur selten auf. Gelegentlich können, meist in der 2. Woche nach der Impfung, kurz andauerndes Fieber, Schweißausbrüche, Schüttelfrost, Abgeschlagenheit, Kreislaufreaktionen, Kopfschmerzen, Katarr (Husten, Schnupfen) und Störungen des Magen-Darm-Traktes vorkommen.
Im gleichen Zeitraum kann sich ein schwacher, masernähnlicher Hautausschlag ausbilden, der jedoch gewöhnlich nicht den gesamten Körper betrifft. Reizungen des Mittelohrs sind in Einzelfällen beobachtet worden.
Eine mumpsähnliche Erkrankung mit verkürzter Inkubationszeit (Zeit zwischen Ansteckung und Auftreten erster Symptome) ist in seltenen Fällen nicht auszuschließen. Nach einer von 500 000 Impfungen wurde das erstmalige Auftreten einer insulinpflichtigen Zuckerkrankheit (Diabetes) im zeitlichen Zusammenhang zur Mumpsimpfung beobachtet. In Einzelfällen trat eine vorübergehende schmerzhafte Hodenschwellung auf. Auch eine Verminderung der Blutplättchen, Purpura (kleine stecknadelkopfgroße Hautblutungen), Hautrötung mit Blasenbildung und allergische Reaktionen wurden in Einzelfällen beobachtet, die jedoch nur ausnahmsweise eine Therapie erfordern.
In äußerst seltenen Fällen ist über anaphylaktische (durch Überempfindlichkeit bedingte) Reaktionen berichtet worden. Bei versehentlicher intravasaler Gabe (Injektion in ein Blutgefäß) können Reaktionen bis zum Schock auftreten.
Störungen des Nervensystems, wie Fieberkrämpfe und flüchtige Gangunsicherheit, sind selten. Weiterhin ist in Einzelfällen über

entzündliche Erkrankungen des Gehirns und der Hirnhäute sowie der Nerven und Lähmungen bis hin zur Atemlähmung (Guillain-Barré-Syndrom) berichtet worden.
Zwei Mumpsimpfstoffe wurden bereits vom Markt genommen, da sie 20-mal häufiger Hirnhautreizungen verursachten, als man bereits in Kauf genommen hatte. Mit dem Impfstoff, der momentan verwendet wird, kommen bei einem von 100 000 bis 200 000 geimpften Kindern Hirnhautreizungen oder -entzündungen vor. Dabei handelt es sich um Impfschäden, die oft erst nach jahrelangen Kämpfen vor Gericht anerkannt werden. Man muss also davon ausgehen, dass die Dunkelziffer um ein Vielfaches höher liegt.
Jede Impfung kann genau die Komplikationen auslösen, die auch bei der Krankheit, gegen die geimpft wird, entstehen können. Beim Mumps können sich die Bauchspeicheldrüse und die Geschlechtsdrüsen entzünden. Einige Fälle von jugendlichem Diabetes sind daher auf die Impfungen zurückzuführen. Insgesamt werden in der Fachliteratur 19 Fälle von Diabetes nach einer Mumpsimpfung beschrieben, nach einer Mumpserkrankung jedoch nur drei Fälle.
Wenn es nach der Mumpsimpfung zu Entzündungen der Bauchspeicheldrüse kommen kann, so sind auch Hodenentzündungen möglich. Daher ist es wichtig zu wissen, dass noch 30 Tage nach der Impfung Nebenwirkungen auftreten, die sich häufig in akuten Entzündungen äußern. Welche Eltern aber bringen 30 Tage nach der Impfung eine akute Hodenentzündung noch mit der Impfung in Zusammenhang und noch weniger eine Sterilität, die sich erst nach Jahren zeigt?

Zusammenfassung

- Mumps verläuft heutzutage in der Regel harmlos.
- Die gefürchtete Komplikation von Mumps, die Hodenentzündung, ist sehr selten und tritt eher bei Erwachsenen auf. Dabei wird in der Regel nur ein Hoden befallen. Eine Sterilität ent-

steht daher, wenn überhaupt, sehr selten. Wissenschaftlich nachgewiesen wurde jedenfalls bis jetzt noch keine.

- Die Wahrscheinlichkeit, eine Gehirnhautentzündung oder Diabetes nach einer Impfung zu bekommen, ist größer als durch die Krankheit.
- Die Mumpsimpfung bietet keinen lebenslangen Schutz wie eine durchstandene Erkrankung. Erwachsene, die als Kinder eine Mumpsimpfung erhielten, erkranken daher leichter an Mumps, als wenn sie in der Kindheit die Krankheit durchgemacht hätten. Mumps verläuft bei Erwachsenen schwerer als bei Kindern.
- Kinder können trotz Impfung an Mumps erkranken.

Poliomyelitis
Kinderlähmung

Erkrankung

Kurzbeschreibung
Poliomyelitis (Polio) ist eine entzündliche Erkrankung der grauen Rückenmarksubstanz und bei Verdacht meldepflichtig.

Die Anfänge von Poliomyelitis
Die Polio nimmt neben den sieben infektiösen Kinderkrankheiten eine Sonderstellung ein. Im Verhältnis zu den Kinderkrankheiten handelt es sich um eine sehr junge Krankheit, die nicht zu der normalen Entwicklung eines Kindes gehört. Ein Blick auf die Geschichte zeigt, dass die typischen Kinderkrankheiten schon sehr lange existieren. Mumps wurde als erste beschrieben, und zwar 300 Jahre vor Christus von Hippokrates. Schon im 1. Jh. n. Chr. war die Diphtherie bekannt. Polio wurde erstmalig im Jahre 1840 erwähnt, d. h., die Krankheit ist wahrscheinlich erst kurz vorher aufgetreten.
Sie gehört damit nicht zu dem Kern der typischen Kinderkrankheiten. Es könnte sogar sein, dass sie erst ausbrechen konnte, nachdem die Menschen durch die Pockenimpfung geschwächt worden waren. Sie wird zu den zivilisationsbedingten Krankheiten gezählt, weil sie in den hoch technisierten Ländern zuerst auftrat. Noch in den 60er-Jahren wurden diese Länder stärker von der Polio heimgesucht, weil dort der Immunschutz der Kinder durch Impfungen und Flaschennahrung der Säuglinge gestört war. In den Ländern der Dritten Welt wurde damals weniger geimpft, außerdem wurden

die Kinder dort gestillt, d. h., sie wurden mit mütterlichen Abwehrstoffen versorgt. In diesen Ländern waren die Menschen anfangs nicht anfällig gegenüber Polio.

Die Empfänglichkeit

Die Empfänglichkeit des Menschen gegenüber dem Polioerreger ist sehr groß, aber nur ein ganz geringer Teil der Infektionen führt zu Lähmungen. Die meisten Menschen bilden Antikörper, ohne Krankheitssymptome zu entwickeln, oder machen einen leichten Schnupfen nach Kontakt mit dem Polioerreger durch. Der Polioerreger kann lange Zeit im Darm von gesunden Menschen leben, ohne irgendwelche Symptome zu erzeugen. Es hängt daher nicht von der Gegenwart des Erregers ab, ob wir erkranken, sondern von unserer Gesundheitslage, die darüber entscheidet, wie gut er gedeihen und sich vermehren kann.

So lässt es sich auch erklären, warum vorhergehende Krankheiten das Milieu im Körper so stark schwächen können, dass sich der Polioerreger leichter ausbreiten kann.

Der Erreger

Es gibt drei Typen von Polioviren, wobei eine Immunität gegen eines dieser Viren keine gegen ein anderes bewirkt. Deswegen werden im Impfstoff alle drei Erreger kombiniert. In der Natur ist es praktisch unmöglich, sich mit allen drei Viren gleichzeitig anzustecken. Die Impfung bedeutet daher einen unnatürlich heftigen Stress für unser Immunsystem.

Die Übertragung

Der Erreger wird durch Tröpfchen und Staub übertragen, und zwar einige Tage nach der Erkrankung, über den Stuhl jedoch noch Wochen nach der Ansteckung.

Das Besondere an der Polio ist, dass als Infektionsquelle weniger die mit Lähmungen erkrankten Menschen eine Rolle spielen als vielmehr die völlig Gesunden, die Virusträger sein können. So lässt sich erklären, warum poliogeimpfte Menschen ihre Umgebung anstecken können, ohne selber zu erkranken. Diesen Mechanismus findet man in dem Ausmaß nur bei der Polio; das macht die Impfung so gefährlich. In manchen Gegenden Deutschlands impfen daher die Kinderärzte die ganze Familie eines Kindes bis hin zu den Großeltern gleich mit.

Krankheitsverlauf

Nach dem Kontakt mit dem Erreger dauert es etwa 3–35 Tage, bis die Krankheit ausbricht. Sie beginnt mit unspezifischen Erkältungssymptomen, die den Gedanken an Polio nicht aufkommen lassen: 1- bis 2-tägiges Fieber, Schnupfen, Halsschmerzen, evtl. auch Erbrechen und Durchfall. Nach einer fieberfreien Phase von 1–9 Tagen entwickeln sich in den folgenden 2–5 Tagen stärkere grippeähnliche Beschwerden mit Symptomen einer Hirnhautreizung: leichte Nackensteifigkeit, Schweißausbrüche und eine Überempfindlichkeit auf äußere Reize. Das kranke Kind fürchtet sich vor jeder Berührung. Langsam werden seine Muskeln und die Reflexe schwächer, und in den später gelähmten Muskeln treten ziehende Schmerzen auf. Für 1–2 Tage kann eine Harnverhaltung auftreten.

Erst nach diesem Vorstadium (präparalytisches Stadium) kommt es in einem, später noch in weiteren Muskeln zu Lähmungen. Bei schweren Krankheitsverläufen können auch das Atemzentrum sowie die Hirn- und Augennerven befallen werden.

Sobald die Lähmungen nicht weiter fortschreiten, bessert sich auch das Allgemeinbefinden wieder. Doch richtig gefährlich wird die Polio erst dann, wenn sich die Lähmungen auf die Atemmuskulatur (Zwerchfell- und Zwischenrippenmuskulatur) und das Atemzentrum im Gehirn erstrecken. Dem dramatischen Verlauf geht meist eine Lähmung der Beine voraus, die in 1–2 Tagen aufsteigt.

Unregelmäßige Atmung, Schluckbeschwerden und eine Schwäche der Stimme kündigen diesen bedrohlichen Verlauf an, wobei der Kranke unter ungünstigen Bedingungen ersticken kann.

Glücklicherweise können sich jedoch alle Lähmungen schon nach wenigen Tagen wieder zurückentwickeln. Fast nie bleiben alle Lähmungen zurück, die zu Beginn ausgebildet waren. Die Schwere der Lähmung auf dem Höhepunkt der Krankheit sagt wenig über den weiteren Verlauf aus. 40–60 % der Lähmungen bilden sich innerhalb von 1–1½ Jahren vollständig wieder zurück. Etwa 2 % der Erkrankten bleiben stark behindert. Sie haben z. B. Spitzfüße, Klumpfüße, Schlottergelenke, Wirbelsäulenverkrümmungen, verkürzte Arme und Beine durch das behinderte Wachstum. Dieses Schreckgespenst von Krankheitsform tritt aber im Vergleich zu den anderen Verlaufsformen der Polio sehr selten auf.

Wesentlich häufiger infiziert sich ein Mensch mit dem Erreger, ohne irgendwelche Krankheitssymptome zu produzieren, oder er macht einen leichten Sommerkatarr durch und wird auf diese Weise gegen Polio immun. Bei Epidemien hat man beobachtet, dass 2–11 % der Gesamtbevölkerung das Virus im Stuhl haben, bei den Familienmitgliedern von Erkrankten sogar bis zu 80 %. Die Polio kann also sehr leicht mit einem grippalen Infekt oder noch leichter mit einer Virusmeningitis verwechselt werden, nur die Lähmungen sind ein sicheres Zeichen für Polio.

Welche Umstände können den Ausbruch der Krankheit begünstigen?

Obwohl sich bei einer Epidemie viele Menschen an Polio anstecken können, bricht die Krankheit selber nur bei sehr wenigen aus. Dafür gibt es verschiedene Erklärungsversuche.

Die Forschungen haben uns eine tiefere Einsicht in die Entstehungsweise von Polio gezeigt. Äußere Schäden und Beanspruchungen wie z. B. Impfungen führen zu einer erhöhten Erkrankungsbereitschaft gegenüber Polio. Dazu gehören auch vorausgehende Krankheiten wie Grippe, Lungenentzündung, Masern, Durchfall, Entfernung der Mandeln, Sonnenbrand, Verletzungen und Überanstrengung. Nach Impfungen kann es zu Lähmungen im Gebiet der Impfstellen kommen.

- Der Homöopath Dr. D. M. Foubister vermutete einen Zusammenhang zwischen der Diphtherieimpfung und schweren Poliofällen, weil Polio früher mehr in hochzivilisierten Ländern auftrat, in denen häufiger gegen akute Krankheiten geimpft wurde, z. B. gegen Diphtherie.
- Der Wiener Arzt Prof. Dr. Alexander Rottmann stellte eine andere Theorie auf. Er beobachtete, dass Kinder mit wenig funktionsfähigen Mandeln öfter an der gefährlicheren Form der Kinderlähmung erkrankten als Kinder mit gesunden Mandeln.
- Möglicherweise gibt es auch eine Verbindung zu Syphilis, weil in manchen Fällen die als Nachweis dienende Wassermannreaktion positiv verlief.
- Ein weiterer Grund für die Empfänglichkeit gegenüber der Krankheit kann Angst sein. Ein Mensch, der sich vor Krankheiten fürchtet, ist generell gefährdeter. Dies gilt jedoch für alle Krankheiten.
- Schließlich gibt es die Unterzuckerungstheorie von Dr. Sandler, auf die im Folgenden ausführlich eingegangen wird.

Allgemeine Prophylaxemaßnahmen

Folgendes soll während einer Polioepidemie beachtet werden:

- Wegen der erhöhten Ansteckungsgefahr während einer Epidemie sollten Menschenansammlungen gemieden werden.
- Es sollten keine Schwimmbäder besucht werden, da sich das Virus lange Zeit im Wasser hält.

- Es ist sehr wichtig, sich die Hände sorgfältig nach dem Stuhlgang zu waschen, da das Virus im Stuhl vorhanden sein kann.
- Anstrengende körperliche Übungen sollten unterlassen werden.
- Menschen mit einer geschwächten Konstitution sollten sich davor hüten, in einen Erschöpfungszustand zu geraten.

Naturheilkundliche Prophylaxemaßnahmen

Der amerikanische Arzt Dr. Benjamin Sandler entwickelte eine verblüffend einfache Diät als Schutz vor Polio. Diese Methode geht nicht wie die Impfungen davon aus, Bakterien und Viren von unseren Kindern fernzuhalten, sondern die natürlichen Abwehrkräfte gegen Ansteckungen wiederherzustellen. Der menschliche Organismus verfügt über genügend Schutzstoffe, um auch gefährlichen Krankheiten zu trotzen. Wenn dies nicht der Fall wäre, hätten die Menschen überhaupt keine Überlebenschancen. Das Absinken des Blutzuckerspiegels auf ein abnorm niedriges Niveau ist einer der wichtigsten Faktoren für die Infektionsempfänglichkeit. In zwölfjähriger Forschungsarbeit hat Dr. Sandler herausgefunden, dass durch eine zucker- und kohlehydratreiche Ernährung die Infektanfälligkeit für Polio stark erhöht wird. Eine richtige Ernährung schützt aber nicht nur vor Kinderlähmung, sondern auch gegen einfache Ansteckungskrankheiten der Atmungsorgane und gegen Tuberkulose.

Dr. Sandler suchte nach handfesten Fakten, um seine Theorie zu beweisen. Die Kinderlähmung ist eine Krankheit, die sich bis auf den Affen nicht auf Tiere übertragen lässt, weil Affen sehr niedrige Blutzuckerwerte haben (unter 100 mg). Bei Kaninchen wurden dagegen Werte unter 100 mg niemals festgestellt, und sie können daher auch nicht an Polio erkranken. Dr. Sandler senkte den Blutzuckerspiegel der Kaninchen durch Insulinspritzen künstlich und konnte tatsächlich über eine Impfung mit dem Polioerreger bei ihnen Kinderlähmung auslösen.

Homöopathen haben schon immer großen Wert auf eine gesunde Ernährung gelegt. Nicht immer ist es allein mit der Verabreichung eines homöopathischen Mittels getan. Es müssen auch die Grundregeln einer vernünftigen Ernährung beachtet werden. Ein Absinken des Blutzuckerspiegels erfolgt paradoxerweise am stärksten durch zuckerhaltige, aber auch durch stärkehaltige Nahrungsmittel (Weißmehl, Grieß etc.). Durch eine zuckerfreie und stärkearme Nahrung kann der Organismus sofort in die Lage versetzt werden, mit dem Polio- und auch anderen Krankheitserregern fertig zu werden. Diese Ernährungsweise verhilft dem Körper insgesamt zu einer besseren Gesundheit.

Ferner wurde beobachtet, dass viele Kinder, die im Sommer an Polio erkrankten, vorher viel Sport getrieben und viele Süßigkeiten, süße Getränke und Speiseeis verzehrt hatten. Die Kinder hatten ein doppelt erhöhtes Ansteckungsrisiko, da ihr Blutzuckerspiegel durch starke körperliche Anstrengung und den reichlichen Genuss von Süßem drastisch gesunken war. Dadurch konnte sich das Virus ungehindert im Körper verbreiten.

Die Anti-Polio-Diät

Ernährungsvorschläge während einer Polioepidemie:

- Folgende Nahrungsmittel sollten weggelassen werden: Zucker, süße Getränke, Limonaden, Süßigkeiten, Speiseeis, Kuchen, Bonbons, Gebäck, Torten, Marmeladen, Gelees, Puddings.
- Getränke können in dieser Zeit mit Fruchtzucker gesüßt werden, der auch von Diabetikern verwendet wird.
- Nüsse können in unbeschränkten Mengen gegessen werden, mit Ausnahme von Erdnüssen, Cashewnüssen und Kokosnüssen, da diese stärkehaltig sind.
- Folgende Nahrungsmittel sind stärkereich und sollten maßvoll gegessen werden: getrocknete Bohnen, große weiße Bohnen,

Mais, getrocknete Erbsen, Linsen, Tapioka, Nudeln, Vollkornbrot, Getreidegerichte. Kartoffeln sollten mit der Schale gekocht werden, da sie dann eiweißhaltiger sind.

- Folgende Kohlehydratnahrungsmittel sind sehr eiweißreich und können in Maßen verzehrt werden: Hirse, Buchweizen, Quinoa, Amarant, Soja, Kamut (Urweizen).
- Wegen ihres hohen Zuckergehaltes sollten frische Früchte nicht im Übermaß gegessen werden. Fruchtzucker kann, im Übermaß genossen, einen niedrigen Blutzuckerspiegel verursachen. Deswegen sollten Fruchtsäfte stark mit Wasser verdünnt werden.
- Gemüse, Pilze und Salate können unbedenklich gegessen werden.
- Eiweißreiche Nahrungsmittel sind erlaubt, sollten aber auch nicht im Übermaß gegessen werden, da dadurch andere gesundheitliche Schäden entstehen können, wie z. B. eine Übersäuerung des Körpers.

Behandlung

Es wird behauptet, gegen Polio gebe es kein Medikament, daher müsse geimpft werden. In der Homöopathie gibt es aber sowohl sehr gute Behandlungs- als auch Prophylaxemöglichkeiten, die sich während der schweren Polioepidemien bewährten. Der berühmte homöopathische Arzt Dr. Grimmer sagte: »In meiner 40-jährigen Praxiserfahrung habe ich die 100%ige Wirkung von LATHYRUS SATIVA als Polioprophylaxe erlebt.«

GELSEMIUM

Die Lähmung bei Gelsemium wirkt sich auch auf die Augenmuskulatur aus. Das Kind empfindet eine Schwere in den Augenlidern, die so stark ist, dass die Lider herabfallen. Es kann kaum die Augen offen halten. Durch die Lähmung der Augenmuskulatur kommt es zu einer Doppelsichtigkeit. Diese tritt häufig vor und während der Kopfschmerzen auf. Es können auch Krämpfe auftreten, aber das Bewusstsein ist nicht getrübt. Das Kind hat das Gefühl, sein Kopf sei vergrößert. Bei einem leichteren Krankheitsverlauf hat es das Bedürfnis, allein gelassen zu werden. Gleichzeitig fühlt es sich hilflos, weil es spürt, dass sein Gehirn schwach wird. Jede geistige Anstrengung verschlimmert seinen Zustand. Häufig ist Schwindel vorhanden mit starken Schmerzen im Hinterkopf, die sich oft über den ganzen Kopf erstrecken. Das kranke Kind hat das Gefühl, es könne jederzeit hinfallen. Seine Sprache ist schwerfällig, und der ganze Gesichtsausdruck ist dumpf und verwirrt. Die Gesichtsmuskulatur ist häufig verkrampft. Der Atem ist übel riechend, und das Kind hat Schwierigkeiten, die Zunge herauszustrecken, sie zittert beim Rausstrecken. Der Kehlkopfdeckel und die Zunge können gelähmt sein, und in der Speiseröhre ist ein Kloßgefühl, welches durch Schlucken nicht besser wird. Die Herztätigkeit ist schwach und unregelmäßig. Beim Liegen auf der linken Seite verschlimmert sich alles. Das Kind hat das Gefühl, sein Herz würde aufhören zu schlagen, wenn es sich ganz ruhig verhält.

Das Gefühl des Zusammenziehens ist besonders am rechten Nacken zu spüren sowie im Rücken mit einem dumpfen Schmerz in beiden Armen. Die Beine fühlen sich schwer und taub an oder sind gelähmt. Sie zittern bei der geringsten Anstrengung.

Gelsemium hat die Fähigkeit, auch vollständige motorische Lähmungen wieder zu heilen. Diese betreffen weniger die Organe als vielmehr die motorische Muskulatur und die Wirbelsäule. Die Lähmungen sind auf der rechten Seite stärker. Es besteht ein Zittern und Zucken sowie eine Inkoordination der Muskeln, welche durch Anstrengung, Schreck oder Erwartungsspannung schlimmer wird. Wenn das kranke Kind noch gehen kann, so ist sein Gang tatterig, weil es seine Beine schlecht kontrollieren kann. Es spürt

eine große Schwäche in den Knien, besonders beim Abwärtsgehen; es hat dann auch Angst zu fallen. Es ist verwirrt und stumpf und antwortet langsam auf Fragen. Sein Allgemeinzustand wird durch Wasserlassen gebessert.
Gelsemium kommt in Frage, wenn Beschwerden nach einem grippalen Infekt, der in Wirklichkeit eine leichte Polioerkrankung sein könnte, nicht mehr verschwinden. Das Gelsemium-Kind leidet unter großer Erwartungsspannung. Sein Immunsystem kann durch einen Schreck, schlechte Nachrichten oder schlechte Träume derartig geschwächt werden, dass es empfänglich für Krankheiten wird.

Clematis

Bei einer Polioerkrankung, die nach Clematis verlangt, besteht ein Ziehen und Drücken in den Arm- und Handmuskeln. Entlang des Schienbeins erstrecken sich bohrende, pressende Schmerzen. Der Patient hat das Gefühl, sein ganzer Körper sei schwer und wie geschlagen. Die Muskeln sind kraftlos und zucken gelegentlich. Es besteht eine ausgeprägte Schwäche. Ein Vibrationsgefühl läuft durch den Körper, besonders nach dem Hinlegen. Der Schlaf ist sehr gestört. Entweder besteht eine ausgeprägte Schlaflosigkeit oder ein unerquicklicher ruheloser Schlaf. Das Kind friert, und es geht ihm schlechter durch das geringste Abdecken. Manchmal stellt sich auch ein Hitzegefühl ein, dann ist es jedoch nur einseitig und ohne Schweißbildung.

Bryonia

Bryonia kommt in Frage bei einem frühen Stadium von Kinderlähmung. Ein Leitsymptom von Bryonia ist die auffällige Verschlimmerung durch Bewegung. Das Kind ist sehr reizbar, es möchte allein sein und reagiert ärgerlich, wenn es angesprochen wird. Oft besteht ein Schwindel, als ob sich das Gehirn im Kreis dreht. Es hat starke Kopfschmerzen, besonders auf der linken Seite, die schlimmer werden durch Bewegung, sogar durch die Bewegung der Augen. Es sind stechende Kopfschmerzen, tief im Gehirn, auf der linken Seite, die durch Husten verstärkt werden.

Der Kopfschmerz ist morgens so stark, als ob der Kopf zerbersten wollte. Die rechten Gesichtsmuskeln zucken, und das Gesicht ist berührungsempfindlich. Das kranke Kind hat einen trockenen Mund mit trockenen Lippen und Durst auf große Mengen Flüssigkeit in mehr oder weniger häufigen Abständen.

Ferner besteht eine schmerzhafte Nackensteifigkeit, besonders auf der rechten Seite, die schlimmer durch Bewegung wird. Die Schmerzen strahlen in die rechte Schulter, den Ellenbogen und den rechten Unterarm aus. Es ist ein ziehender Schmerz. Tiefes Einatmen verstärkt die Schmerzen. In den Beinen besteht ein wunder Schmerz beim Gehen. Das kranke Kind ist bis Mitternacht schlaflos. Dabei zucken häufig seine Arme und Beine im Bett. Das Bryonia-Kind ist sehr anfällig, wenn das Wetter von warm auf kalt wechselt oder wenn es sich nach dem Überhitzen plötzlich abkühlt und ins Frieren gerät. Auch Zugluft, kalter Wind und zu starke körperliche Bewegung schwächen sein Immunsystem. Es geht ihm besser, wenn es sich geistig und körperlich ruhig verhält. Bei einem kleinen Kind äußert sich die Abneigung gegen Bewegung, indem es nicht getragen oder hochgenommen werden möchte.

Lathyrus sativa

Diese giftige Kichererbsenart war zur Zeit der Polioepidemien das wichtigste Mittel zur Prophylaxe und Behandlung von Kinderlähmung. Der Zustand der Vergiftung mit den Lähmungen entspricht in hohem Maße dem Symptomenbild von Polio. Die Beinmuskeln sind hart und verkrampft, später gelähmt und gefühllos. Das kranke Kind kann die Füße kaum heben und lässt sie plötzlich fallen, als würde ein schweres Gewicht auf ihnen lasten. Der Gang ist

schwankend. Alle Bewegungen können schlechter mit geschlossenen Augen ausgeführt werden. Tagsüber sind die Füße sehr kalt, nachts brennen sie und müssen abgedeckt werden. Es bestehen Übelkeit, Erbrechen, Schwindel und Dumpfheit.
Fallbeschreibung: Ein vierjähriges Mädchen hatte sich nach einem Schwimmbadbesuch erkältet. Es hatte leichte Inkoordinationsstörungen beim Gehen. Da im Dorf gerade eine Polioschluckimpfung durchgeführt wurde, vermuteten die Eltern eine Ansteckung durch ein geimpftes Kind. Der Polioerreger hält sich besonders gut im Wasser. Das Mädchen selber war nicht geimpft. Es erhielt eine Gabe LATHYRUS SATIVA C 200, worauf die leichten Lähmungserscheinungen an den Beinen sofort verschwanden und auch die Erkältung schnell vorüber war.

Die Polioimpfung

Nebenwirkungen
Die Polioimpfung hat die hartnäckigsten und schwersten Folgen aller Impfungen. Ein weiteres Risiko der Polio-Schluckimpfung ist die Verseuchung mit SV40-Viren, was nachweislich viele Jahre später Krebs auslöst, v. a. Gehirntumore. Diese Viren gefährden auch die nächste Generation. Die Schluck-Impfung wurde im Jahr 2000 eingestellt, da immer mehr Impfpolio-Fälle verursacht wurden. Es gab keine normalen Poliofälle, nur unter den Geimpften und bei diesen gleich nach der Impfung.

Die Polioimpfung löst schwere seelische Zustände bis zur gänzlichen Arbeits- und Lebensunfähigkeit aus. Ferner ist sie der Hauptverursacher von Neurodermitis mit begleitendem Asthma sowie anderen spastischen Zuständen.
Folgende Nebenreaktionen werden im Beipackzettel von Oral-

Virelon® T1 der Behring-Werke erwähnt: kurzdauernde Allgemeinreaktionen wie Schüttelfrost, Schweißausbrüche, Fieber, Kopfschmerzen, Abgeschlagenheit, Muskel- und Gelenkschmerzen, Kreislaufreaktionen, Beschwerden des Magen-Darm-Traktes und allergische Reaktionen. Ferner Fieberkrämpfe, entzündliche Erkrankungen des Gehirns und Schädigungen, die das Nervensystem betreffen, in Form von Lähmungen.

Es kommt hier weniger darauf an, wie häufig diese Zustände auftreten, sondern vielmehr, dass sie überhaupt auftreten können. Maßnahmen, die unsere Gesundheit erhalten, sollten absolut frei von irgendwelchen schädlichen Einflüssen sein. Niemand möchte doch das Risiko auf sich nehmen, sein Kind durch eine Impfung möglicherweise lebenslang zu schädigen, auch wenn die Schädigung vielleicht nur bei einem von einer Million Kindern vorkommt. Wer kann Ihnen garantieren, dass Ihr Kind nicht das millionste Kind ist?

Zusammensetzung des Impfstoffs

Der Impfstoff, der bei der Schluckimpfung verwendet wird, besteht aus lebenden, abgeschwächten Poliomyelitisviren, die in Affennierenzellkulturen vermehrt wurden. Er enthält zehn Mal mehr Erreger vom Typ 1 als vom Typ 2 und drei Mal mehr Erreger vom Typ 3 als vom Typ 2.

Die Zusatzstoffe sind: Aminosäuren, Neomycin, Peptide, Nullrot, Polygile, Polysorbat 80, Salze und Zucker.

Ferner sollte man sich als Eltern die Frage stellen, ob es zu verantworten ist, eventuell durch die Impfung andere Menschen mit der Impfpolio anzustecken. Um diesen Nebenwirkungen vorzubeugen, ist der Arzt verpflichtet, vor einer Impfung ausführlich auf alle Komplikationen aufmerksam zu machen, sonst kann er im Falle eines Impfschadens haftbar gemacht werden. Im Frühjahr 1996 ging eine Meldung durch die Presse: »Arzt hätte vor Impfinfektion warnen müssen. Schmerzensgeld in Höhe von 300 000 DM hat das Berliner Kammergericht einem an Kinderlähmung erkrankten Mann zugesprochen, weil er ungenügend über die mögliche Infektionsgefahr bei Schutzimpfungen aufgeklärt wurde. Der selbst nicht geimpfte Mann war infiziert worden, nachdem sein vier Monate altes Patenkind gegen Kinderlähmung geimpft worden war. (AZ 9.U5492/94).« In Albanien kam es Ende August 1996 durch eine Impfkampagne bei Kindern zu 23 Impfpoliofällen bei Erwachsenen, von denen zwei starben.

Folgende *Gegenanzeigen* werden im Beipackzettel von Oral-Virelon® T1 erwähnt: »Personen mit einer vermuteten oder gesicherten Ansteckung (Ausnahme: Kinderlähmung) sowie im Genesungsstadium befindliche Personen sind von der Impfung zurückzustellen. Nicht geimpft werden darf bei bekannten schweren allergischen Reaktionen auf Bestandteile des Impfstoffes, bei Fieber, Durchfällen und akuten Infektionskrankheiten innerhalb einer Wohngemeinschaft mit Ausnahme von Kinderlähmung.« Diese Regelung steht im Gegensatz zur sonstigen Impfpraxis: Es darf generell nicht geimpft werden, wenn eine Infektion mit dem Erreger nicht ausgeschlossen werden kann.

Um die Möglichkeit einer Impfkontaktpoliomyelitis bei nicht geschützten Kontaktpersonen herabzusetzen, empfiehlt der Impfstoffhersteller, möglichst alle ungeimpften Personen mitzuimpfen, die mit dem Geimpften zusammenwohnen bzw. in engen körperlichen Kontakt mit ihm kommen. Im staatlichen Impfaufruf heißt es, dass sogar Kinder nicht geimpft werden dürfen, die mit einer HIV-infizierten oder sonst akut abwehrgeschwächten Person in einer Wohngemeinschaft leben. Auch abwehrschwache Kinder sollen nicht geimpft werden. Um eine Ansteckung zu verhindern, sollten sie mehrere Wochen lang den Kontakt zu poliogeimpften Kindern meiden.

Impfbedingte Polioerkrankungen

Deutschland: Seit 1978 gibt es keine Polioerkrankungen der Wildform mehr; es sind seitdem nur noch Fälle aufgetreten, die künstlich durch die Polioimpfung provoziert wurden. Die Polioimpfung stellt eigentlich ein Paradoxon in unserer heutigen Zeit dar, denn hier wird gegen eine Krankheit geimpft, die seit 31 Jahren nicht mehr aufgetreten ist. Wir haben also eine ähnliche Situation vor uns wie Anfang der 70er-Jahre, als es zu keinen erneuten Pockenerkrankungen mehr kam und trotzdem noch knapp zehn Jahre Massenimpfungen durchgeführt wurden. Man kann heute nicht mehr behaupten, dass die Polio die hoch technisierten Länder in stärkerem Maße befällt. Im Gegenteil, es gibt fast nur noch Polioerkrankungen in den armen Ländern, in denen mehr als bei uns geimpft wird. Allerdings wissen wir hier nicht immer genau, ob es sich um echte oder impfbedingte Formen von Polio handelt. Im Jahre 1992 wurden in den USA trotz Impfpflicht nur 50 % der Kinder bis zum vollendeten 2. Lebensjahr völlig durchgeimpft. Im Gegensatz dazu beträgt die Durchimpfungsrate in unterentwickelten Ländern über 80 % der Kinder bis zum 1. Lebensjahr.

Obwohl seit 31 Jahren in Deutschland keine Poliofälle mehr vorgekommen sind, ist Polio immer noch eine meldepflichtige Krankheit. Die Meldepflicht für Tetanus, Röteln, Keuchhusten und Mumps wurde 2001 aufgehoben.

Namibia: Wenn man bedenkt, dass die Bevölkerung noch nicht einmal im eigenen Land über das Verhältnis von echten und künstlichen Krankheitsfällen genügend informiert ist, so nimmt es nicht wunder, wie wenig Informationen über die Polioverbreitung in anderen Ländern zu uns gelangen. Wie wir selber erlebt haben, kann es sich bei vermeintlichen Polioepidemien in Wirklichkeit um impfbedingte Polioausbrüche handeln. Als wir Ostern 1994 mit der Familie nach Namibia reisen wollten, hörten wir von einer dort

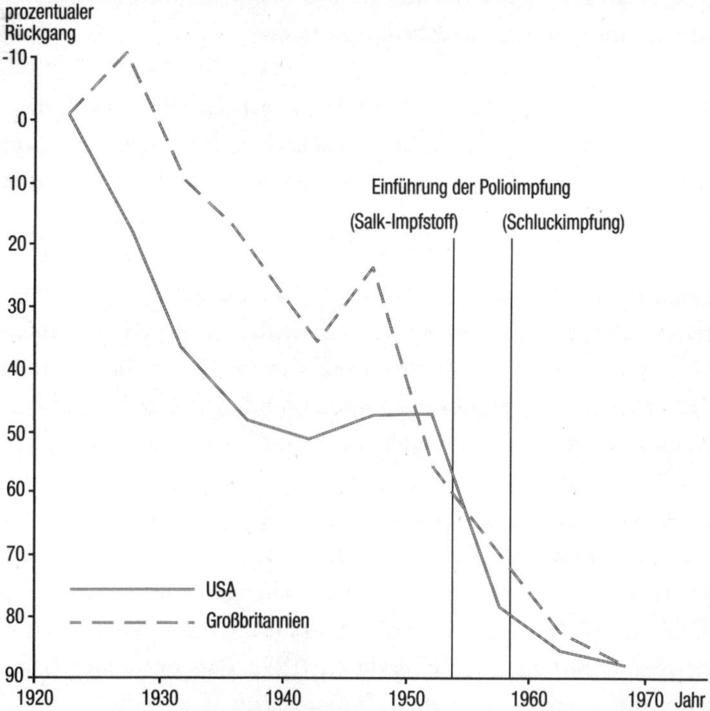

Prozentualer Rückgang der Poliotodesrate in Großbritannien und den USA von 1920 bis 1970 (Quelle: Miller)

grassierenden Polioepidemie. Vor Ort entpuppte sich die vermeintliche Polioepidemie als Impfpoliomyelitis, d. h., nur die Geimpften erkrankten an Polio, angeblich wegen eines Fehlers bei der Kühlung des Impfstoffes.

Peru: Von einer Entwicklungshelferin in Peru hörten wir, dass dort massiv gegen Polio geimpft wird. Die Menschen sind arm, die Kinder unterernährt und abwehrschwach. Sie werden vor der Impfung nicht untersucht. Impfschäden mit Lähmungen sind keine Seltenheit. Auch hier gibt es keine Untersuchungen, ob die zahlreichen Kinderlähmungsfälle impfbedingt sind.

Holland: Bei den Polioepidemien in den Jahren 1978 und 1992 in den Niederlanden erkrankten 557 Menschen durch den Polioimpfstoff, nur 8 % der Erkrankungen waren dem Wildvirus zuzuschreiben (Rumke 1995).

Brasilien: In den Jahren 1990 bis 1993 kam es zu mehreren Poliofällen in Brasilien. Es wurden 1662 Patienten untersucht, die plötzliche polioähnliche Lähmungen aufwiesen. Unter diesen waren 196 mit dem Impfpoliovirus infiziert, und es wurde kein Fall gefunden, der mit dem Wildpoliovirus infiziert war.

USA: Dr. Jonas Salk, der Entwickler des abgetöteten Virusimpfstoffes, bestätigte als Zeuge vor Gericht, dass der Lebendvirusimpfstoff »der Ursprung, wenn nicht der einzige Grund aller in den USA seit 1961 protokollierten Poliofälle sei«. Auch die amerikanischen Gesundheitsämter erklärten 1992, dass der Lebendvirusimpfstoff heute die vorrangige Polioursache in den USA darstellt. Zwischen 1980 und 1989 war jeder Fall von Polio durch den Impfstoff verursacht worden. Außerdem steckten sich während dieser Zeit drei von fünf Menschen trotz der Impfung auf Auslandsreisen mit Polio an. Ein Fall von Virusübertragung eines geimpften Kindes auf seinen Vater machte den öffentlichen Gesundheitsämtern bewusst, wie fragwürdig die Polioimpfung heutzutage ist: Eine schreckliche Krankheit ist verschwunden, und eine neue ist entstanden durch einen Impfstoff, der alles andere als perfekt ist.

Rumänien: In Rumänien ist die Rate der Impfkontaktpoliofälle 5- bis 17-mal höher als in anderen Ländern. Dies ist bedingt durch die Verabreichung von Antibiotika nach Impfkomplikationen. In den Jahren 1988–1992 erkrankten 18 Kinder durch die Impfung an Polio und 13 durch den Kontakt mit geimpften Kindern (Strebel u. a. 1995).

Andere Impfschäden

Impfstoffe können zu Chromosomenveränderungen führen. Das ist seit langem bekannt. Das im letzten Impfstoff gegen die Kinderlähmung enthaltene abgeschwächte Virus Typ II hat in Zellkulturen Chromosomenveränderungen hervorgerufen (Prof. De Lory, Toledo). Diese Untersuchungsergebnisse wurden jetzt von Doktor Massimo Montinari aus Bari bestätigt. Er führte eine Studie an 30 Epileptikern durch, die als Impfschäden erkannt worden waren. Blutuntersuchungen wurden angestellt, aus denen hervorging, dass eine Wirkung der Impfstoffe auf das zentrale Nervensystem und auf die genetische Struktur (DNA) vorhanden ist.
Schon im Jahre 1978 wurden die Hirnströme von Kindern nach der Polioimpfung gemessen. Die Hälfte der Kinder reagierte nach der Impfung mit Anomalien im Elektroencephalogramm.
Ein weiteres Gebiet der Impfschadensforschung ist die Klärung der Langzeitfolgen und Erbschäden. Der Forscher Heinion konnte 1973 in einer Studie, die er an 50 000 Frauen durchführte, nachweisen, dass die Polioimpfung einer Schwangeren das Krebsrisiko ihres Kindes dramatisch erhöht. Die Zahl der Gehirntumore war bei den Kindern der geimpften Mütter drei Mal so hoch wie bei den ungeimpften.
Zu Beginn des 20. Jahrhunderts präsentierte die Kinderlähmung vom wissenschaftlichen und medizinischen Standpunkt ein Krankheitsbild von einer ähnlichen Komplexität wie Aids heutzutage. Die Grundlagenforschungen über Polio, besonders in den Vereinigten Staaten, wurden durch fehlende finanzielle Möglichkeiten behindert. Obwohl das Problem von Polio durch die Impfungen gelöst schien, so blieben doch viele Fragen über den Entstehungs-

mechanismus dieser Krankheit ungelöst, und dies hat zu vielen schrecklichen Unfällen und Impfschäden geführt. Die Geschichte von Polio birgt auch für die Aidsforscher noch viele interessante Lektionen.

Die Impfpolioprophylaxe

Am wichtigsten ist es erst einmal, sich von der Angst vor Polio zu befreien, weil die Angst ein wesentlicher Krankheitsfaktor ist. Wir ziehen unbewusst das an, wovor wir Angst haben. Wenn Sie sich die vielen bewährten Möglichkeiten vor Augen halten, mit denen Sie sich schützen können, wird sich dic Angst verflüchtigen. Wie wir bereits geschrieben haben, werden die meisten Polioerkrankungen weltweit heutzutage fast nur noch durch die Impfung ausgelöst. Die Wildform gibt es so gut wie nicht mehr, jedenfalls nicht in Deutschland. Die schrecklichen Polioepidemien, wie sie in Notzeiten und nach dem Krieg geherrscht haben, existieren heute einfach nicht mehr. Die größte Gefahr geht heute von der Impfung aus.

Wenn Sie Ihr Kind impfen lassen möchten, so sollten Sie danach acht Wochen lang alle Vorsichtsmaßnahmen ergreifen, um sich sowie alle Menschen, die mit dem Kind in Kontakt kommen, vor einer Ansteckung mit der Impfpoliomyelitis zu schützen. Sie sollten in dieser Hinsicht auch mit der Schule zusammenarbeiten, vor allem die Sportlehrer sollten informiert sein (siehe S. 309). Günstig wäre es natürlich, wenn geimpfte und ungeimpfte Kinder getrennte Toiletten aufsuchen könnten. Da Massenimpfungen oder Werbeaktionen für Impfungen während des Unterrichts durchgeführt werden, hat die Schule auch ihren Teil an Verantwortung zu tragen.

Die wichtigsten Maßnahmen:

- Informieren Sie die Umgebung Ihres Kindes über die Impfung und die Ansteckungsmöglichkeit.
- Das geimpfte Kind soll sich nach jedem Stuhlgang und vor dem Essen die Hände waschen.
- Es soll ein eigenes Handtuch verwenden.
- Waschen Sie sich nach jedem Hautkontakt mit dem geimpften Kind die Hände.
- Sorgen Sie dafür, dass es möglichst zu keinem engen Hautkontakt zwischen Ihrem Kind und anderen Personen kommt.
- Lassen Sie es nicht von fremden Personen wickeln.
- Besuchen Sie mit dem Kind bis zu acht Wochen nach der Impfung keine öffentlichen Schwimmbäder, da sich der Virus im Wasser besonders lange hält.
- Sorgen Sie für eine zuckerfreie und kohlehydratarme Nahrung (siehe Anti-Polio-Diät).
- Das Kind soll körperliche Höchstleistungen vermeiden.

Ausführliche Informationen über homöopathische Prophylaxemöglichkeiten gegen Polio und die Kinderkrankheiten erhalten Sie im Homöopathischen Ratgeber Nr. 4 »Die homöopathische Prophylaxe« (Lage & Roy Verlag).

Die Polioimpfung betrifft nicht nur unsere Kinder, sondern uns alle, obwohl es niemals eine Impfpflicht für Polio gab. Jeder von uns ist in irgendeiner Weise durch diese Impfung geprägt. Sie ist häufig ein Grund der Blockade, wenn gut passende Mittel nicht wirken. Hier sollte mit der POLIO-NOSODE C 200 oder LM 30 ausgeleitet werden.

Geben Sie die LM 30 jeden 3. Tag über 2–3 Wochen, 2 Tropfen auf etwas Wasser. Falls Reaktionen auftreten, setzen Sie das Mittel sofort ab. Sie können das Mittel auch in der Potenz C 200 einmal wöchentlich über einen Zeitraum von 4–6 Wochen geben.

Die Polio-Nosode ist auch für poliogeimpfte Erwachsene sehr wichtig, um sich gesundheitlich auf die Ankunft eines Kindes vorzubereiten, da diese Impfung zu genetischen Veränderungen führen kann. Doch auch nachdem die Kinder schon da sind, kann die Polio-Nosode den Geimpften dabei behilflich sein, viele Ängste zu überwinden und den Kontakt zur inneren Stimme wiederherzustellen. Wir haben die Polionesode geprüft und ihr Arzneimittelbild im »HR 15 – Impffolgen behandeln« vorgestellt.

Fallbeschreibungen

Zufällig lernten wir ein Kind kennen, welches polioimpfgeschädigt ist. Noch niemals hatten wir einen Menschen mit einer derartig schweren Behinderung gesehen. Es konnte praktisch gar nichts, nicht einmal auf Fragen mit Ja oder Nein antworten oder mit dem Kopf nicken oder den Kopf schütteln. Das 16-jährige Mädchen konnte nicht allein essen und nicht allein auf die Toilette gehen. Das Sitzen fiel ihm sehr schwer, da sein Oberkörper durch eine Verkrümmung der Wirbelsäule sehr stark verdreht war. Am liebsten lag sie herum. Das war kein Leben mehr, sondern ein Dahinvegetieren. Die Eltern hatten über zehn Jahre lang um die Anerkennung als Impfschaden gekämpft. Man hatte ihnen gesagt, dass diese Behinderung irreversibel sei, leider hinderte sie dieses Vorurteil daran, nach Möglichkeiten der Heilung zu suchen.
Es spricht sich immer mehr herum, dass Impfungen das Immunsystem schwächen und daher wenig förderlich für die Gesundheit sind. Aber immer noch erfahren wir in den Medien zu wenig darüber, dass die Impfungen einen Menschen lebenslänglich zum Krüppel machen können. Es ist unglaublich, dass die Öffentlichkeit über solche Fälle nicht informiert ist, selbst wenn es sich in ganz Deutschland nur um einen einzigen Fall handeln sollte. Tat-

sächlich wurden aber bei uns seit 1972 knapp 15 000 Impfschadensanträge eingereicht (in Italien waren es 1996 sogar 30 000). Über die Dunkelziffer können wir uns keine Vorstellungen machen. Durch mangelnde Aufklärung und Betreuung nach der Impfung sowie das Verharmlosen von Impfungen wissen die meisten Menschen nichts über diese Gefahr. Daher können sie Behinderungen, Allergien, jugendlichen Diabetes, ADS, Multiple Sklerose und plötzlichen Kindstod nicht damit in Zusammenhang bringen.

Epileptische Anfälle mit hochgradigem Intelligenzdefekt nach einer Schluckimpfung

Kirstin B. wurde am 15.1.1977 geboren und war bei der Geburt völlig gesund. Im dritten Monat empfahl der Kinderarzt, die Impfungen gegen Polio, Diphtherie und Tetanus vorzunehmen. Die Mutter wusste, dass es zu Impfschädigungen kommen kann, wenn das Kind nicht ganz gesund ist, und begann deshalb drei Tage vor der ersten Impfung, täglich die Temperatur zu messen, um ganz sicher zu sein, dass kein Infekt bestand. Die zweite Impfung wurde mit vier Monaten am 24.5.1977 bei dem völlig gesunden Kind vorgenommen. Am 27.5. ließ der Säugling nach der Mittagsmahlzeit alle Extremitäten schlaff hängen, verdrehte die Augen und lief rot an. Dieser Zustand dauerte nur Sekunden, danach verfiel er in Tiefschlaf. Am nächsten Tag wiederholten sich die Ereignisse des Vortages wieder nach der Mittagsmahlzeit, jetzt aber vier Mal hintereinander. Die Mutter vermutete sofort einen Zusammenhang mit der Impfung. Von den Ärzten wurde der Zusammenhang mit einer Impfung bestritten, und in den Berichten wurde auch nicht erwähnt, dass die ersten Krampfanfälle zwei Tage nach der Schluckimpfung auftraten.

Das Anfallsleiden besserte sich nicht. Nach 6½ Jahren eines zähen Kampfes mit den Versorgungsämtern und 540 Tagen im Krankenhaus wurde Kirstins Behinderung als Impfschaden anerkannt. Die Eltern von Kirstin erhalten eine Grundrente, und die Heimkosten von ca. 100 Euro am Tag werden ihnen erstattet. Bei einer Lebenserwartung von 60 Jahren kostet nur das Dasein von Kirstin den Staat bzw. die Steuerzahler 2,8 Mio Euro. Diese Summe beinhaltet noch keinerlei Heilmittel, keine Windeln und keinerlei ärztliche Untersuchungen. Angesichts dieser Kostenexplosion durch Tausende von Impfschadensfällen ist es dringend an der Zeit, die Frage zu stellen, ob Impfungen noch zu verantworten sind, zumal es für die Gesundheit der Kinder in jedem Fall besser ist, die Kinderkrankheiten durchzumachen. Auch die Staatsfinanzen und die Krankenkassen könnten durch weniger Impfungen gesunden.

Die fast 20-jährige Kirstin hat den Entwicklungsstand eines 1½-jährigen Kindes. Sie ist rund um die Uhr von der Pflege anderer Menschen abhängig. Sie muss gefüttert werden, kann nicht sprechen, sie kann auch nicht mit einem Kopfnicken andeuten, ob sie etwas bejaht oder verneint. Die Mutter fühlt an den Händen von Kirstin, ob sie Hunger oder Durst hat oder ob eine Erkältung im Anmarsch ist.

Das Schlimmste aber sind die Anfälle, die Kirstin trotz der vielen Medikamente täglich überfallen. Um sie vor den Folgen der Anfälle zu schützen, wird sie nachts in den Schlafsack gelegt und im Bett angeschnallt. Kirstin sieht nicht dumpf oder depressiv aus. Sie ist ausgesprochen fröhlich und lacht sehr viel. Diese gute seelische Verfassung hat Kirstin ihrer Mutter zu verdanken, die ihre Tochter immer auf eigene Verantwortung aus Kliniken herausgeholt hat, wenn es kritisch wurde.

Kirstins Geschichte zeigt deutlich, dass es auch bei völlig gesunden Kindern zu einer Impfschädigung kommen kann. Kirstin war weder eine Frühgeburt, noch hatte sie Störungen nach der Geburt. Kirstin erhielt nach der zweiten Diphtherie-Tetanus-Polio-Impfung keine weiteren Impfungen mehr, obwohl die Ärzte sagten, sie müsse jede Impfung erhalten: Aufgrund ihres schweren Anfallsleidens und ihrer geistigen Behinderung würde sie die Kinderkrankheiten kaum überstehen. Kirstin machte alle Kinderkrankheiten bis auf Diphtherie durch und überstand sie glänzend und leicht. Als sie Keuchhusten hatte, fuhr die Mutter mit ihr an die Nordsee, und nach zwei Wochen war der Keuchhusten überstanden. Auffällig ist, dass Kirstin während der Kinderkrankheiten keinen einzigen Anfall erlitt. Das Durchmachen der Kinderkrankheiten ist also gleichermaßen für gesunde wie auch für behinderte Kinder sehr heilsam.

Wachstumsstillstand nach Polioimpfung

Ein achtjähriger Junge war vor zwei Jahren mit dem Fahrrad gestürzt. Er trug einen großen Schrecken davon, hatte sich jedoch nur leicht verletzt. Wenige Tage vor dem Sturz war er gegen Polio geimpft worden. Diese Impfung muss ihn so geschwächt haben, dass sein Körper mit einem Wachstumsstopp auf den Unfallschock reagierte. Außerdem wachte er jede Nacht gegen Mitternacht durch Albträume von Fahrradstürzen auf, konnte nicht mehr einschlafen und geisterte 1–2 Stunden in der Wohnung umher. Er traute sich nicht, den Eltern etwas davon zu erzählen. Seine Leistungen in der Schule wurden immer schwächer.

Der Junge erhielt eine Gabe ACONIT C 200 wegen des Schocks, worauf die Albträume und die Schlafstörungen sofort verschwanden. Da Aconit in der Arzneimittelprüfung keine Wachstumsbeeinträchtigung produziert, konnte es das Längenwachstum nicht anregen. Das Kind bekam nun einige Gaben der POLIO-NOSODE, worauf ein messbares Wachstum begann und seine schulischen Leistungen deutlich besser wurden.

Röteln

Rubeola

Erkrankung

Kurzbeschreibung

Die Röteln sind im Kindesalter eine harmlose Infektionskrankheit, die mit einem pünktchenförmigen Hautausschlag und Schwellung der Lymphdrüsen einhergeht. Bei Embryos können sie zu gefährlichen Folgen führen.

Geschichtliches

Die Röteln sind eine der klassischen Kinderkrankheiten, wurden aber erst 1786, als letzte dieser Krankheiten, beschrieben. Sie existierten zwar schon lange vorher, man hielt sie aber für eine besondere Form der Masern. Die Röteln betreffen vor allem Kinder unter fünf Jahren.

Die Inkubationszeit

Die Ansteckungsfähigkeit beginnt bereits 2–4 Tage vor Ausbruch des Ausschlags und dauert wahrscheinlich bis zu seinem Ende. Die Inkubationszeit beträgt 1–3 Wochen, meistens 10 Tage.

Krankheitsverlauf

Die Röteln beginnen plötzlich mit Kopfschmerzen, Schüttelfrost im Wechsel mit Hitze, etwas Hals- und Gliederschmerzen. Innerhalb von 24–36 Stunden sieht man die ersten Hautsymptome. Manchmal ist der Hautausschlag das Erste, was man bemerkt, da die Vorverlaufssymptome so gering sind. Gesicht und Stirn werden

als Erstes befallen, von dort breitet sich der Ausschlag nach unten oder explosionsartig innerhalb weniger Stunden über den ganzen Körper aus. Die einzelnen Papeln sind kleiner als bei Masern und laufen nicht so zusammen. Sie haben eine dunklere rote Farbe als bei Masern, sind jedoch heller als bei Scharlach. Gewöhnlich dauert der Ausschlag 5–6 Tage, der Gipfel hält etwa 24 bis 36 Stunden an. Bei leichten Verläufen tritt er kaum in Erscheinung. Bei ausgeprägteren Fällen ist der Ausschlag fast so schlimm wie bei Masern. Die Haut schuppt sich später kleieartig ab.
Die Halssymptomatik kann verwirrend sein, da der Rachen fast so rot ist wie bei Scharlach. Die Mandeln sind sehr rot und geschwollen und schmerzen beim Schlucken. Sobald der Ausschlag anfängt zu verschwinden, hören auch die Halsschmerzen auf, treten aber manchmal kurzfristig vor der völligen Genesung noch einmal auf. Dies ist ein charakteristisches Symptom von Röteln, genauso wie die Lymphdrüsenschwellung am Nacken und hinter den Ohren. Fieber tritt immer seltener bei Röteln auf. Wenn es dazu kommt, dann ist es nur leicht und dauert höchstens 2 Tage.

Prophylaxe für Schwangere
Nur für den Fötus in den ersten drei Schwangerschaftsmonaten stellen die Röteln eine Gefahr dar. Aus diesem Grund empfehlen wir schwangeren Frauen, die keine Röteln gehabt haben, die Prophylaxe mit RUBEOLINUM zu machen.

Behandlung

Bei einem sehr leichten Rötelnverlauf geben wir auf dem Höhepunkt der Krankheit, um den miasmatischen Hintergrund zu bereinigen, eine Gabe RUBEOLINUM C 200 (Röteln-Nosode) und wiederholen diese Gabe alle drei Tage über 1–3 Wochen. Ansonsten werden die angezeigten Mittel gegeben, und die Nosode wird erst hinterher in der gleichen Weise eingesetzt. Die am häufigsten verwendeten Mittel sind ACONIT und BELLADONNA.

Differenzialdiagnose Röteln – Masern – Scharlach			
	Masern	*Scharlach*	*Röteln*
Mundraum	kleine weiße Stippchen an der Wangenschleimhaut	Angina; scharlachroter Rachen; Zunge zuerst weiß belegt, Himbeerzunge ab 3. Tag	unauffällig
Gesicht	gerötete, verquollene Augen	Gesicht fieberhaft gerötet, aber um den Mund blass	Schwellung der Kieferwinkel- und Nackendrüsen
Lokalisation des Ausschlags	beginnt im Gesicht und hinter den Ohren, dann ganzer Körper	beginnt an Hals und Brust	beginnt hinter den Ohren, dann Gesicht, Arme, Rumpf, Beine
Aussehen des Ausschlags	hellrote, kleine Pünktchen, später braunrot und zusammenfließend	feinstfleckige Rötung, Ausschlag lässt sich wegdrücken, später kleieartige Abschuppung	kleine, rosarote Flecken mit hellem Hof, verschmelzen nicht
Sonstiges	nach dem zweiten Fieberanstieg Hautausschlag	hohes Fieber	mäßiges Fieber und leichter Schnupfen, Lymphdrüsenschwellungen

Aconit
wird gegeben, wenn das Fieber sehr schnell hochsteigt, Kopfschmerzen, großer Durst und Unruhe vorhanden sind. Die anfänglichen Halsschmerzen können manchmal auch von Aconit beseitigt werden.

Belladonna
ist bei starken Hals- und Kopfschmerzen mit Blutandrang zum Kopf angezeigt. Der Rachen ist dunkelrot, das Blut klopft in den Schläfen und Halsschlagadern, das Gesicht ist gerötet. Hier kommt der Ausschlag langsamer zum Vorschein.

Ferrum phosphoricum
ist angezeigt, wenn das Fieber nicht so schnell und hoch steigt. Die restlichen Symptome ähneln aber sehr Aconit.

Dulcamara
kommt seltener zum Einsatz. Es ist wichtig bei Rücken- und Gliederschmerzen, besonders wenn ein akuter Stockschnupfen vorhanden ist. Sobald er anfängt zu fließen, tritt eine große Linderung der Schmerzen ein.

Cantharis
hilft bei dem starken Juckreiz, der in der Abschuppungsphase häufig auftritt, sowie bei der dadurch gleichzeitig entstehenden nervösen Reizbarkeit.

Apis
kommt selten in Frage. Hier finden wir den Hals dunkelrot, aufgedunsen und glasig geschwollen, häufig mit stechenden Schmerzen, die zum Ohr und den Speicheldrüsen ausstrahlen. Eine allgemeine Hitzeunverträglichkeit und Durstlosigkeit vervollständigen das Bild.

Die Rötelnimpfung

Zusammensetzung des Impfstoffs

Der Rötelnimpfstoff ist ein Lebendimpfstoff, der auf menschlichen Krebszellen (Diploidzellen – HDC) gezüchtet wird.

Er enthält folgende Hilfsstoffe: Humanalbumin (menschliches Eiweiß), Dextran 70, Harnstoff, Phenolrot, Neomycin (Antibiotika), hydrolysierte Gelatine.

Es ist erstaunlich, dass Impfstoffe auf menschlichen Krebszellen gezüchtet werden. Bei anderen Medikamenten wird diese Praxis nicht akzeptiert. Im Frühjahr 1996 z. B. rief der Pharmakonzern Braun-Melsungen das aus menschlichen Hirnhäuten gewonnene Präparat »Lyodura« zurück, weil eventuell Hirnhäute von an Krebs gestorbenen Menschen verarbeitet worden waren. Hier genügte schon der Verdacht auf Krebs, um das Medikament zurückzuziehen, dabei musste der Krebs nicht einmal im Gehirn aufgetreten sein. Der Impfstoff für Kinder dagegen wird direkt auf Krebszellen gezüchtet.

Nebenwirkungen

Der Beipackzettel der Behringwerke führt folgende Nebenwirkungen auf: vorübergehende Gelenkschmerzen, Gelenksentzündungen mit Erguss, Ekzeme, wobei die Häufigkeit der Gelenksbeschwerden mit dem Alter der Impflinge zunimmt, neurologische Komplikationen, wie Fieberkrämpfe, Gangunsicherheiten, Meningoenzephalitis, Myelitis, Neuritis, Guillain-Barré-Syndrom (Lähmungen).

Die Röteln sind zwar eine harmlose Kinderkrankheit, wenn man die Rötelnimpfung jedoch während der Schwangerschafat durchführt, kann sie zu Entwicklungsstörungen führen, genau das, was man verhindern will. Dies wird natürlich von der Schulmedizin sehr bestritten, weil sie alles nur kurzsichtig betrachtet. Aus allopathischer Sicht müssen Beschwerden gleich zu sehen sein, sonst war es eine andere Ursache. In der Natur jedoch entwickeln sich bei Lebewesen die Prozesse sehr langsam. Kausalitäten sind oft erst in Jahren und Jahrzehnten zu messen.

Bei Kindern bildet die Rötelnimpfung auch Anomalien, wenn sie gerade am Anfang einer Wachstumsphase gegeben wird. Besonders finden wir das auf der seelischen Ebene; man hat den Eindruck, dass Bausteine fehlen.

Ob durch die Impfung die Rötelnembryopathie tatsächlich weniger geworden ist, wie die Schulmedizin behauptet? Fragen Sie Gynäkologen, die gut beobachten und bereit sind, zu antworten. Sie werden Ihnen anderes erzählen.

Wirksamkeit

Der amerikanische Kinderarzt Dr. Mendelson erwähnt in seinen Schriften einige Studien über die Rötelnimpfung und stellt fest, dass bei einer Rötelnepidemie 73 % der erkrankten Kinder gegen Röteln geimpft waren. Nach einer australischen Studie waren 80 % aller an Röteln erkrankten Soldaten vier Monate vorher gegen Röteln geimpft. Andere Forschungen haben gezeigt, dass 25 % der Geimpften innerhalb von fünf Jahren nach der Impfung keinen Schutz gegen Röteln mehr aufwiesen (Mendelson 1988).

In anderen Untersuchungen wird der Rötelnimpfstoff als Ursache für das chronische Müdigkeitssyndrom genannt. Der Impfstoff ist im Körper eines Kindes wie eine Zeitbombe, die jahrelang dort lauert. Zusätzlich können die Kinder zu Krankheitsüberträgern werden, ohne selber zu erkranken, und Erwachsene mit dem Syndrom anstecken, welches auch unter dem Namen »Epstein-Barr-Virus« bekannt ist.

In manchen amerikanischen Krankenhäusern müssen sich alle

Angestellten, bis auf die Ärzte, gegen Röteln impfen lassen. Die Ärzte sind von dieser Maßnahme ausgeschlossen, da sie sich sowieso nicht impfen lassen. Wegen nicht voraussehbarer Impfrisiken verweigern 90 % der Gynäkologen und mehr als zwei Drittel der Kinderärzte die Impfung (Jama 1981).

Der Masern-Mumps-Röteln-Impfstoff (Priorix)

Inhaltsstoffe

0,5 ml Fertiglsg. (1 Dosis) enth.:

- Masern-Lebend-Impfstoff (PCEC-Zellen)
- Mumps-Lebend-Impfstoff (PCEC-Zellen)
- Röteln-Lebend-Impfstoff (HDC-Zellen aus menschlichen Krebszellen)

Hilfsstoffe

0,5 ml Fertiglsg. (1 Dosis) enth.:

- Neomycinsulfat
- Aminosäure
- Lactose
- Mannitol
- Sorbitol
- Phenolsulfonphthalein
- Natriumchlorid
- Kaliumchlorid
- Magnesiumsulfat, getrocknetes
- Calciumchlorid
- Kaliumdihydrogenphosphat
- Dinatriumhydrogenphosphat
- Wasser für Injektionszwecke (Lösungsmittelampulle)

Scharlach

Erkrankung

Kurzbeschreibung
Scharlach ist eine durch A-Streptokokken hervorgerufene Infektionskrankheit mit Mandelentzündung und Hautausschlag mit nachfolgender Schuppung.

Verbreitung
Heutzutage ist Scharlach durch die großzügige Verwendung von Penicillin zu einer sehr atypischen Krankheit geworden. Dafür sind mehrmalige Rückfälle fast die Regel.
Das Frühjahr ist die Zeit, wo die Gefahr eines weniger leichten Verlaufes besteht, besonders wenn der Winter hart gewesen ist. Feuchtigkeit und Wind scheinen bei Epidemien Träger des Erregers zu sein, in ein und demselben Land kommt es in feuchten Gebieten häufiger zu Scharlachausbrüchen als in trockenen Gegenden.
In den letzten 50 Jahren ist der Scharlach seltener geworden und verläuft viel leichter als früher. Scharlach ist die einzige infektiöse Kinderkrankheit, gegen die das Impfen wegen der starken Nebenwirkungen eingestellt wurde. Damit ist der Scharlach ein klassisches Beispiel dafür, dass eine Infektionskrankheit ganz von allein an Häufigkeit und Gefährlichkeit abnimmt, ohne dass man sie durch Impfungen bekämpft. Bei den anderen Kinderkrankheiten sieht es auf den ersten Blick so aus, als wären sie durch das Impfen reduziert worden. Aber wie wir gesehen haben, wurde immer erst dann mit dem Impfen begonnen, wenn die Krankheiten schon begannen, seltener zu werden und leichter zu verlaufen.

Die Verringerung der Infektionskrankheiten ist also nicht durch Impfen erreicht worden, sondern liegt in der stabileren gesundheitlichen Verfassung der Kinder. Vor allem den Arbeiten von Dr. Buchwald ist es zu verdanken, dass diese Zusammenhänge auch in der Öffentlichkeit bekannt wurden.

Betroffener Personenkreis

Am häufigsten erkranken Kinder zwischen dem 5. und 15. Lebensjahr. Kinder mit chronisch entzündeten Mandeln sind besonders anfällig für diese Krankheit, denn bekanntlich bilden solche Mandeln eine Brutstätte für Streptokokken. Man hat beobachtet, dass in der Pubertät, wenn die Mandeln sich verkleinern, auch die Anfälligkeit für Scharlach zurückgeht. Der Scharlach verläuft umso aggressiver, je krankhafter der Zustand der Mandeln ist. Dies sollte jedoch kein Freibrief für die Entfernung von Mandeln darstellen, denn diese Drüsen üben eine sehr wichtige Schutzfunktion im Körper aus. In den meisten Fällen ist es gut möglich, die Mandeln durch eine homöopathische Behandlung und eine gute Ernährung zu regenerieren.

Übertragung

Scharlach ist eine sehr ansteckende Krankheit, und der Raum, in dem ein Scharlachkranker gelegen hat, kann unter Umständen noch monate- bis jahrelang eine Ansteckungsgefahr darstellen, besonders wenn Spielzeuge und persönliche Gegenstände des Kindes nicht gründlich gereinigt und desinfiziert wurden. Die feine Abschuppung, die sich im letzten Stadium der Erkrankung bildet, kann sich überallhin verteilen. Das Zimmer sollte also möglichst gründlich gereinigt werden, wie bei einer Frühjahrssäuberung.
Allerdings wird Scharlach nur in seltenen Fällen durch infizierte Gegenstände übertragen, weit häufiger durch infizierte Nahrungsmittel wie Milch und Speiseeis. Am größten ist natürlich die An-

steckungsgefahr durch den Scharlachkranken selber. Aber auch an Angina erkrankte und gesunde Streptokokkenträger (Tröpfcheninfektion) können den Erreger verbreiten.
In seltenen Fällen kann es auch zu einem Wundscharlach kommen, bei dem die Anfangsangina fehlt. Bei Verbrennungen, auf chirurgischen Abteilungen nach Operationen oder auf gynäkologischen Abteilungen nach Geburten sind diese Infektionen gefürchtet. Der Wundscharlach unterscheidet sich im Verlauf und in den Komplikationen bis auf folgende Unterschiede nicht von einem gewöhnlichen Scharlach. Es fehlen die Angina- und die Rachensymptomatik. Der Hautausschlag zeigt sich am stärksten um die Wunde herum.

Schutz

Gestillte Kinder sind geschützt vor Scharlach, aber die meisten Erkrankungen geschehen nach dem 5. Lebensjahr. Etwa 5 % der Kinder über 10 Jahre erkranken an Scharlach. Ein richtig durchgemachter Scharlach ohne Penicillinbehandlung hinterlässt eine lebenslange Immunität. Man ist damit zwar nicht gegen Streptokokken immun, aber man bekommt keinen Scharlachausschlag mehr. Scharlach befällt nicht, wie z.B. Keuchhusten, die ganze Familie. Eltern, die ihr krankes Kind pflegen, können zwar einen Scharlachhals bekommen, jedoch keine richtige Scharlacherkrankung. Durch direkte Übertragung in offene Wunden kann es jedoch zu einer Blutvergiftung kommen.

Inkubationszeit

Die Zeit zwischen der Ansteckung und dem Ausbruch der Krankheit dauert 1–9 Tage, am häufigsten 3–5 Tage.

Krankheitsverlauf

Bevor es zum richtigen Ausbruch der Krankheit kommt, ist das Kind launisch, weinerlich oder apathisch. Es mag nicht spielen, hat wenig Appetit und fühlt sich allgemein nicht wohl. Leichte Halssymptome können vorhanden sein. Der Ausbruch der Krankheit geschieht plötzlich mit Kopfschmerzen, Abgeschlagenheit, starkem Krankheitsgefühl, schnellem Fieberanstieg, meist mit Schüttelfrost und oft mit Erbrechen. Der Puls ist am Anfang sehr schnell, schneller als bei jeder anderen Infektionskrankheit. Man kann also mit ziemlicher Sicherheit auf Scharlach tippen, wenn plötzliche Übelkeit mit Erbrechen auftritt und der charakteristische schnelle Puls vorhanden ist.

Danach steigt die Temperatur sehr schnell hoch bis über 40 °C. Scharlachverläufe mit so hohem Fieber sind allerdings heutzutage sehr selten geworden. Nun treten auch Halsschmerzen auf, und das Schlucken tut weh. Die Mandeln sind stark geschwollen, gerötet und oft stippchenförmig oder schmierig-gelblich belegt. Der Rachen und der weiche Gaumen sind fleckig oder flächenhaft gerötet (Enanthem). Die Lymphknoten am Hals schwellen an. Im Unterschied zu Masern kommt es jedoch nicht zu einer Augenentzündung.

Am 2. Tag beginnt der Hautausschlag mit einer Rötung am Hals und unter den Schlüsselbeinen. Er breitet sich über den Oberkörper und die Arme aus und erstreckt sich in den nächsten 24 Stunden auf den Unterkörper und die Beine, während er oben schon wieder verblasst. Am stärksten zeigt sich der Ausschlag in den Hautfalten. Insgesamt dauert er nur etwa 2–3 Tage.

Schon im Gesicht kann man die Scharlacherkrankung erkennen. Das ganze Gesicht ist fieberhaft gerötet, dabei ist die Gegend um den Mund ausgespart und bleibt blass. Ganz am Anfang der Erkrankung ist die Zunge belegt, um den 3. Tag herum löst sich der Belag ab, und sie wird hochrot. Aufgrund der entzündlich geschwollenen Papillen wird die Zunge nun Himbeerzunge genannt. Die *Himbeerzunge,* ein typisches Symptom von Scharlach, tritt am deutlichsten am 3.–5. Tag auf, wenn der Ausschlag (Exanthem) am Körper wieder verblasst.

Je kälter und rauer die Gegend, umso heftiger und plötzlicher ist das Einsetzen der Krankheit. Die Stärke der Krankheit ist jedoch in erster Linie immer von der Konstitution des Kindes abhängig. Je mehr ein Kind konstitutionell belastet ist, umso heftiger wird der Verlauf sein. Der *Scharlachausschlag* besteht aus dicht beieinander stehenden Einzelfleckchen von höchstens Stecknadelkopfgröße, die später zu einer Gesamtfläche verlaufen. Etwa am 8. Krankheitstag, manchmal auch schon früher, setzt die Schuppung ein, die einige Wochen anhält. Sie beginnt, wie der Ausschlag, am Hals und erstreckt sich über den ganzen Körper. Nach 2–3 Wochen wird sie besonders deutlich an den Händen und Füßen, wo die kranken Kinder sich gerne ganze Fetzen abziehen.

In *schweren Krankheitsfällen* tritt am Beginn der 3. Woche manchmal ein neuer Schub auf, den man als Zweiterkrankung bezeichnet. Die Temperatur steigt wieder, die Hals- und Unterkieferwinkeldrüsen schwellen wieder an, und eine leichte Angina kann sich entwickeln.

Der *leichte Scharlach* ist wesentlich häufiger als der zuletzt beschriebene. Die Angina und das Fieber sind nur geringfügig, auch der Ausschlag ist viel weniger ausgeprägt und tritt vielleicht nur in der Leistengegend oder in den Ellenbeugen auf. Sicher gibt es auch viele Fälle von Scharlach ohne Ausschlag. Aber die typische Schuppung und auch die Zweiterkrankung können auftreten.

Komplikationen

Häufig tritt eine Mittelohrentzündung auf, und besonders gefürchtet sind Komplikationen an den Nieren und am Herzen in Form von Entzündungen, die allerdings heute selten geworden sind.

Durch die Mittelohrentzündung kann es zu einer Perforation des Trommelfells, manchmal mit Zerstörung der Gehörknöchelchen mit nachfolgender Taubheit kommen. Relativ harmlos ist dagegen eine weitere Komplikation: der Scharlachrheumatismus. Die Gelenke werden etwas dick, gerötet und sind schmerzhaft. Er beginnt meistens zwischen dem 5. und 10. Krankheitstag, dauert 1–3 Wochen und verschwindet ohne Folgen.

Differenzialdiagnose
In den ersten 8 Tagen lässt sich der Ausschlag unter dem Glasspatel deutlich wegdrücken. Dies ist bei Masern nicht möglich. Im Unterschied zu Masern ist der Scharlachausschlag geschmeidig und glatt und nicht so rau. Ferner sind typische Zeichen für Scharlach die Blässe um den Mund herum, die Angina und die Himbeerzunge.

Differenzialdiagnose Scharlach – Masern		
	Scharlach	*Masern*
Beginn	Mandelentzündung	Husten, Schnupfen
Ausschlag	2. Tag, Munddreieck frei, kleinere Flecken	4. Tag, vor allem im Gesicht größere Flecken
Schuppen	groß, lamellenartig, vor allem Hände und Füße	kleieförmig

Miasmatische Bedeutung
Scharlach hat eine Beziehung zur Syphilis, da die Wassermannreaktionen und andere Tests auf Lues (Syphilis) positiv ausfallen, ohne dass eine Syphilis vorhanden ist.

Behandlung

Allgemeine Maßnahmen

Beim Scharlach ist es sehr wichtig, die Haut zu schützen. Dies geschieht am besten durch Einölen der Haut. Verwenden Sie ein gutes, pflanzliches, biologisches Öl. Ein scharlachkrankes Kind sollte möglichst nicht gebadet werden. Wenn es aus hygienischen Gründen absolut notwendig ist, dann nur in sehr warmem Wasser. Danach muss das Kind sofort warm eingehüllt werden. Kalte Bäder oder Packungen sind bei Scharlach und auch anderen Krankheiten absolut gefährlich. Sie drücken zwar kurzfristig die Temperatur herunter, aber wir haben auch erlebt, dass sich danach Rheuma, eine Herzmuskelentzündung oder Nierenbeckenentzündung einstellten.

Krankenzimmer

Das Krankenzimmer sollte gut gelüftet werden, ohne dass es zieht. Kerzen und Duftlampen sorgen zwar für eine schöne Atmosphäre, sollten jedoch nicht zu lange im Zimmer brennen, da sie zu viel Sauerstoff verbrauchen. Außerdem merkt man nicht gleich, wenn die Zimmerluft verbraucht ist, weil der Fäulnisgeruch des kranken Kindes durch das Aromaöl überdeckt wird. Zugluft lässt sich vermeiden, indem Sie Vorhänge oder ein Tuch vor das offene Fenster hängen.

In Spanien gibt es den alten Brauch, das Zimmer eines scharlachkranken Menschen mit scharlachroten Tüchern auszuhängen. Dies soll dazu dienen, die Krankheit in ihrem Verlauf zu mildern und die Heilung zu beschleunigen. Wie wir sehen, kommt hier das homöopathische Ähnlichkeitsprinzip der scharlachähnlichen Farbe zum Tragen.

Ernährung
In leichten Fällen, ohne hohes Fieber und ohne Hautausschläge, wird das Kind ganz normal weiteressen wollen. Bei höherem Fieber jedoch und allgemeinem Krankheitsgefühl sollte die normale Ernährung ein- bzw. umgestellt werden, da sie den Stoffwechsel unnötig belastet und zu Komplikationen führen kann. In der Naturheilkunde wird bei Scharlach *Milch,* besonders für kleine Kinder, empfohlen. Je nach Bedürfnis kann man kalte oder warme Milch anbieten, die gegebenenfalls mit etwas Wasser verdünnt wird. Sie können auch stark verdünnte Sahne zum Trinken geben. Je nach Wunsch warm oder kühl. Das Süßen der Milch oder Sahne mit Malz (Gersten- oder Reismalz) ist sehr förderlich für die Verdauung des kranken Kindes.
Es werden auch *Fruchtsäfte* für Scharlachkranke empfohlen, insbesondere die roten aufgrund des Ähnlichkeitsprinzips, wobei die *Himbeere* an oberster Stelle steht. Wahrscheinlich hat sie eine besondere Affinität zu der Scharlachhimbeerzunge. Es können auch frische (oder eingefrorene und aufgetaute) Himbeeren gegeben werden, wenn das Kind sie ohne große Schmerzen schlucken kann. Ansonsten müssen die Himbeeren zu einem Brei zerquetscht oder ausgepresst werden. In der russischen Volksheilkunde gibt es den alten Brauch, bei allen fieberhaften Erkrankungen eingezuckerte Himbeeren zu essen zu geben. Die Himbeeren werden immer in kleinen Mengen, 4–6 Stück, alle paar Stunden zum Essen gegeben. Genauso können Sie auch den Brei oder den frisch gepressten Saft mit etwas Zucker süßen. Dies ist eine der wenigen Situationen, wo der weiße Zucker seinen Nutzen bei der Ernährung des Kindes hat. Brauner Zucker ist bei den Infektionskrankheiten nicht günstig für den Stoffwechsel. In der Kräuterheilkunde wird das reichliche Trinken von verdünntem *Himbeeressig* als ein sehr heilsames Mittel gegen Scharlach betrachtet. Gegebenenfalls kann dieses Getränk leicht mit Honig oder weißem Zucker gesüßt werden.

Wenn Ihr krankes Kind weder Milch noch Fruchtsäfte mag, so können Sie ihm auch einen Tee aus 10 Teilen Zinnkraut, 10 Teilen Pfefferminzblättern und 2 Teilen Süßholzwurzel zubereiten. Ein gehäufter Teelöffel dieser Mischung wird mit ¼–½ Liter Wasser überbrüht, das man einmal aufwallen und 10 Minuten ziehen lässt; 3-mal täglich kann das Kind davon eine Tasse warm trinken.

Die Genesung

Bei der Genesung des scharlachkranken Kindes ist auf größte Sorgfalt zu achten. Wenn nicht genügend aufgepasst wird, kann es nämlich in der 3. Woche zu der erwähnten Zweiterkrankung von Scharlach kommen, die vor allem bei schwereren Krankheitsverläufen sehr gefürchtet ist. Die größten Feinde in dieser Zeit sind Kälte und Feuchtigkeit. Es sollte längere Zeit von Baden und Duschen Abstand genommen werden. Besonders gefährlich ist das Haarewaschen. Dagegen ist es sinnvoll und sehr wohltuend, den Körper mit heißen, feuchten Tüchern oder Schwämmen vorsichtig abzureiben. Eine andere sehr wertvolle und angenehme Methode der Körperreinigung besteht darin, das Kind mit angewärmtem Pflanzenöl vorsichtig einzureiben und anschließend mit einem möglichst warmen, feuchten Schwamm abzureiben. Durch die Ölanwendungen kommt das Kind schneller wieder zu Kräften, da der Organismus über die Haut mit lebensnotwendigen Vitaminen und Nährstoffen versorgt wird.

Auf eine gesunde Ernährung ist für viele Wochen noch sorgfältig zu achten. Süßigkeiten, Bonbons und reichliches Essen sollten gemieden werden. Leicht verdauliche Süßspeisen, die Sie zu Hause selber zubereiten, können Sie mit etwas braunem Zucker oder Malz süßen.

IPECACUANHA

ist das erste Mittel, welches dem kranken Kind gegeben werden kann, auch wenn noch keine klaren Scharlachsymptome vorhanden sind. Dieses Mittel kommt in Frage bei unklaren Bauchbeschwerden, wie Übelkeit und Erbrechen, welche gewöhnlich ganz plötzlich kommen und nur sehr kurz anhalten. Wie bereits anfangs erwähnt, gehören diese Symptome zu den ersten Beschwerden von Scharlach.

BELLADONNA

Bei dem kranken Kind zeigen sich nun ganz deutlich die typischen Scharlachsymptome. Das Kind klagt über einen wunden Hals, Kopfschmerzen, und es hat Fieber. Typisch für Belladonna ist die Röte des Rachens und der Mandeln, zusammen mit dem aufgequollenen Gesicht, den klopfenden Halsschlagadern und den entzündeten Bindehäuten. Bei vielen mild verlaufenden Krankheitsfällen reicht dieses Mittel oft aus, um den Patienten zu heilen. Bei Belladonna geht die Verfärbung ins Tiefrote. Die Mandeln sind geschwollen, und der Hals ist trocken und verengt.

ACONIT

Dieses Mittel passt am besten für jene Kinder, bei denen das Fieber ganz plötzlich und hoch ansteigt. Der Puls ist hart, und das Kind hat großen Durst. Es leidet sehr unter der extremen Hitze, die Haut ist glühend heiß und trocken, es ist unruhig und wirft sich im Bett hin und her. Die Mandeln sind hellrot. Sowohl Aconit als auch BELLADONNA kommen nur in den ersten zwei Tagen nach Ausbruch einer Krankheit zum Einsatz, später sind sie nicht mehr angezeigt.

GELSEMIUM

kommt häufig in Frage, wenn die ACONIT-Phase vorbei ist. Der kleine Patient liegt nun ganz ruhig da. Er ist jetzt eher benommen, sein Gesicht ist geschwollen und aufgedunsen, und er ist sehr entkräftet. Der Puls klopft zwar kräftig, lässt sich aber wegdrücken. Die Haut ist zwar heiß, aber nicht so stark und trocken wie bei ACONIT, und es gibt auch nicht die Zusammenziehung und Trockenheit des Halses wie bei BELLADONNA. Gelsemium kommt oft für das Initialstadium in Frage, wenn weder ACONIT noch BELLADONNA angezeigt sind. Es ist ein wichtiges Mittel bei warmem Wetter, also bei Krankheiten, die im Sommer auftreten.

BRYONIA
kommt zwar nicht so oft für das Anfangsstadium in Frage, aber es kann sehr hilfreich sein, wenn der Ausschlag sich nur sehr langsam entwickelt. Das Kind hat klopfende Kopfschmerzen, die durch Husten verschlechtert werden, und Übelkeit bei jeder Art von Bewegung. Es ist sehr wichtig, dass der Ausschlag voll zum Ausbruch kommt, da sonst andere innere Organe geschädigt werden können.

APIS
Hier finden wir eher einen scharfen, stechenden Schmerz in den Mandeln und nicht so sehr das Gefühl von Wundheit. Das Gesicht ist blass und aufgedunsen, zeigt schon die Reizbarkeit der Nieren und Gefäße an. Das Kind ist völlig durstlos und fühlt sich sehr schlecht durch Hitze und nach dem Schlaf. Der Rachen ist extrem schmerzempfindlich, und Sie werden große Schwierigkeiten haben, das Kind dort zu untersuchen. Zwischen 3 und 4 Uhr nachmittags geht es dem Kind am schlechtesten. Bei diesen Kindern geht der Urin unwillkürlich ab, oder er fließt sehr langsam.

RHUS TOXICODENDRON
Rhus-tox. ist immer eines der Mittel, wenn Feuchtigkeit im Spiel war, wenn also das Kind vor dem Scharlachausbruch nass geworden ist oder es einen Rückfall erlitten hat durch ein zu frühes Bad

oder einfach, wenn das Wetter feucht ist. Ferner passt es bei verspäteten Ausschlägen mit hohem Fieber, Benommenheit, geschwürigem Rachen, geschwollenen Drüsen, bei der Zunge mit rotem Dreieck, bei Unruhe und großen Gliederschmerzen.

ARSENICUM ALBUM

Arsenicum ist ein wichtiges Mittel bei Kindern, die sehr schwach und kraftlos wirken. Die Kinder sind voller Angst und Unruhe, und es geht ihnen von Tag zu Tag schlechter. Die Verschlechterungszeit ist am Nachmittag und kurz nach Mitternacht. Dann sind sie sehr unruhig, wachen auf und weinen. Der Puls ist schwach und fadenförmig, die Hände sind kalt und klamm, der Atem riecht eitrig, die Zunge, Lippen und Zähne sind mit Schleim bedeckt. Es passt für sehr schwere Scharlachfälle und kommt heute kaum noch in Frage. Es deckt auch die Nierenkomplikationen beim Scharlach ab: Nierenentzündung, wenig oder unterdrückter Urin, Brennen beim Wasserlassen, Wassereinlagerungen im Gesicht, in den Füßen und im Bauch, Eiweiß im Urin.

Die Scharlachprophylaxe

Der Impfstoff gegen Scharlach wurde vor vielen Jahren vom Markt genommen, weil seine Nebenwirkungen zu groß waren. Damit ist Scharlach die einzige Kinderkrankheit, gegen die nicht geimpft wird. Diese Krankheit wurde also nie, wie die anderen Kinderkrankheiten, von vornherein bekämpft. Trotzdem haben sich die Scharlacherkrankungen reduziert, und der Verlauf ist heute viel milder als früher. Der Scharlach ist ein Paradebeispiel dafür, dass es nicht die Impfungen sind, die eine Krankheit zum Verschwinden bringen. Krankheiten existieren so lange, wie die Menschen sie für ihre Entwicklung benötigen. Sie sind die Folge eines Fehlverhaltens oder Mangels. In den Zeiten der Not, während und nach einem Krieg, finden die Krankheitserreger einen fruchtbaren Boden vor. Die Abwehrkräfte der Menschen sind schwach, und es gibt nichts, was sie den Erregern in den Weg stellen können. Mit der Verbesserung der Lebenssituation, einer bewussteren Ernährung und weniger Sorgen und Nöten wird den Krankheitserregern das Terrain entzogen. Der englische Professor Thomas McKeown hat nachgewiesen, dass die höhere Lebenserwartung vorwiegend dem Rückgang der Infektionskrankheiten zuzuschreiben ist, der etwa vor 200 Jahren begann, lange Zeit vor Einführung der Impfungen gegen Kinderkrankheiten. Die Hauptursache für den Rückgang der Infektionskrankheiten ist demnach die Beseitigung des Hungers. Bei den anderen infektiösen Kinderkrankheiten hat Dr. Buchwald genauestens nachgewiesen, dass erst mit dem Impfen begonnen wurde, wenn sich die Krankheiten bereits auf dem Rückzug befanden. Das Verschwinden der Krankheiten wurde dann den Impfungen zugeschrieben und nicht einer natürlichen Entwicklung. Man hat wahrscheinlich aus gutem Grund immer dann mit dem Impfen

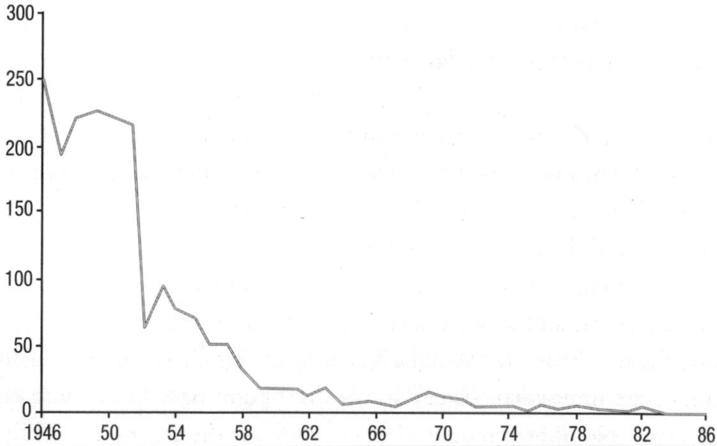

Scharlachtodesfälle in Deutschland 1946–1986 (Quelle: Buchwald)

begonnen, wenn die Krankheit am Abflauen war. Heißt es doch auf dem Beipackzettel von Impfstoffen: »Menschen mit vermuteter oder gesicherter Ansteckung dürfen nicht geimpft werden.« Hätte man auf dem Höhepunkt einer Epidemie mit den Impfaktionen begonnen, so hätte das der Verbreitung der Krankheit massiven Vorschub geleistet.

Während einer Epidemie gibt es immer sehr viele Menschen, die den Krankheitserreger in sich tragen, ohne akut zu erkranken. Ihr Immunsystem macht einfach eine stille Stärkung durch. Würde man solche Menschen impfen, so würden sie entweder selbst die Krankheit bekommen, gegen die geimpft wird, oder sie könnten andere anstecken. Das ist auch der Grund, warum z. B. bei Pockenepidemien die Impfungen mit dazu beitrugen, dass sich die Seuche explosionsartig verbreitete. Auch aus der Geschichte der Polioimpfung und der Impfung gegen die Schweinepest sind solche Fälle bekannt. Als 1993 die Schweinepest durch Massenimpfungen ausbrach, gehörte zu den Maßnahmen zur Eindämmung der Seuche ein absolutes Impfverbot gegen Schweinepest.

Die einzige schulmedizinische Prophylaxe, die es gegen Scharlach gibt, sind Antibiotika. In manchen Gebieten bekommt nicht nur das scharlachkranke Kind Antibiotika, sondern auch gleich die ganze Familie mit, um sie vor einer eventuellen Ansteckung zu schützen. Nach unserer Erfahrung ist Scharlach eine Krankheit, die wenig ansteckend ist. Viele Kinder z. B. haben des Öfteren Kontakt mit Scharlachkranken, ohne sich jemals anzustecken. Ein Kind ist nur dann empfänglich für den Erreger, wenn es geschwächt ist und einen bestimmten Lernprozess durchmachen muss. Nach der Verabreichung der Antibiotika ist das Kind oft empfänglicher für diese Krankheit. Manche bekommen auf diese Weise sieben Mal hintereinander Scharlach, bis die Eltern eine Alternative zu den Antibiotika suchen.

Tetanus

Wundstarrkrampf

Erkrankung

Krankheitsbeschreibung

Der Tetanus gehört zwar nicht zu den Kinderkrankheiten, da sich viele Eltern aber angesichts der Impfpropaganda verunsichert fühlen, werden wir in diesem Rahmen auf das Thema näher eingehen. Tetanus ist eine Infektionskrankheit, die als Folge einer ganz bestimmten Art und Verletzung auftreten kann. Der Erreger setzt in Wunden, die unter Luftabschluss stehen, größere Mengen eines Toxins frei, das zu Muskelstarrkrämpfen führt. Die Inkubationszeit beträgt 4–21 Tage. Als Vorboten können Müdigkeit und Appetitlosigkeit auftreten.

Die Erreger des Wundstarrkrampfes sind praktisch überall zu finden, besonders aber im Tiermist, vor allem bei Pferden, an rostigen Metallgegenständen, an Holzsplittern, im Straßenstaub und in getragener Bekleidung. Als Vorläufer melden sich Frösteln, Angstgefühl, Ziehen im Nacken, schießende Schmerzen und Muskelsteifigkeit: zuerst in den Muskeln des Kiefers, der Zunge, des Schlundes und des Kehlkopfes. Sie dehnt sich auf die Muskeln des Nackens, des Rumpfes, des Unterleibs und der Glieder aus. Die Muskeln fühlen sich bretthart an, die Glieder sind gestreckt.

Der Streckkrampf wird durch Schmerzen im Rücken oder im Bauch unter heftigen Schreien eingeleitet. Der Rücken wird entweder im Bogen nach hinten oder nach vorne gezogen. Typisch ist das »starre, teuflische Grinsen«, als Folge einer Verkrampfung der mimischen Muskulatur. Dabei werden die Mundwinkel nach außen gezogen. Die Muskelstarre kann durch einzelne ruckartig auftretende Anfälle unterbrochen werden. Je schwerer die Krankheit verläuft, umso häufiger treten solche Anfälle auf. Die geringste Veranlassung genügt, um sie auszulösen: das Zuklappen einer Türe, Berühren, Anblasen oder Ansprechen, jede Erschütterung, der Versuch des Kranken, zu schlucken. Der Kranke ist dabei bei völligem Bewusstsein. Er hat keinen Hunger, aber einen furchtbaren Durst, den er wegen des Krampfes der Schlingmuskulatur nicht stillen kann.

Im Schlaf hören die Krämpfe auf. Der Kranke leidet aber an großer Schlaflosigkeit; der Mund ist trocken, die Zunge belegt. Der Speichel fließt zäh. Stuhlverstopfung mit Stuhldrang und Blähungen sind vorherrschend. Die Atmung ist erschwert, und Erstickungsanfälle treten auf. Ohne Behandlung verläuft die Krankheit häufig tödlich. Eine einmal durchgemachte Tetanuserkrankung schützt nicht vor einer weiteren Ansteckung. Es handelt sich also um keine übertragbare Krankheit, gegen die normalerweise durch das Durchstehen der Krankheit ein Schutz aufgebaut wird.

Häufigkeit

In unseren Breitengraden zählt der Wundstarrkrampf zu den seltenen Krankheiten. Durch unhygienische Verhältnisse wurden früher häufig Säuglinge befallen. Nach dem Abstoßen der Nabelschnur konnte es zu einer Entzündung des Nabels kommen. Diese Form der Erkrankung kommt heute nur noch in Ländern mit schlechten hygienischen Verhältnissen vor.

Wie wir bereits sagten, ist Tetanus keinesfalls eine typische Erkrankung für das Kindesalter, im Gegenteil, gefährdet sind vor allem Personen zwischen dem 55. und 75. Lebensjahr. Besonders häufig treten die Erkrankungen nach Fußverletzungen, nach dem Einreißen von Splittern unter den Nagel und früher auch nach dem Beschneiden von Hühneraugen auf. In den ärmeren Ländern der Welt kommt dagegen Tetanus häufiger vor, z. B. durch mangelnde Sauberkeit bei Ohrdurchstechungen. Bei Platzwunden und blutenden Wunden kann es nicht zu Tetanusinfektionen kommen.

Behandlung

Die Tetanuserreger lassen sich aus dem Wundsekret durch geeignete Testmethoden nachweisen. Etwa die Hälfte der Erkrankten lässt sich auch mit allopathischen Medikamenten gut behandeln.
In der Homöopathie hat sich HYPERICUM bei den Fällen bewährt, wo ein sehr heftiger Schmerz eintritt, der sich, dem Lauf der Nerven folgend, nach aufwärts erstreckt. Auch LACHESIS hat sich bewährt, wenn es mehr in Richtung Blutvergiftung geht und die Haut um die Verletzung bläulich verfärbt und angeschwollen ist. Ebenso werden warme Bäder, die durch Zugießen von heißem Wasser so warm wie möglich gehalten werden, empfohlen, obgleich sich beim ersten Zugießen die Anfälle verstärken. In der Naturheilkunde werden auch aufsteigende Vollbäder empfohlen, in die man den Patienten sowohl während eines Anfalls als auch in den anfallsfreien Pausen bringt und in denen man sie möglichst lange verweilen lässt. Es ist wichtig, dass der Kranke ins Schwitzen kommt. Dafür eignen sich auch Dampfbäder oder anregende Teilpackungen von 25–27 °C auf dem Hals, dem Rücken oder dem Bauch. Der Kranke sollte in einem ruhigen, abgedunkelten Zimmer liegen und nicht durch Reden oder Erschütterungen gestört werden.

Homöopathische Schutzmöglichkeiten vor Tetanus
Es gibt in der Homöopathie sehr gute und seit langem bewährte Möglichkeiten, um sich vor Tetanus zu schützen. Bei jeder Verletzung sollten Sie prophylaktisch innerlich eine Gabe ARNICA C 200 geben und äußerlich die Wunde mit verdünnter Arnica C 200 be-

tupfen. Uns ist kein Fall bekannt, dass es trotz Arnica zu einer Tetanuserkrankung gekommen ist.
Sollte es sich bei der Verletzung um eine nicht blutende Stichwunde handeln, die besonders gefährdet für Tetanus ist, so geben Sie LEDUM C 200, innerlich und äußerlich.

Fallbeschreibungen

1. Fall: Ein Handwerker hatte sich einen Nagel in den Daumenballen geschlagen. Nach etwa einer Stunde bekam er so starke Schmerzen in der Hand, die in den Arm ausstrahlten, dass er zum Arzt gehen wollte, um sich eine Spritze geben zu lassen. Wir wollten ihn nicht davon abhalten, fragten jedoch, ob er vorher ein homöopathisches Mittel gegen die Schmerzen nehmen wolle. Da er kein Freund von Spritzen war, willigte er gern ein. Etwa zehn Minuten nach Einnahme von HYPERICUM C 200 fragten wir ihn, ob er jetzt zum Arzt gehen wolle. Er entgegnete: »Nein, das ist jetzt nicht mehr notwendig, die Schmerzen sind weg, und ich kann weiterarbeiten.«

2. Fall: Ein achtjähriger Junge hatte sich beim Barfußlaufen auf einer Baustelle zwei rostige Nägel tief in den Fuß getreten. Beim Herausziehen aus dem Fuß sagte er nur: »Komisch, als ich reingetreten bin, waren die Nägel rostig, und jetzt beim Rausziehen sind sie ganz sauber.« Die Wunde wurde nicht homöopathisch versorgt, war aber sehr schmerzhaft. Am Abend, etwa sechs Stunden später, klagte der Junge über starke Schmerzen in dem verletzten Fuß, er konnte nicht mehr auftreten, da der Fuß so stark angeschwollen war. Er bekam nun eine Gabe LEDUM C 200 innerlich, und die Wunde wurde mit Ledum C 200 betupft. Daraufhin konnte der Junge einschlafen, wachte aber mitten in der Nacht wieder auf vor

Schmerzen. Es wurde nun HYPERICUM gegeben, und zusätzlich bekam er eine Gabe der TETANUS-NOSODE C 200. Das Arzneimittelbild ist ausführlich im »HR 15 – Impffolgen behandeln« (Lage & Roy Verlag) beschrieben. Am nächsten Morgen war der Fuß noch entzündet und geschwollen, aber weniger schmerzhaft. Der Junge konnte nicht in die Schule gehen. Die Behandlung wurde mit Hypericum fortgeführt, und schon am Mittag war die Entzündung abgeklungen, und er konnte wieder draußen spielen.

Die Tetanusimpfung

Die Tetanusimpfung gehört zu den empfohlenen Impfungen. Die Kinder erhalten bis zum zweiten Lebensjahr drei Impfungen in Verbindung mit Diphtherie und Polio. Die erste Impfung wird im dritten Monat, die zweite im sechsten Monat und die dritte im 18. Monat verabreicht. Nach zehn Jahren wird eine Auffrischimpfung empfohlen. Die Tetanusimpfung ist eine der am häufigsten verwendeten Impfungen, da sie routinemäßig und bedenkenlos bei fast allen Verletzungen, die im Krankenhaus behandelt werden, eingesetzt wird. Selbst bei Bissverletzungen wird gegen Tetanus geimpft, obwohl der Tetanuserreger im Speichel nur höchst selten vorkommt. Eine Impfung nach Verletzungen ist schulmedizinisch nur dann angebracht, wenn die letzte Tetanusimpfung länger als fünf Jahre zurückliegt. Häufig wird aber routinemäßig geimpft, ohne nach vorherigen Impfungen zu fragen.
Die Praxis der Tetanusimpfung zeigt einige Widersprüche, und damit wird deutlich, dass die Schulmedizin selber nicht vom Schutz der Impfung überzeugt ist. So wird empfohlen, die Impfung nach zehn Jahren »aufzufrischen«. Liegt im Fall einer Verletzung die Impfung aber nur mehr fünf Jahre zurück, so wird bereits wieder geimpft. Wie lange besteht der Schutz nun, fünf oder zehn Jahre?

Die Impfung ist nicht ungefährlich. Es gibt sogar mehrere Todesfälle in Deutschland nach der Impfung, von denen einer als Impfschaden anerkannt wurde. Es handelte sich um einen Soldaten, der nach einer Impfung bei der Bundeswehr das Bewusstsein verlor und Wochen später verstarb. Zwei andere Menschen, einer von ihnen war ein 14-jähriger Junge, mussten sterben, weil sie nach einem Hundebiss unnötigerweise eine Tetanusspritze erhielten. Der Tetanuserreger lebt in der Erde, im Staub, aber nicht im Speichel und schon gar nicht im gechlorten Wasser eines Schwimmbades.

Zusammensetzung des Impfstoffs

Der Impfstoff besteht aus der 50-fach tödlichen, durch Formol entgifteten Toxinmenge.
Die Zusatzstoffe sind 1 mg Aluminiumhydroxid sowie 0,05 mg Natriumtimerfonat p-(ethyl-mercuri-thio)-benzol-sulfonsäure (Natriumäthylquecksilberthiosalizylat) und Natriumsalz.

Nebenwirkungen

Nebenwirkungen treten häufig nach einer Überimpfung auf. Zu den möglichen Nebenwirkungen des Tetanusimpfstoffes gehören laut Hersteller: Schmerzen, Schwellung, Rötung, Muskelschmerzen bei über 10 % der Geimpften, Unterhautgewebsschwund an der Einstichstelle, Verhärtungen, Ausschläge, Schläfrigkeit, Unruhe, Erbrechen, Magersucht, hartnäckiges Weinen, Blässe, Kältegefühl, mangelnde Ansprechbarkeit, Fieber, Abgeschlagenheit, Gelenkentzündungen, Kopfschmerzen, Übelkeit, Erbrechen, Durchfall, grippeähnliche Symptome, Schädigung der Armnerven mit anschließender Lähmung, Schock, Krämpfe, Enzephalopathie, Gehirnerkrankung, Nesselausschlag, Hautrötung, Gelenkschmerzen und allergische Reaktionen.
Im Verletzungsfall darf nicht geimpft werden bei bekannten schwe-

ren allergischen Reaktionen auf Bestandteile des Impfstoffes, insbesondere Nebenreaktionen, die sich nicht auf die Impfstoffe beschränken.
Um das Risiko des Auftretens von Nebenwirkungen gering zu halten, sollte der Impfstoff nicht verabreicht werden, wenn die vollständige Grundimmunisierung oder die letzte Auffrischung mit Tetanus-Toxoiden innerhalb der letzten fünf Jahre durchgeführt wurde.

Sehr seltene unerwünschte Wirkungen inkl. Einzelfälle:

- Granulome, ausnahmsweise mit Serombildung
- Vorübergehende Kreislaufreaktionen
- Vorübergehende Sehstörungen
- Lokale Lymphadenopathien, vorübergehende Blutbildveränderungen wei Thrombozytopenien, Anämien
- Allergische Reaktionen (z.B. Dyspnoe, Juckreiz, kurzzeitiges Exanthem), allergische Erkrankungen der Niere, verbunden mit vorübergehender Proteinurie
- Parästhesien (Kribbeln, Taubheitsgefühl), Vertigo, Schlafstörungen, Erkrankungen des zentralen oder peripheren Nervensystems, wie aufsteigende Lähmungen bis hin zur Atemlähmung (Guillain-Barré-Syndrom), Plexusneuritiden.

Sie als Eltern könnten auf alle Impfungen verzichten, sagen Ihnen manche »aufgeschlossenen Ärzte«, nicht aber auf die Tetanusimpfung! Aber warum? Die Krankheit betrifft Kinder im mitteleuropäischen Raum gar nicht. Die Chancen sind so gering, dass es im umgekehrten Fall ein »Wunder« wäre, sollte ein Kind an Tetanus erkranken. Tetanus betrifft fast nur ältere Männer, und jährlich gibt es lediglich 7–10 Erkrankungen in Deutschland.
Es ist wie eine Gehirnwäsche: Wenn man die gleiche Lüge 100-mal und öfter erzählt, dann glauben sie die meisten Menschen – darunter auch Ärzte!

Auch wenn es unglaublich klingt, wird der Impfstoff tatsächlich aus dem Gift des Tetanuserregers hergestellt. Durch Einspritzen des Giftes wird man jedoch nicht immun, geschweige denn gegen die Krankheit! Des Weiteren gibt es auch durch die durchgestandene Krankheit keine Immunität.
Von uns beobachtete Folgen der Tetanusimpfung sind: hyperkinetisches Syndrom, schlechte Konzentration (heutzutage Oberbegriff ADS), Verkrampfungen, Erkältungsneigung u. a.

Erkrankungsrisiko
Zwischen 1987 und 1988 erkrankten sechs Amerikaner unter 20 Jahren an Tetanus, das sind 5 % aller an Tetanus Erkrankten. Einer von ihnen war vor Ausbruch der Krankheit einmal, drei waren dreimal gegen Tetanus geimpft worden. An diesen Zahlen lässt sich erkennen, dass das Risiko von Kindern, an Tetanus zu erkranken, äußerst gering ist. Andererseits gibt die Tetanusimpfung nicht den erwarteten Schutz und kann sogar das Erkrankungsrisiko erhöhen. Es stellt sich hier die Frage, warum unsere Kinder, also Kinder in den Industrienationen, flächendeckend gegen Tetanus geimpft werden.
Die äußerst geringe Gefahr von Kindern, an Wundstarrkrampf zu erkranken, lässt darauf schließen, dass diese einen angeborenen Schutz gegen den Erreger haben. Dies bestätigen verschiedene Studien. Im Jahre 1979 wurden 109 Kinder im Alter von 1½ bis 15½ Jahren auf einen ausreichend hohen Antikörpergehalt hin untersucht. Von diesen waren 41 % drei Mal gegen Tetanus geimpft. Aber bei 98,2 % der Kinder konnte eine Grundimmunität festgestellt werden. Kinder, die nur eine Impfung erhalten hatten, zeigten einen ebenso ausreichenden Antikörpergehalt wie diejenigen, die drei und mehr Impfungen erhalten hatten (Breisach 1979).
Die Ergebnisse dieser Studien stimmen mit den Statistiken über die Häufigkeit der Tetanuserkrankungen im jeweiligen Lebensalter

überein. Kinder besitzen einen natürlichen Schutz gegen Tetanus. Wie anders ist es zu erklären, dass bei uns extrem wenig Kinder an Wundstarrkrampf erkranken? Nur wenn ihr Immunsystem durch schlechte hygienische Verhältnisse, Unterernährung, Medikamente oder Impfungen geschwächt wird, können ihre Abwehrkräfte dem Tetanuserreger nicht mehr trotzen.

Bei Völkern, die noch im Einklang mit der Natur leben und einen engen Kontakt zur Erde haben, gibt es keine Tetanuserkrankungen. Die wissenschaftliche Lehrmeinung geht davon aus, dass die größte Ansteckungsgefahr im Krankheitserreger selber liegt. Demnach müssten alle Völker, die in engem Kontakt mit der Erde leben, durch diesen Erreger dahingerafft werden. Aber das Gegenteil ist der Fall. In Mali gibt es keinen Wundstarrkrampf, auch nicht bei alten Menschen. Die Einwohner haben eine natürliche Immunität gegen den Erreger entwickelt (Ehrengut, 1983).

Naturvölker, die allerdings die negativen Begleiterscheinungen der Zivilisation, wie denaturierte oder ungenügende Nahrung und Medikamente, die die körpereigene Abwehr schwächen, übernommen haben, zeigen eine hohe Neigung, an Tetanus zu erkranken. Das ist der Grund dafür, dass heute der größte Teil der Erkrankungen auf die Entwicklungsländer entfällt.

Die stärkste Kraft gegen alle Arten von Erregern sitzt im Menschen selber. Um Kinder vor Krankheiten zu schützen, ist es wichtig, ihre Selbstheilungskräfte durch eine gesunde Lebensweise, naturgemäße Ernährung und homöopathische oder naturheilkundliche Medikamente zu unterstützen.

Impfstoffe mit ihren hochgiftigen Krankheitserregern und den nicht minder gefährlichen Zusatzstoffen stellen für das Immunsystem eines Kindes eher eine Belastung als eine Unterstützung dar. Wenn man davon ausgeht, dass die meisten Kinder eine natürliche Immunität gegen Tetanus besitzen, so kann schon eine einzige Tetanusimpfung als eine Hyperimmunisierung wirken. Diese können

Sie an der Rötung und Schwellung der Haut an der Einstichstelle erkennen. Auch allergische Reaktionen können entstehen.
Je häufiger ein Kind gegen Tetanus geimpft wird, umso größer sind die unerfreulichen Wirkungen bis hin zur Reduzierung des Antikörpers. Es tritt also genau der gegenteilige Effekt ein.
Viele Untersuchungen belegen einen Schutz, sei er nun angeboren oder eingeimpft, auch dann, wenn weniger als drei Impfungen durchgeführt werden oder wenn die empfohlenen Impfabstände nicht richtig eingehalten werden: Bei verspäteter oder fehlender dritter Tetanusimpfung kann trotzdem ein guter antitoxischer Schutz bestehen. Eine Verlängerung des Impfintervalles zwischen erster und zweiter Tetanusimpfung wirkt sich sogar positiv auf den Antikörper aus.
Befindet sich ein Mensch in einer geschwächten Lage, so darf auf keinen Fall geimpft werden. Bei den Impfungen der Kinder wird aber oftmals der Impftermin schon Monate vorher ausgemacht. Häufig werden die Kinder auch dann geimpft, wenn sie nicht völlig gesund sind, wenn sie gerade einen Schnupfen überstanden haben oder wenn im Kindergarten viele erkältete Kinder sind, an denen sie sich angesteckt haben könnten, ohne dass die Erkältung bereits zum Ausbruch gekommen ist.

Bericht einer Patientin

Wir geben hier den Bericht einer Patientin wieder, der zeigt, wie schwer es Eltern bei uns manchmal haben, wenn sie ihr Kind vor einer unnötigen, nichtindizierten Tetanusimpfung bewahren wollen:
»Unsere neunjährige Tochter verletzte sich im Urlaub in Bayern bei einem Sprung auf einen Schwimmbeckenrand am Kinn. Die Wunde blutete stark und klaffte auseinander. Ich gab ARNICA C 200 und betupfte die Wunde mit CALENDULA-Wasser-Lösung. Zwecks besserer Heilung benötigte ich aber Pflasterstrips, um die

Wunde zusammenzuklammern. Diese hatten wir nicht, sodass wir notgedrungen das nächstgelegene Krankenhaus aufsuchen mussten, um die Wunde klammern oder, falls erforderlich, nähen zu lassen.
Dort stellte uns ein Arzt bei der Untersuchung der Wunde unserer Tochter gleich die Frage nach der letzten Tetanusimpfung. Ich wollte keine Diskussion über Impfungen und antwortete daher ausweichend. Die Wunde war sauber, hatte stark geblutet und war gut versorgt worden; es bestand also keinerlei Tetanusgefahr. Auf beharrliches Nachfragen des Arztes sagten wir dann, dass unsere Tochter nicht geimpft sei und homöopathisch behandelt wurde. Daraufhin geriet der Arzt völlig außer sich und beschimpfte uns auf aggressivste Art und Weise. Homöopathie sei wie eine Sekte, wir seien schlimmer als die Zeugen Jehovas. Er würde die Polizei anrufen und uns das Sorgerecht entziehen lassen, wenn wir einer Impfung nicht zustimmten.
Unter diesen Umständen zog ich es vor, das Krankenhaus mit meiner vor Angst zitternden Tochter unverzüglich zu verlassen, während mein Mann noch versuchte, dem Arzt klarzumachen, dass er auf diese unsachliche und emotionale Weise wohl niemanden von der Notwendigkeit seiner schulmedizinischen Maßnahmen überzeugen könne. Mein Mann musste dann noch einige Papiere, mit denen der Arzt sich absichern wollte, unterzeichnen, bevor er auch gehen konnte. Unsere Tochter litt daraufhin an Alpträumen, die erst mit ACONIT verschwanden.«

Weitere mögliche Folgen der Tetanusimpfung

Die Tetanuserkrankung tritt mehr im hohen Lebensalter auf, vorwiegend bei Männern, und ist eigentlich kaum bei Kleinkindern zu finden. Außer der erwähnten Nabelinfektion mit Tetanusgefahr ist die Wahrscheinlichkeit, dass sich wohlbehütete Kleinkinder eine verschmutzte, nicht blutende Stichwunde zuziehen, so gut wie ausgeschlossen. Wir haben in der Praxis beobachtet, dass aggressives Verhalten durch die Tetanusimpfung gefördert wird.

Es wäre sicher interessant, einmal zu untersuchen, ob das heute sehr verbreitete aggressive Verhalten der Jugendlichen, das sich schon im Kindergarten zeigen kann, unter anderem auch eine Folge der Impfungen ist. Über die Auswirkungen der Impfungen auf Psyche und Körper muss noch viel geforscht werden. Die homöopathischen Arzneimittelprüfungen mit den Impf-Nosoden tragen ihren Teil zu dieser Forschung bei.

Gerade mit der Tetanusimpfung werden gewisse Bevölkerungskreise übergründlich versorgt, z. B. die Bundeswehr. Welchen Einfluss die künstliche Imprägnierung mit dieser Krankheit auf eine Truppe hat, dürfte sehr interessant sein: Allein durch das kollektive Durchimpfen könnte eine Verstärkung der Impffolgen vermutet werden. Wie wirkt sich diese Aggressionen auslösende Krankheit auf das Verhalten der Soldaten aus?

Tuberkulose

Erkrankung

Kurzbeschreibung

Die Tuberkulose ist eine chronische, durch Bakterien hervorgerufene Infektionskrankheit, die in Schüben verläuft. Sie ist vor allem in den Atmungsorganen lokalisiert. Grundsätzlich kann sie aber alle Organe befallen. Sie ist meldepflichtig bei Erkrankung und Tod. Sie wird durch das Mycobacterium tuberculosis, Typus humanus oder bovinus, verursacht.

Übertragung

Die Infektion kann durch Einatmen von Tröpfchen, Staubpartikeln und eingetrockneten Sekreten geschehen oder über den Mund (oral, Fütterungs-Tbc) durch Nahrungsmittel, besonders Kuhmilch, oder über die Haut.

Häufigkeit und Verbreitung

Die Sterblichkeit bei dieser Krankheit hat zwar in unseren Breitengraden sehr abgenommen, aber die Häufigkeit ist trotzdem relativ groß geblieben, und die Tbc scheint sich heute wieder etwas mehr auszubreiten. Trotz der schlechten hygienischen Verhältnisse, wodurch die Infektionsgefahr sehr stark vergrößert wird, ist die Häufigkeit in den Entwicklungsländern nicht mehr als sieben Mal größer als bei uns. Sie zählt in Europa in den letzten hundert Jahren immer noch zu den häufigsten bakteriellen Infektionskrankheiten.

Krankheitsverlauf
Bei der Tuberkulose unterscheidet man die Primär-Tbc (Primärherd) von der Postprimär-Tbc (Sekundärherd). Ungefähr 90 % aller Primärherde befinden sich in der Lunge, die restlichen verteilen sich auf den Darm, die Halslymphknoten und die Haut. Sehr selten gibt es Abweichungen. In diesem Stadium ist das gesamte Geschehen relativ symptomarm: etwas erhöhte Temperatur, Appetitlosigkeit, Gewichtsabnahme, starkes Schwitzen, vor allem nachts, manchmal Hautrötungen, besonders im Gesicht (Erythem). Der Primärherd heilt meistens von allein durch Abkapselung ab. Das Fortschreiten der Tbc kann jederzeit gestoppt werden durch die Veränderung der Lebensweise und Lebensbedingungen.
Die Postprimär-Tbc hat meistens eine nachvollziehbare seelische Ursache, beispielsweise einen starken Kummer, einen schweren Schicksalsschlag, Betrug oder Unterdrückung. Sie wird durch eine Wiederaufnahme schlechter Lebensgewohnheiten begünstigt. Eine Herdstreuung ist zu allen Organen möglich. Beide Formen der Tuberkulose können sich unter ungünstigen Umständen tödlich auswirken.
Eine homöopathische Herdbehandlung ist wegen der oben genannten Verlaufsmöglichkeiten äußerst wichtig, und zwar nicht nur um die allgemeine Abwehrlage zu stärken, sondern auch um den Kranken seelisch so gut zu stabilisieren, dass er fortan alle Schicksalsschläge in einer gesunden Art und Weise bewältigen kann.

Die Tuberkuloseimpfung

> **Zusammensetzung des Impfstoffs**
>
> Der Impfstoff (BCG, Bacillus Calmette-Guérin) besteht aus Rindertuberkulosebakterien, die auf Eikulturen gezüchtet werden, um sie in ihrer Virulenz abzuschwächen. Die Impfstoffdosis beträgt 0,1 ml und enthält 100 000 bis 180 000 Keime. Die Impfung wurde im Jahre 1921 eingeführt.

Man kann auch an Tuberkulose mehrmals erkranken.
Es ist die einzige Krankheit, über die die Schulmedizin eine richtige Studie in Südindien durchgeführt hat. Obwohl die WHO – Weltgesundheitsorganisation – 1971 die Wirksamkeit der Tbc-Impfung nicht beweisen konnte bzw. die Studie zeigte, dass sie unwirksam ist, hat Deutschland 27 Jahre gebraucht, um diese Impfung einzustellen. 27 Jahre wurden unnötige Impfschäden verursacht! Genauso verhält es sich mit den über 3500 unschuldigen Opfern des Impf-Feldversuches in Südindien.
Der BCG-Impfstoff hat verheerende Folgen. Er macht die Kinder hyperaktiv, hoch allergisch, stimmt sie so um, dass sie sich psychisch schwer unter Kontrolle halten können. Sie sind ständig erkältet. Die Eltern haben keine Ruhe. Es ist immer irgendetwas los mit dem Kind, wenn nicht zu Hause, dann in der Schule.
Vielen älteren Menschen ist noch das Lübecker Impfunglück in Erinnerung, bei dem 75 Säuglinge nach der Impfung starben. Zusätzlich stellte sich heraus, dass die Impfung nicht vor Tuberkulose schützte. Man verwendete von da an einen anderen Impfstamm.
Lange Zeit war es üblich, dass Säuglinge ohne Einwilligung der Eltern in den ersten Lebenstagen gegen Tuberkulose geimpft wurden, obwohl das rechtlich eigentlich nicht möglich ist. Ohne eine vorherige gründliche Aufklärung durch den Arzt darf nicht geimpft

werden. Andernfalls muss der Arzt bei einem Impfschaden die Kosten übernehmen. Je kleiner ein Kind ist und je weniger seine Nerven ausgebildet sind, umso leichter kann sich ein Impfschaden entwickeln. Das mag dazu beitragen, dass die Tuberkuloseimpfung besonders gefährlich ist und sehr häufig zu Komplikationen führt, z. B. irreversiblen Lähmungen.

Die WHO bemühte sich, bei einem groß angelegten Feldversuch in Indien die tatsächliche Wirkung der BCG-Impfung zu untersuchen. Es stellte sich heraus, dass unter den geimpften Kindern wesentlich mehr an Tuberkulose erkrankten als unter den ungeimpften. Daraufhin wurde die öffentliche Empfehlung dieser Impfung in Deutschland zurückgezogen (1989). Geimpft wird aber trotzdem noch, nur mit dem Unterschied, dass bei eventuellen Impfschäden der Staat nicht mehr für Schäden aufkommt. In anderen Ländern, z. B. Schweden, trug die Untersuchung der WHO in Indien dazu bei, dass die BCG-Impfung nicht mehr zugelassen wird. In Italien wird wegen der Gefährlichkeit der Tuberkuloseimpfung in Tuberkulosezentren von dieser Impfung abgeraten, die im Gegensatz zu den anderen Impfungen nicht Pflicht in Italien ist.

»Bei 10 000 Impfungen vermeidet man vielleicht einen einzigen Tuberkuloseausbruch. Das steht in keiner Relation zu dem sehr teuren Impfverfahren.« So der Pneumologe Georgio Busato vom Tbc-Zentrum (Bozener Tageblatt, 19.11.1993). Auch wird darauf hingewiesen, dass die Impfung Lymphknoten- und Knochenentzündungen auslösen kann.

Im Jahre 1994 wurde eine Untersuchung über die Tuberkuloseimpfung in Bombay veröffentlicht. Dort heißt es: »Es wurde immer betont, dass die BCG-Impfung die natürliche Tuberkulose der Lungen mit ihren lokalen Komplikationen zwar nicht verhindern kann, aber doch die hämatogenen Komplikationen bei Primärinfekten reduziert. Dies gilt jedoch nicht für unterernährte oder schlecht ernährte Kinder, die trotz der BCG-Impfung an schweren und oft tödlichen Fällen von Tuberkulose erkranken. BCG-geimpfte, gut ernährte Kinder entwickeln andere Arten von Tuberkulose ... Es ist wichtig zu erkennen, dass die neuen Arten der Tuberkulose bei den geimpften, gut ernährten Kindern auftreten und in einem geringeren Ausmaße bei Kindern, die schlechter ernährt sind.« (Udani 1994)

Fallbeschreibung

Tetraspastik nach BCG- und Fünffachimpfung
Die heute 18 Monate alte Jessica erhielt drei Tage nach der Geburt die BCG-Impfung, wobei sich die Einstichstelle rot verfärbte und noch 6 bis 7 Monate später sichtbar war. Sie schlief viel, strampelte wenig, und wenn sie wach war, weinte sie nur. Nach der ersten Fünffachimpfung (Diphtherie, Keuchhusten, Tetanus, Polio und HIB) schlief sie noch mehr, verweigerte das Essen und war sehr schlecht gelaunt. 3–4 Tage später bekam sie plötzlich Schüttelfrost. Die zweite Fünffachimpfung erhielt Jessica im fünften Lebensmonat. Danach veränderte sich das Kind noch deutlicher und schwoll am ganzen Körper dick ödematös an. Es verlor die Kontrolle über seinen Kopf und konnte ihn bis zum siebten Monat nicht mehr halten. Auch wuchs der Kopf nicht weiter (Mikrozephalie). Es bekam einen leeren Blick und fing an zu schielen.
Der Status quo im elften Monat zu Beginn der homöopathischen Behandlung war folgender: Die Beine sind spastisch gestreckt. Ein Spitzfuß soll operiert werden. Sie kann sich nicht drehen, strampelt nicht richtig und kann nur mit der linken Hand greifen. Von 24 Stunden ist sie nur etwa drei Stunden wach. Sie hat starke Verstopfung, lässt sehr wenig Urin und hat einen dunkelgelben Ausfluss. Die Zungenmuskulatur ist gelähmt, und sie wird nur über die Flasche ernährt.

Der behandelnde Arzt sagte zu den Eltern: »Dieses Kind ist körperlich und geistig schwerstbehindert, sie brauchen sich überhaupt keine Hoffnung zu machen, dass aus ihm jemals etwas wird.«

Hier handelt es sich eindeutig um eine mehrfache Impfschädigung. Jessica bekam also als Erstes TUBERCULINUM BOVINUM LM 30, jeden dritten Tag, sowie tägliche Öleinreibungen. Die Fertigmilch wurde abgesetzt, und sie erhielt jeweils frisch zubereitete Mandelmilch. Nach der ersten Gabe Tuberculinum bekam Jessica zum ersten Mal einen Tag lang Fieber. Nach der zweiten Gabe konnte sie sich zum ersten Male von allein umdrehen. Sie schien sich wohler zu fühlen und guckte nicht mehr stumpfsinnig in die Gegend, sie lachte mehr und griff zum ersten Mal nach Gegenständen. Nach der dritten Gabe fing sie an, Papa zu sagen.

Nun drohte die Operation der Spitzfüße. Also bekam sie SYPHILINUM verordnet und zusätzlich SILICEA in einer niedrigen Potenz. Nach einem halben Jahr hatten sich die Spitzfüße so weit normalisiert, dass von einer Operation keine Rede mehr war. Langsam fing Jessica sogar an zu krabbeln, obwohl keiner erwartet hatte, dass sie jemals dazu in der Lage sein würde. Wenn allerdings die homöopathischen Mittel abgesetzt wurden, fiel sie in ihrer Entwicklung wieder zurück. Sie hörte dann auf zu krabbeln und wurde schlafsüchtig. Jedes Mal, wenn sie die POLIO-NOSODE bekam, wurde ihre Spastik deutlich besser. Auch durch die PERTUSSIS-NOSODE wurden die Beine lockerer, und sie konnte sie besser bewegen. Inzwischen kann sie allein gehen.

Windpocken

Varizellen, Spitzblattern, Schafblattern, Feuchtblattern

Erkrankung

Kurzbeschreibung

Windpocken sind eine sehr ansteckende, jedoch harmlose Viruserkrankung, die mit Bildung von Knötchen und Bläschen auf der Haut einhergeht. Bereits im 16. Jahrhundert unterschied man zwischen Windpocken und Pocken.

Übertragung

Die Krankheit ist extrem leicht übertragbar. Es sind Ansteckungen beobachtet worden, die sich durch ein offenes Fenster von einem Stockwerk auf Personen in eine darunter gelegene Etage übertragen haben. Auch durch Gegenstände und gesunde Personen kann das Virus übertragen werden. Die Krankheit hinterlässt eine lebenslange Immunität.

Betroffener Personenkreis

Sie kommt am häufigsten bei Kindern im Alter von 2–7 Jahren vor. Säuglinge, auch nichtgestillte, erkranken seltener. Die Muttermilch enthält keine Antikörper gegen Windpocken. Über die Plazenta gelangen aber mütterliche Antikörper in das Blut des Neugeborenen, die die Ansteckung in den ersten 4–6 Lebensmonaten verhüten. In den ersten 21 Schwangerschaftswochen können sie das konnatale (angeborene) Varizellen-Syndrom verursachen, wenn die Mutter in der Kindheit die Windpocken nicht durchgemacht hat. Kinder von solchen Müttern können auch 2–4 Tage nach der

Geburt die sehr schwer verlaufenden neonatalen Windpocken bekommen. Bei einer zukünftigen Windpockenimpfung besteht die große Gefahr eines gehäuften Auftretens der gefürchteten neonatalen oder angeborenen Windpocken, da der Impfschutz keine lebenslange Immunität aufbaut.

Inkubationszeit
Die Inkubationszeit beträgt meist 12–17 Tage, maximal 28 Tage. Bei Kindern ist ein Vorverlaufsstadium selten, bei Erwachsenen eher möglich.

Krankheitsverlauf
Die Krankheit verläuft in drei Stadien:

1. Vorverlaufsstadium.
2. Ausschlag am Kopf und Rumpf, Fieber.
3. Schubweiser Verlauf von Ausschlag und Fieber.

1–2 Tage vor dem Hautausschlag beginnt die Krankheit mit Kopfschmerzen, Magenbeschwerden, allgemeiner Unruhe und Abgeschlagenheit sowie leichtem Fieber. In sehr seltenen Fällen steigt dieses auf 40 °C an. Oft treten die Bläschen ohne vorhergehende Symptome auf, und zwar an den Haarwurzeln und am Rumpf. Sie entwickeln sich innerhalb von wenigen Stunden zu voller Blüte. Ein charakteristisches Merkmal bei Windpocken ist der schubweise Verlauf des Ausschlags. Die stecknadelkopf- bis erbsengroßen Pöckchen verteilen sich über den ganzen Körper, aber treten gehäuft an der Stirn und am Rumpf auf. An verschiedenen Stellen schießen gleichzeitig mehrere blassrote, runde, leicht erhabene Flecken hervor, die sich in wenigen Stunden in Knötchen und Bläschen umwandeln. Die Bläschen haben oft eine zentrale Vertiefung mit wasserklarem oder getrübtem Inhalt und sind von

einem roten Hof umgeben. Nach etwa zwei Tagen trocknen die Bläschen ein und verschwinden, oder es bildet sich eine gelbbraune Kruste, die nach 1–3 Wochen abfällt. Der Juckreiz beim Abheilen ist erheblich, und durch Kratzen können dauerhafte Narben entstehen.
Bei den Windpocken finden sich alle Entwicklungsstadien des Hautausschlags nebeneinander. Das Fieber beginnt gleichzeitig mit dem Ausschlag und verläuft schubweise wie dieser. Immer häufiger treten die Windpocken heute ohne Fieber auf, manchmal auch ohne eine Störung des Allgemeinbefindens.

Komplikationen
Komplikationen sind selten. Erwachsene neigen zu einem heftigeren Verlauf als Kinder, vor allem kann es bei ihnen zu einer schweren Lungenentzündung mit Atemnot kommen. Bei schlechtem Allgemeinzustand können sich die Bläschen durch Kratzen infizieren und zu Abszessen und Eiterbildung führen, die Narben hinterlassen können.

Prophylaxe für Schwangere
Die Windpocken sind mindestens 24 Stunden vor Ausbruch des Ausschlags schon ansteckend. Schwangere Frauen, die noch nicht die Windpocken hatten, sollten sich mit der Nosode VARICELLINUM vor Windpocken schützen. An Windpocken erkrankte Personen sollten sich nicht in der Nähe schwangerer Frauen aufhalten, die kurz vor der Niederkunft stehen.

Behandlung

ACONIT
Dieses sonst so bewährte Fiebermittel kommt bei Windpocken

wegen des vergleichsweise milden Verlaufs selten in Frage, nur bei plötzlichem, hohem Fieber mit Angst und Unruhe.

Belladonna
Es hilft bei starken Kopfschmerzen, rotem Gesicht und roter heißer Haut. Eine Müdigkeit, gepaart mit Schlaflosigkeit, ist vorhanden. Auch der Ausschlag entwickelt sich langsam. Die Haut kann eine blaurote Verfärbung annehmen und sehr gereizt sein.

Antimonium tartaricum
Besonders wichtig, wenn der Ausschlag verspätet ist oder nicht richtig zum Ausbruch kommt. In solchen Fällen kann die Lunge betroffen werden und sich eine Bronchitis mit Atemnot entwickeln. Das Kind ist sehr schläfrig, schlaff und schwitzt leicht. Eine leichte Übelkeit kann dazukommen. Die Bläschen sehen bläulich aus, sie können auch eitrig werden.

Antimonium crudum
Ein wichtiges Mittel für Husten, der in einem späteren Stadium entsteht. Das Kind ist schlecht gelaunt und mag nicht angesehen oder berührt werden.

Pulsatilla
Es ist hilfreich, wenn das Kind sehr weinerlich ist. Ihm ist übel, und es mag nichts essen und trinken. Es möchte getragen werden, am liebsten an der frischen Luft. Der Juckreiz kann sehr quälend sein.

Calcium carbonicum und Silicea
Sollten die Halsdrüsen betroffen sein, kommt eines der beiden Mittel in Frage (siehe Arzneimittelbilder in Teil V). Calcium folgt in der Regel gut nach Belladonna, und Silicea wirkt gut nach Pulsatilla.

Mercur
ist wichtig, wenn eine Sekundärinfektion mit Vereiterung eintritt.

Sulfur
beschleunigt den Heilungsprozess. Offene Wunden heilen leichter zu. Dem Kind ist heiß, es mag keinen Kontakt mit Wasser.

Dolichos
Bei quälendem Juckreiz, der durch die anderen Mittel nicht beeinflusst wurde oder als einziges Symptom auftrat, ist Dolichos ein hoch geschätztes Mittel.

Varicellinum
Wenn Vernarbungsgefahr besteht, vor allem am Rücken und im Gesicht, insbesondere wenn schlechte Laune überwiegt und das Kind alles ablehnt, sollte die Nosode über einen Zeitraum von 2–3 Wochen gegeben werden.

Zur äusseren Unterstützung
Zusätzlich kann Calendulasalbe eingesetzt werden. Sind die Wunden sehr groß, dann sollte man zu der Calendulasalbe Carbolicum acidum D 4 mischen.

Die Windpockenimpfung

Zusammensetzung des Impfstoffs

Abgeschwächtes, vermehrungsfähiges Varicella-Zoster-Virus, Stamm OKA, mindestens 2000 plaquebildende Einheiten, Kälberserum.
Hilfsstoffe: Framycetinsulfat, Polividon K 15, Editinsäure, Dinatriumsalz, Neomycin, Gelatine.

Gegen Windpocken wird seit längerer Zeit in den USA geimpft, und seit Anfang 1996 ist der Impfstoff auch bei uns zu haben. Er gehört zur Gruppe der Herpesviren und löst u. a. Gürtelrose (Herpes zoster) aus. Der Impfstoff wird auf weitergezüchteten menschlichen Krebszellen vermehrt.

Gegenanzeigen
Der Impfstoff darf nicht angewendet werden bei:

- Überempfindlichkeit gegen frühere Varizellen-Impfungen, gegen einen der sonstigen Bestandteile oder gegen Gelatine oder Neomycin.
- pathologischen Blutbildveränderungen, Leukämie, Lymphomen jeglicher Art oder anderen Malignomen mit Auswirkung auf das hämatopoetische oder lymphatische System.
- Personen mit humoraler oder zellulärer Immundefizienz (angeboren oder erworben), einschließlich Personen mit Hypogammaglobulinämie sowie Personen mit AIDS, symptomatischer HIV-Infektion oder einer CDC Klasse 2 oder höher bzw. einem altersspezifischen CD4+-T-Lymphozyten-Anteil von < 25 %
- Personen mit kongenitaler oder erblicher Immunschwäche in der Familienanamnese, es sei denn, die zu impfende Person hat ein nachgewiesenermaßen intaktes Immunsystem.
- aktiver, unbehandelter Tuberkulose.
- Erkrankungen mit Fieber > 38,5 °C (subfebrile Temperaturen ≤ 38,5 °C sind jedoch keine Gegenanzeige).

Nicht geeignet für Patienten, die eine immunsuppressive Therapie erhalten, z. B. Chemotherapie, Cortison.

Nebenwirkungen der Windpockenimpfung
Von Personen wurden die folgenden unerwünschten Ereignisse in zeitlichem Zusammenhang mit der Impfung berichtet:

Gesunde Personen von 12 Monaten bis 12 Jahre (1 Impfdosis):

Sehr häufige unerwünschte Wirkung (≥ 10 %):
- Fieber, Erythem, Schmerzhaftigkeit und Schwellung an der Einstichstelle.

Häufige unerwünschte Wirkungen (≥ 1 % und < 10 %):
- Infektionen der oberen Atemwege
- Ausschlag, masern- oder rötelnartiger Ausschlag, generalisierter varizellenartiger Ausschlag (im Mittel 5 Effloreszenzen)
- Rötung, Ausschlag, Schmerz/schmerzhafte Spannung/Schmerzhaftigkeit, Schwellung und varizellenartiger Ausschlag (im Mittel 2 Effloreszenzen an der Injektionsstelle)
- Reizbarkeit.

Gelegentliche unerwünschte Wirkungen (≥ 0,1 % und < 1 %)
- Kopfschmerzen, Schläfrigkeit
- Konjunktivitis
- Husten, Obstruktion der Nasen- und Atemwege, Rhinorrhoe
- Appetitlosigkeit
- Influenza, Gastroenteritis, Otisis, Otitis media, Pharyngitis, Varizellen, virales Exanthem, Virusinfektion
- Durchfall, Erbrechen
- Kontaktdermatitis, Windeldermatitis, Erythem, Miliaria rubra, Pruritus, Urtikaria
- Asthenie/Müdigkeit, Ekchymose, Hämatom, Verhärtung, Taubheit und Erwärmung an der Injektionsstelle, Unwohlsein
- Weinen, Schlaflosigkeit, Schlafstörungen.

Seltene unerwünschte Wirkungen (≥ 0,01 % und < 0,1 %):
- Lymphadenopathie, Lymphadenitis, Thrombozytopenie
- Apathie, Nervosität, Unruhe, Hypersomnie, verändertes Traum-

verhalten, Gefühlsschwankungen, unsicherer Gang, Fieberkrämpfe, Tremor

- akute Konjunktivitis, vermehrter Tränenfluss, Lidödem, Irritationen
- Ohrenschmerzen
- Sinusitis, Niesen, Lungenstauung, Nasenbluten, Rhinitis, pfeifendes Atemgeräusch, Bronchitis, Infektionen der Atemwege, Phneumonie-Infektion, Candidiasis, grippeähnliche Erkrankung, nicht giftiger Biss/Stich
- Bauchschmerzen, Übelkeit, Blähungen, Hämatochezie (Blutstühle), Ulzera in der Mundhöhle
- Gesichtsröte, Bläschen, atopische Dermatitis, Ekzem, Akne, Herpes simplex, Quaddeln, Quetschung, Dermatitis, Hyperpigmentierung, Arzneimittelexanthem, Impetigo, Hautinfektion, Masern, Sonnenbrand
- Gliederschmerzen, Muskelschmerzen, Schmerzen im Bereich der Hüfte, der Beine oder des Nackens, Steifheit
- Extravasation
- Ekzem, Erwärmung, Quaddeln, Verfärbung, Entzündung, Steifheit, Verletzung und raue/trockene Haut an der Injektionsstelle; Ödem/Schwellung, Schmerz/schmerzhafte Spannung/Schmerzhaftigkeit; Wärmegefühl, Überwärmung; Einblutung durch Gefäßpunktion; abnorme Veränderung der Lippen, Herpes zoster.

Sehr seltene unerwünschte Wirkungen (< 0,01 %):

- Thrombozytopenie (einschließlich ITP), Lymphadenopathie
- Apoplexie, Krämpfe mit und ohne Fieber; Guillain-Barré-Syndrom; transverse Myelitis, Bellsche Lähmung; Ataxie, Schwindel/Benommenheit; Parästhesie, aseptische Meningitis.
- Pharyngitis; Pneumonitis
- Stevens-Johnson-Syndrom; Erythema exsudativum multifor-

me; Schoenlein-Henoch-Purpura; sekundäre bakterielle Infektionen der Haut und der Weichteile, einschließlich Impetigo und Zellulitis

- Enzephalitis(a); Pharyngitis, Pneumonie(a); Herpes zoster(a)
- Reizbarkeit
- Anaphylaxie bei Personen mit oder ohne Allergie in der Anamnese.

Bei gesunden Personen selten Papelbildung, bei Risikopatienten milde und kurzdauernde bläschenartige Ausschläge. Bei negativem serologischem Befund empfiehlt der Hersteller, nach drei Monaten erneut zu impfen. Es darf nicht intravenös oder intradermal injiziert werden. Bei dem Impfstoff müssen die Lagerungshinweise und das Verfalldatum genau beachtet werden, und die Kühlkette muss eingehalten werden.

Der Impfstoff, der 1973 entwickelt wurde, ist das letzte Angebot auf dem Pharmamarkt zur »Ausmerzung« sämtlicher Kinderkrankheiten. Dieser Impfstoff war in Deutschland anfangs nicht für Massenimpfungen bei normalen Kindern zugelassen. Er wurde nur bei Kindern, die an Krebs oder Leukämie erkrankt waren, verwendet, die chemotherapeutisch behandelt werden. Kinder, deren Immunsystem geschwächt ist oder die immunschwächende Medikamente einnehmen, dürfen ansonsten nicht geimpft werden. Allerdings kann gerade das Varizellavirus Krebs verursachen. Dass dies durch die Impfung auch geschehen kann, lässt sich wegen der kurzen Erfahrung mit dem neuen Impfstoff nicht ausschließen. In Laborversuchen lösten Windpockenviren bei Mäusen Krebsbildung aus (Randall-Neustädter).

Derselbe Autor gibt an, dass bei 2–10 % der Geschwister von Windpocken-geimpften, leukämiekranken Kindern Windpockensymptome auftraten. Damit kann das geimpfte Kind zu einem Krankheitsüberträger werden, wie wir das bereits von anderen

Impfstoffen wissen. Die Impfung kann auch Gürtelrose auslösen. Bei einem gesunden fünfjährigen Kind entwickelte sich 40 Monate nach der Windpockenimpfung Herpes zoster in der Hautzone über den Augennerven. Es wurde wegen hohem Fieber und schmerzhaftem, bläschenartigem Hautausschlag in der linken Gesichtshälfte ins Krankenhaus eingewiesen. Dies ist nicht der einzige Fall von Gürtelrose nach einer Windpockenimpfung, der stationär versorgt werden musste. Bei einer normalen Gürtelrose erfolgt ganz selten eine Krankenhauseinweisung (Matsubara u. a. 1995).

Um Impfstoffe gegen die Kinderkrankheiten durchsetzen zu können, wurde immer behauptet, diese seien entweder nicht behandelbar (Polio) oder die Komplikationen wären nicht tragbar (Tuberkulose nach Keuchhusten). Jeder medizinische Laie sieht aber nun, dass diese Argumente bei der Windpockenimpfung nicht ziehen. Diese Erkrankung verläuft so harmlos, dass sie nicht einmal behandelt werden muss. Komplikationen sind selten und auch nicht schwerwiegend. Was könnte es nun sonst noch für Gründe geben, um gegen diese Krankheit zu impfen?

Es ist sehr wichtig, dass ein möglichst großer Prozentsatz der Bevölkerung die Windpocken durchgemacht hat, um eine natürliche Immunität zu bilden. Die angebliche Schutzdauer des Impfstoffes beträgt maximal 2 Jahre. Im Gegensatz dazu verleiht das Durchmachen der Erkrankung eine lebenslang anhaltende Immunität. Geimpfte Menschen könnten sich in falscher Sicherheit wiegen, gegen die Krankheit geschützt zu sein. Das kann besonders für Schwangere sehr gefährlich sein. Schwangere, die keine natürliche Immunität gegen Windpocken haben und sich in den ersten drei Monaten oder am Ende der Schwangerschaft mit dem Varizella-Zoster-Virus infizieren, können die Krankheit auf das ungeborene oder gerade geborene Kind übertragen. Das kann dann allerdings sehr gefährlich werden. Die Impfung könnte auch dazu beitragen, dass sich Erwachsene häufiger mit Windpocken infizieren. Bei Erwach-

senen verläuft die Krankheit schwerer, und es treten eher Komplikationen auf als bei Kindern. Es kann sich z.B. eine Gürtelrose entwickeln, die oft sehr schmerzhaft ist. Schulmedizinisch ist diese Komplikation kaum zu behandeln, wohingegen die Homöopathie und auch die Naturheilkunde entsprechende Mittel kennen.
Diese Krankheit ist wirklich die harmloseste von allen.
An Windpocken sterben nur jene Kinder, denen entzündungshemmende oder fiebersenkende Medikamente verabreicht werden. In den USA sterben aus diesem Grund etwa 100 Kinder pro Jahr. So ist es ein Ding der Unmöglichkeit, wie bedenkenlos der gewöhnliche Schulmediziner mit Impfstoffgiften hantiert.
In Deutschland wird diese Impfung von den Ärzten nicht empfohlen, aber Sie können die Impfung als Elternteil verlangen.
Die Varizellen-Impfung erhöht das Risiko für Diabetes und Krebs.

Über alle anderen Impfungen können Sie ausführlich in unseren Ratgebern »Impfschäden« und »Impfschäden behandeln« lesen.

Zusammenfassung
Eine Impfung der Gesamtbevölkerung würde eine allgemeine Verschlechterung der Immunitätslage zur Folge haben. Durch die Impfung würden vermehrt Säuglinge und Erwachsene an den Windpocken erkranken, wobei eher gefährliche Komplikationen zu erwarten sind. Ein geimpfter Mensch ist ein potenzieller Krankheitsüberträger. Die Windpockenimpfung kann langwierige und schwierige Fälle von Herpes zoster auslösen.

Zeckenkrankheiten

Die durch Zecken übertragenen Krankheiten werden zwar nicht zu den infektiösen Kinderkrankheiten gezählt, aber an dieser Stelle besprochen, weil viele Eltern sich durch die Impfaufrufe verunsichert fühlen. Zuerst einmal sollten Sie sich darüber im Klaren sein, dass ein Zeckenbiss noch lange nicht zu einer Erkrankung führt. Selbst nach dem Biss einer infizierten Zecke erkrankt nur etwa jeder Zehnte. Das Risiko einer Infektion mit Borrelien ist dagegen 500- bis 1000-mal größer als die Gefahr, an Enzephalitis zu erkranken.

Zecken sind am blutgierigsten bei feuchtwarmer Witterung, vor allem im Frühjahr und Herbst. Die Zecke wird in der Regel nicht sofort am Körper bemerkt, da sie ein örtliches Betäubungsmittel absondert. Je länger die Zecke saugt, desto größer kann die Gefahr einer Krankheitsübertragung werden. Sie kann Erreger von anderen Lebewesen übertragen, ohne selbst zu erkranken. Eine Zecke kann bis zu neun Tage saugen. Sie lässt sich vom Körper abfallen, sobald sie satt ist.

Lyme-Borreliose

Kurzbeschreibung

Die Lyme-Krankheit wird meist durch Zecken übertragen und betrifft vor allem die Gelenke, das Herz und Nervensystem. Diese Art der Borreliose kann neben Zecken auch von anderen Schmarotzern übertragen werden. Die Krankheit verdankt ihren Namen dem erstmaligen Auftreten 1976 in der kleinen Ortschaft Lyme

(USA). In Europa verläuft die Krankheit meist nicht so schwer wie in den USA.

Der Erreger
Das Bakterium Borrelia burgdorferi ähnelt dem Erreger der Syphilis. Es lässt sich über einen Bluttest nachweisen.

Empfänglichkeit
Etwa 5–35 % der Zecken sind infiziert, aber in den meisten Fällen werden die Abwehrkräfte eines gesunden Kindes mit dem Erreger fertig. Anders verhält es sich, wenn das Abwehrsystem eines Kindes durch Antibiotika oder fiebersenkende Medikamente geschwächt ist (siehe Fallbeschreibung).

Der Krankheitsverlauf
Die Anfangssymptome sind leicht und unspezifisch. Sie können sich über einige Wochen hinziehen. Es besteht ein allgemeines Unwohlsein mit leichten Kopfschmerzen und manchmal grippeähnlichen Symptomen. An der Bissstelle zeigt sich eine umschriebene, bis 2-Euro-Stück große Rötung, die sich von der Bissstelle fortbewegen kann (Wanderröte). Da diese Frühsymptome nicht immer erscheinen, ist es manchmal sehr schwer, die oftmals erst nach Monaten auftretenden Spätsymptome mit dem Zeckenbiss in Verbindung zu bringen. Sie ist dann nicht mehr so leicht zu behandeln, da man den Zusammenhang nicht erkennt. Das ist einer der Gründe, warum sie mehr zu fürchten ist als die Enzephalitis. Die Borreliose ähnelt in ihrem Spätstadium, zu dem es aber nicht oft kommt, der Syphilis mit Gelenksentzündungen, Zersetzung der Gelenke, Rheuma, Herzmuskelentzündung mit Reizleitungsstörungen, besonders schmerzhaften neurologischen Störungen, Lähmungserscheinungen wie Gesichtslähmung usw.

Behandlung
Die Schulmedizin setzt im Frühstadium der Borreliose hochdosiert Antibiotika ein. Dadurch verschwinden zwar die Symptome der Krankheit, aber die Menschen fühlen sich häufig danach nicht mehr richtig gesund. In einem fortgeschrittenen Stadium bilden sich trotz Antibiotikabehandlung die Symptome nur selten vollständig zurück.
Mit homöopathischer Behandlung ist jedoch eine vollständige Heilung möglich. Ein wichtiges Mittel ist die BORRELIA-NOSODE. Sie wird, wenn angezeigt und erst wenn die Symptome sich richtig zeigen, in einer C- oder LM-Potenz je nach Schwere des Krankheitsbildes jeden 2. bis 3. Tag wiederholt. Daneben kommen noch sehr viele andere Mittel in Frage, die helfen können, die Krankheit auszuheilen.

Frühsommer-Meningoenzephalitis (FSME)

Kurzbeschreibung
Diese durch Zecken übertragene Viruserkrankung führt zu einer Entzündung des Gehirns. Im Verhältnis zur Lyme-Borreliose ist sie sehr viel seltener und hinterlässt auch kaum Restschäden. In den Medien nimmt sie jedoch wegen der FSME-Impfung einen größeren Stellenwert ein. Diese Impfung richtet sich allerdings nur gegen die Gehirnhautentzündung und nicht gegen die Lyme-Borreliose.

Der Erreger
Anders als das Borrelia-Bakterium, welches weltweit verbreitet ist, kommt das Zeckenenzephalitisvirus nur in ganz bestimmten Gegenden vor, und auch dort sind nur etwa 0,2 bis 0,5 % der Zecken infiziert.

Verlauf
Die Krankheit kommt 1–2 Wochen nach dem Zeckenbiss durch grippeähnliche Beschwerden zum Ausbruch, wie Fieber, Kopfschmerzen, Gliederschmerzen und Schnupfen, die etwa eine Woche lang anhalten. Sie befällt das Gehirn, vor allem die Gehirnhäute und das Rückenmark. Die Gehirnhautentzündung zeigt sich durch plötzlich einsetzendes hohes Fieber, Kopfschmerzen, Nackenschmerzen, Bewusstseinsstörungen und teilweise überstreckten Rücken.
Bei etwa 95 % der Betroffenen ist damit die Krankheit ausgestanden. Die restlichen 5 % bekommen nach 1–2 Wochen Kopfschmerzen, hohes Fieber mit Abgeschlagenheit und Unwohlsein. Erst jetzt zeigt sich die richtige Entzündung des Gehirns und der Hirnhäute. Später entwickeln sich bei einem kleinen Teil der Erkrankten vorübergehende Lähmungen der Arme und Beine, Schluck- und Atembeschwerden und starke Nervenschmerzen.

Allgemeine Maßnahmen vor und bei einem Zeckenbiss
Sie können Folgendes tun:

1. Stärken Sie das Immunsystem durch gesunde, vollwertige Ernährung, Keimlinge und aufbauende Heilmethoden. Nicht durch Impfstoffe, Antibiotika, Fieberzäpfchen u. a. schwächen!
2. Entfernen Sie die Zecke am besten mit einer Zeckenpinzette, indem Sie sie so nah wie möglich am Kopf fassen und langsam gegen den Uhrzeigersinn herausziehen.
3. Abdeckende Stoffe wie Nagellack, Klebstoff, Öl oder Petroleum sollten nicht verwendet werden, da diese die Zecke zum Erbrechen reizen und eine Infektion dadurch begünstigt wird.

Sollte der Kopf abreißen, so kann eine örtliche Entzündung entstehen, die nicht gefährlich ist. Es ist nicht nötig, den Kopf herauszustanzen. Geben Sie SILICEA C 200, anfangs 2-mal täglich eine Gabe. Dadurch wird der Kopf aus dem Gewebe befördert.

Behandlung

Schulmedizinisch gibt es keine Möglichkeit, Viren zu bekämpfen. In der Homöopathie wird die Zeckenbissfieber-Nosode eingesetzt in einer LM-Potenz oder D-Potenz (C-Potenzen sind nur im Ausland erhältlich). Die weitere Behandlung entspricht der einer Meningitis.

- Versorgen Sie die Wunde mit zwei Tropfen ECHINACEA Urtinktur oder LEDUM C 200, die Sie in etwas Wasser auflösen, damit der Alkohol nicht auf der offenen Wunde brennt.
- Geben Sie innerlich die ZECKENBISSFIEBER-NOSODE D 200, eine Gabe, bis zu 12 Stunden nach dem Biss. Sollten Sie die Zecke später entdecken, so können Sie die Zeckenbissfieber-Nosode wegen der Gefahr einer Überreaktion nicht mehr verwenden. Nehmen Sie jetzt in 4-stündigem Abstand eine Gabe Ledum, je nach Zustand wiederholen.
- Sollte es zu einer Rötung kommen, so können Sie mit ARSENICUM ALBUM oder LACHESIS (bei bläulich roter Verfärbung und Berührungsempfindlichkeit) weiter behandeln.

Fallbeschreibung

Ein zweijähriger Junge wurde von einer Zecke gebissen. Einige Tage später traten eine Steifigkeit der Schulter- und Nackenmuskulatur sowie starke Kopfschmerzen auf, und die Bissstelle verfärbte sich rot. Es bestand der Verdacht auf Borreliose, zumal das Immunsystem des Kindes durch Fieberzäpfchen und Antibiotika geschwächt war. Es erhielt erst SULFUR, um die allopathischen Medikamente auszuleiten, später LEDUM, worauf die Schulter-Nacken-Steifigkeit verschwand, und zuletzt LACHESIS, womit sich die Rötung legte.

Die Zeckenbissimpfung

Zusammensetzung des Impfstoffs

Es handelt sich hier um einen Passivimpfstoff, der mit Antikörpern gegen das FSME-Virus angereichert ist. Das Virus wird auf Mäusehirnen und Hühnerembryonalzellen gezüchtet.

Die Hilfsstoffe sind: Aluminiumhydroxid, Humanalbumin als Stabilisator, Thiomersal, Formaldehyd, Protaminsulfat, Gentamicin und Neomycin.

Im Beipackzettel des FSME-Immun-Impfstoffes werden folgende mögliche Nebenwirkungen aufgeführt: lokale Rötung, Schwellung und Schmerzhaftigkeit an der Einstichstelle, Schweißausbrüche, Schüttelfrost, Kopfschmerzen bei Kindern über 3 Jahre, Erbrechen, Durchfall, Fieberkrämpfe, Kribbeln, Taubheitsgefühl, Missempfindungen, Schwellung der Schleimhäute, Sehstörungen, Schwellung der benachbarten Lymphdrüsen, juckender Hautausschlag, Abgeschlagenheit, Übelkeit, Erbrechen, Muskel- und Gelenksbeschwerden im Nackenbereich, Fieber, Nervenentzündungen unterschiedlichen Schweregrades. Guillain-Barré-Syndrom, aufsteigende Lähmungen bis zur Atemlähmung mit tödlichem Ausgang. Bei Patienten mit Multipler Sklerose oder Iridozyklitis (einer Augenentzündung) kann durch die Impfung ein Schub ausgelöst werden. Eine Multiple Sklerose wurde bei einem 34-jährigen Mann als FSME-Impfschaden anerkannt (arznei-telegramm 3/95). Auch schwerste Formen von Pseudopoliomyelitis mit Symptomen der Kinderlähmung wurden beobachtet. Das arznei-telegramm schließt daraus: »Gegen die Verwendung des FSME-Immunglobulins spricht zum einen dessen ungenügender Schutz, der bei etwa 60 % liegen soll. Zum anderen kann das Immunglobulin einen schweren Krankheitsverlauf provozieren.« (at 12/93)

Die Wahrscheinlichkeit, einen Impfschaden unterschiedlichen Schweregrades durch die FSME-Impfung zu bekommen, liegt bei 1:32000. Das Risiko, sich durch einen Zeckenbiss zu infizieren, liegt dagegen nur bei 1:78000. Das Risiko, einen bleibenden Schaden durch die Impfung davonzutragen, ist also knapp zweieinhalbmal größer als die Möglichkeit einer Infektion (at 6/91).

Innerhalb von sechs Jahren gab es 115 Berichte über Zwischenfälle in Verbindung mit FSME-Impfstoffen. Überwiegend handelt es sich um Zentralnervensystem-Störwirkungen, darunter Kopfschmerzen (30%), zerebrale Krampfanfälle (12%), schnelle Ermüdbarkeit (10%), Sensibilitätsstörungen (8%), Lähmungen (7%), Enzephalitis (6%), Meningismus (4%), Meningitis (3%) sowie Depressionen, Rückenmarkentzündung, Nervenentzündung, Reflexabschwächung, Verwirrtheitszustand u. a. Im Bereich der Sinnesorgane werden Doppelsehen und Schwindel (je 4%), Sehstörungen und Augenmuskellähmung (je 3%) sowie Taubheit, Störung des Geruchssinns und Lichtscheu beschrieben. 34% der gemeldeten Zwischenfälle gehen mit Fieber einher, 11% mit Übelkeit und Erbrechen, 7% mit Glieder- und 5% mit Nackenschmerzen (at 7/93).

Bei der Erwägung, ob man sich impfen lassen sollte oder nicht, muss auch berücksichtigt werden, dass eine Zeckenbissfieberenzephalitis bei fachkundiger Betreuung ausgeheilt werden kann, ein Impfschaden ist jedoch schulmedizinisch nicht zu behandeln.

Wegen ihrer hohen Rate an Nebenwirkungen wurde in Österreich erwogen, die FSME-Impfung ganz zu verbieten. Dazu ist es zwar bislang noch nicht gekommen, aber seit Ende August 1996 darf weltweit kein Kind unter 14 Jahren mehr nach einem Zeckenbiss mit FSME-Immunglobulin versorgt werden.

V. ANHANG

Dosierung homöopathischer Mittel

Die Dosierung und die Wahl der Potenz ist individuell zu handhaben. Man richtet sich nach dem Zustand und Schweregrad der Krankheit bzw. Disharmonie sowie dem Alter und der Empfindlichkeit des kranken Kindes. Es wird immer nur *ein Mittel* verabreicht, keine Mischungen.

Bei akuten Krankheiten

lösen Sie 1–3 Globuli (Kügelchen) oder Tropfen des passenden Mittels in einem Glas Wasser (ohne Kohlensäure) auf und rühren 20- bis 25-mal mit einem Löffel im Uhrzeigersinn um. Von dieser Lösung geben Sie alle 5 Minuten bis 12 Stunden einen Schluck zu trinken. Ein Teelöffel von dieser Lösung wird als eine Gabe bezeichnet. Ein Mittel sollte weder im Schlaf gegeben werden, noch sollte ein krankes Kind wegen einer Mittelwiederholung geweckt werden. Vor jeder Einnahme die Lösung erneut kräftig, jedoch behutsam umrühren. Sobald eine deutliche Besserung eintritt, verlängern Sie die Intervalle entsprechend.

Sie können auch direkt ein Kügelchen auf die Zunge geben, z. B. wenn das Mittel nur einmal täglich gegeben wird, das Kind nichts vom Löffel nehmen will oder wenn Sie auf Reisen sind.

Konstitutionelle Behandlung

Bei der konstitutionellen Behandlung wird das Mittel in der Regel einmal täglich bis zweimal wöchentlich gegeben. Es wird so lange verabreicht, bis das Kind ausgeglichen und die Wirkung zufriedenstellend ist oder wenn sich ein neuer Aspekt herauskristallisiert.

Was ist eine Gabe?

Eine Gabe bedeutet eine einmalige Verabreichung, wobei die Menge von Mittel zu Mittel unterschiedlich sein kann. Gewöhnlich bezeichnet man jedoch unter einer Gabe 1–3 Tropfen oder Globuli, die auch direkt auf die Zunge gegeben werden können.

Das Mittel wird abgesetzt

nach Heilung oder Eintreten einer Verschlimmerung. Es darf erst wieder eingesetzt werden, wenn dieselben alten Symptome wieder auftreten.

Die Potenzwahl

Die Höhe der Potenz ist neben der Wahl des richtigen Mittels (= Similimum) zweitrangig. Benutzen Sie die Potenzhöhe, mit der Sie sich wohl fühlen!

Wenn Sie spezifische körper- oder organbezogene Wirkungen erzielen möchten, sollten Sie ganz niedrige Potenzen wählen: Urtinktur bis D oder C 12. Diese wirken nicht so tief. Sie müssen daher öfter wiederholt und eventuell stärker dosiert werden.

Bei akuten Erkrankungen können sie jedoch manchmal keine Wirkung zeigen. Die Erfahrung hat gezeigt, dass die niedrigen Potenzen bei akuten Erkrankungen den Verlauf zwar abmildern können, aber nicht verkürzen.

Im Gegensatz dazu wirken die höheren Potenzen vor allem ab der C 200 sehr schnell. Sie bringen oft in wenigen Stunden eine Erleichterung und können den Verlauf der Krankheit erheblich verkürzen.

Haltbarkeit der Lösung

1–3 Tage je nach Reinheit des Wassers. Bei Erwachsenen kann die Haltbarkeit durch einige Tropfen Alkohol verlängert werden. Das Glas sollte stets mit einem Deckel zugedeckt und nicht der Sonne ausgesetzt sein. Starke Gerüche, wie ätherische Öle, Blumen, Kaffee, Seifen, Parfüms, Reinigungsmittel etc., können die Wirkung des Mittels aufheben.

Haltbarkeit der Kügelchen

Unbegrenzt bei richtiger Aufbewahrung (keine Entsorgung über Medikamenten-Sondermüll nötig).

Tabelle homöopathischer Mittel

In dieser Tabelle sind der Vollständigkeit halber auch Mittel erwähnt, die nicht im Buch beschrieben sind.

Name des Mittels	*Deutscher Name*	*Abkürzung*
Aceticum acidum	Essig	Acet-ac.
Aconitum napellus	Sturmhut	Acon.
Aethusa cynapium	Hundspetersilie	Aeth.
Allium cepa	Zwiebel	All-c.
Aloe socotrina	Aloe	Aloe
Alumina	Tonerde	Alum.
Anacardium orientale	Elefantenlaus	Anac.
Anagallis arvensis	Ackergauchheil	Anag.
Angustura vera	Borke von Galipea cusparia	Ang.
Antimonium crudum	Grauspießglanzerz	Ant-c.
Antimonium tartaricum	Brechweinstein	Ant-t.
Apis mellifica	Biene	Apis.
Argentum metallicum	Silber	Arg-m.
Argentum nitricum	Höllenstein	Arg-n.
Arnica montana	Arnika, Bergwohlverleih	Arn.
Arsenicum album	Arsen	Ars.
Arsenicum jodatum	Arsentrijodid	Ars-j.
Asarum europaeum	Haselwurz	Asar.
Aurum metallicum	Gold	Aur.
Barium carbonicum	Bariumcarbonat	Bar-c.
Barium jodatum	Bariumjodid	Bar-j.

Name des Mittels	*Deutscher Name*	*Abkürzung*
Barium muriaticum	Bariumchlorid	Bar-m.
Belladonna (Atropa belladonna)	Tollkirsche	Bell.
Bellis perennis	Gänseblümchen	Bellis.
Berberis vulgaris	Berberitze	Berb.
Borax veneta (Natrium boracicum)	Borax	Bor.
Botulinum	Wurstgift	Botul.
Bromium	Brom	Brom.
Bryonia alba	Weiße Zaunrübe	Bry.
Cactus grandiflorus	Königin der Nacht	Cact.
Caladium seguinum	Schweigrohr	Calad.
Calcium carbonicum	Austernschalenkalk	Calc.
Calcium phosphoricum	Calciumphosphat (phosphorsaure Kalkerde)	Calc-p.
Calcium sulfuratum	Gips, Alabaster	Calc-s.
Calendula officinalis	Ringelblume	Calend.
Camphora officinarum	Kampfer	Camph.
Cantharis vesicatoria	Spanische Fliege	Canth.
Capsicum annuum	Cayennepfeffer	Caps.
Carbolicuin acidum	Karbolsäure	Carb-ac.
Carbo animalis	Tierkohle	Carb-an.
Carboneum sulfuratum	Schwefelkohlenstoff	Carb-s.
Carbo vegetabilis	Holzkohle	Carb-v.
Carcinosinum oder Carcinominum	Krebs-Nosode	Carc.
Carduus marianus	Mariendistel	Card-m.
Castor equi	Pferdezehe	Cast-eq.
Caulophyllum thalictroides	Frauenwurzel	Caul.

Name des Mittels	*Deutscher Name*	*Abkürzung*
Causticum Hahnemanni	Hahnemanns Ätzstoff	Caust.
Chamomilla vulgaris	Kamille	Cham.
Chelidonium majus	Schöllkraut	Chel.
China officinalis	Chinarinde	Chin.
Cina (Artemisia maritima)	Zitwerblütensamen	Cina
Clematis erecta	Aufrechte Waldrebe	Clem.
Cocculus indicus (Anamirta cocculus)	Kockelskörnerstrauch	Cocc.
Coccus cacti (Dactylopus coccus)	Cochenillelaus	Coc-c.
Coffea cruda	Roher Bohnenkaffee	Coff.
Coffea tosta	gerösteter Kaffee	Coff-t.
Colchicum autumnale	Herbstzeitlose	Colch.
Colocynthis (Citrullus colocynthis)	Koloquinte	Coloc.
Corallium rubrum	Rote Koralle	Cor-r.
Crataegus oxyacantha	Weißdorn	Crat.
Croton tiglium	Krotonöl	Crot-t.
Cuprum metallicum	Kupfer	Cupr.
Cuprum arsenicosum	Kupferarsenit	Cupr-ars.
Derris pinnata	unbekannt (chinesische bohnenartige Pflanze)	Der.
Dioscorea villosa	Yam	Dios.
Diphtherinum	Diphtherie-Nosode	Dipht.
Dolichos pruriens	Juckbohne	Dol.
Drosera rotundifolia	Sonnentau	Dros.
Dulcamara (Solanum dulcamara)	Bittersüßer Nachtschatten	Dulc.

Name des Mittels	*Deutscher Name*	*Abkürzung*
Echinacea angustifolia	Echinacea	Echi.
Euphrasia officinalis	Augentrost	Euphr.
Ferrum metallicum	Eisen	Ferr.
Ferrum phosphoricum	Eisenphosphat	Ferr-p.
Fluoricum acidum	Flusssäure	Fl-ac.
Gelsemium sempervirens	Jasmin	Gels.
Glonoinum	Nitroglyzerin	Glon.
Graphites	Reißblei	Graph.
Gunpowder	Schießpulver	Gunp.
Hamamelis virginica	Zaubernuss	Ham.
Hekla lava	Hekla lava	Hekla
Hepar sulfuris calcareum	Hahnemanns Calciumsulfid	Hep.
Hippozaenium (Malleinum)	Nosode der Pferdenetz-krankheit	Hippoz.
Hydrastis canadensis	Kanadische Gelbwurz	Hydr.
Hypericum perforatum	Johanniskraut	Hyper.
Ignatia amara	Ignatiusbohne	Ign.
Illicium anisatum	Anis-Sternanis	Ill.
Ipecacuanha (Cephaelis ipecacuanha)	Brechwurzel	Ip.
Jalapa (Ipomoea purga)	Jalapenknolle	Jalap.
Kalium bichromicum	Kaliumbichromat	Kali-bi.
Kalium carbonicum	Kaliumcarbonat	Kali-c.
Kalium muriaticum	Kaliumchlorid	Kali-m.

Name des Mittels	*Deutscher Name*	*Abkürzung*
Kalium permanganatum	Kaliumpermanganat	Kali-per.
Kalium sulfuricum	Kaliumsulfat	Kali-s.
Kreosotum	Kreosot	Kreos.
Lac caninum	Hundemilch	Lac-c.
Lachesis muta (Trigonocephalus lachesis)	Buschmeister	Lach.
Lacticum acidum	Milchsäure	Lac-ac.
Lathyrus sativa	Platterbse	Lath.
Latrodectus mactans	Schwarze Witwe	Lat-m.
Ledum palustre	Wilder Rosmarin/ Sumpfporst	Led.
Lycopodium clavatum	Bärlapp	Lyc.
Lyssinum (Hydrophobinum)	Tollwut-Nosode	Lyss.
Magnesium carbonicum	Magnesiumcarbonat	Mag-c.
Magnesium phosphoricum	Magnesiumphosphat	Mag-p.
Medorrhinum	Gonorrhö-Nosode	Med.
Melilotus	Steinklee	Meli.
Mentha piperita	Pfefferminze	Menth.
Mercurius solubilis Hahnemanni	Hahnemanns lösliches Quecksilber	Merc.
Mercurius corrosivus sublimatus	Quecksilberchlorid	Merc-c.
Mercurius cyanatus	Quecksilberzyanid	Merc-cy.
Mercurius jodatus flavus (protojodatus)	gelbes Quecksilberjodid	Merc-j-f.
Mercurius jodatus rubrum (binjodid)	rotes Quecksilberjodid	Merc-j-r.
Millefolium	Schafgarbe	Mill.

Name des Mittels	*Deutscher Name*	*Abkürzung*
Mitchella repens	unbekannt (englisch: Partridge-Berry)	Mitch.
Muriaticum acidum	Salzsäure	Mur-ac
Naphthalinum	Naphthalin	Naph.
Natrium carbonicum	getrocknetes Natrium-carbonat	Nat-c.
Natrium muriaticum	Kochsalz	Nat-m.
Natrium sulfuricum	Glaubersalz	Nat-s.
Nitricum acidum	Salpetersäure	Nit-ac.
Nux moschata	Muskatnuss	Nux-m.
Nux vomica	Brechnuss	Nux-v.
Opium (Papaver somniferum)	Schlafmohn	Op.
Pertussin	Keuchhusten-Nosode	Pert.
Phellandrium aquaticum	Wasserfenchel	Phel.
Phosphorus	Phosphor	Phos.
Phosphoricum acidum	Phosphorsäure	Phos-ac.
Phytolacca decandra	Kermesbeere	Phyt.
Pilocarpinum	Pilocarpin	Pilo.
Plantago major	Breitwegerich	Plant.
Plumbum metallicum	Blei	Plb.
Podophyllum peltatum	Maiapfel (Fußblatt)	Podo.
Psorinum	Krätze-Nosode	Psor.
Pulex irritans	Floh	Pulex
Pulsatilla nigricans (Anemone pulsatilla)	Küchenschelle	Puls.

Name des Mittels	*Deutscher Name*	*Abkürzung*
Rheum officinale (palmatum)	Rhabarber	Rheum
Rhus toxicodendron	Giftefeu	Rhus-t.
Rubeolinum	Röteln-Nosode	Rubl.
Rumex crispus	Krauser Ampfer	Rumx.
Ruta graveolens	Weinraute	Ruta.
Sambucus nigra	Holunder	Samb.
Sanguinaria canadensis	Kanadische Blutwurzel	Sang.
Sanicula aqua	Mineralwasser aus Ottawa, Illinois, USA	Sanic.
Senega (Polygala senega)	Senegawurzel (Klapperschlangenwurzel)	Seneg.
Sepia officinalis	Tintenfisch	Sep.
Silicea terra (Silicium)	Kieselsäure	Sil.
Spigelia anthelmia	Wurmkraut	Spig.
Spongia marina tosta (Euspongia officinalis)	Meerschwamm (gerösteter)	Spong.
Staphisagria (Delphinium staphisagria)	Stefanskorn	Staph.
Stramonium (Datura stramonium)	Stechapfel	Stram.
Strontium carbonicum	Strontiumcarbonat	Stron-c.
Sulfur	Schwefel	Sulf.
Sulfuricum acidum	Schwefelsäure	Sulf-ac.
Symphytum officinale	Beinwell	Symph.
Syphilinum	Syphilis-Nosode	Syph.
Tabacum (Nicotiana tabacum)	Tabak	Tab.
Terebinthina	Terpentin	Ter.

Name des Mittels	*Deutscher Name*	*Abkürzung*
Tetanus	Tetanus-Nosode	Tet.
Thuja occidentalis	Lebensbaum	Thuj.
Tuberculinum bovinum	Tuberkulose-Nosode	Tub-bov.
Urtica urens	Brennnessel	Urt-u.
Valeriana officinalis	Baldrian	Valer.
Varicellinum	Windpocken-Nosode	Varic.
Veratrum album	Weiße Nieswurz	Verat.
Veratrum viride	Grüne Nieswurz	Verat-v.
Verbascum thapsus	Königskerze	Verb.
Vespa crabro	Wespe	Vespa
Zeckenbissfieber-Nosode	–	Zeck.
Zincum metallicum	Zink	Zinc.
Zincum phosphoricum	Zinkphosphid	Zinc-p.

Quellenverzeichnis

Albonici, H., Klein, P., Grob, Ch., Pewsner, D., *Schweizerische Impfkampagne gegen Masern, Mumps und Röteln,* Sonderdruck aus Schweiz. Zschr. GanzheitsMedizin 1/1994

Borland, D., *Children's Types,* Jain Publishers, New Delhi

Breisach, G. et al., *Tetanus-Andikörperbestimmung bei Kindern,* Dtsch. med. Wochenschrift Nr. 104/1979, S. 1409–1412

Buchwald, G., *Impfen, das Geschäft mit der Angst,* Hirthammer-Verlag, München

Buchwald, G., *Therapieresistentes Hirnkrampfleiden mit hochgradigem Intelligenzdefekt als Folge einer Kinderlähmungs-Schluckimpfung (Sabin), Erfahrungsheilkunde Acta medica empirica,* Zeitschrift Heft 5, 1986, Band 35, Haug Verlag, Heidelberg

Cayol, M., Tauveron, J., *Whole-body Protein turnover + hepatic Protein synthesis are increased by vaccination in man* (Centee de Recherche de Nutrition Humaine d'Auvergne, Clin-Sci-Colch. 1995 Oct., 89 [4] 389–96)

Coulter, Fischer, *Dreifachimpfung – Ein Schuss ins Dunkle,* Barthel & Barthel Verlag, Berg

Coulter, Harris, *Impfungen – der Großangriff auf Gehirn und Seele;* Hirthammer Verlag

Cournoyer, C., *Impfen –ja oder nein?,* Waldhausen Verlag

Delarue, F. + S., *Impfungen – der unglaubliche Irrtum,* Hirthammer Verlag, München

Delarue, S., *Impfschutz-Irrtum oder Lüge,* Hirthammer Verlag, München

Dyer, C., *Famlies win support for vaccine compensation claim* (BMJ, 1994, Sept. 24)

Edsal, G., *Excessive Use of Tetanus Toxid,* Boosters JAMA 1967, 8202: S. 111–113

Ehrengut, Wetal, *Über natürlich erworbene Tetanusantitoxine im Serum von Kindern und Erwachsenen in Mali,* Immunität und Infektion 11/1983, S. 229–232

Elswood, B. F., Stricker, R. B., *Polio vaccines and the origin of AIDS* (University of California, San Francisco, Mission Center, Med. Hypothesis 1995, Mar. 44 [3], 226)

Fishers, Charles E., *Diseases of Children und their homoeopathic treatment,* M. Bhattacharyya & Co., Calcutta, 1937

Friedrich u. a. (Departamento de Virologia, Rio de Janeiro 1995), *Genomic characterization of type 3 polioviruses isolated from vaccine-associated poliomyelitis cases in Brazil*

Herscu, P., *Die homöopathische Behandlung der Kinder,* Kai Kröger Verlag, Groß-Wittensee

Hof, H., Dorries, R., *Polioschutzimpfung heute: Kritische Anmerkungen* (Institut für Medizinische Mikrobiologie und Hygiene, Fakultät für klinische Medizin Mannheim der Uni Heidelberg, Immun-Infekt. 1995 Aug., 23 [4] 130–3)

Horaud, F., *An historical outline of the development of live poliovaccine and its non-target effects* (Institut Pasteur, Paris, Dev-Biol-Stand. 1995, 84, 117–22)

Mai, Ketal, *Über den Stand und die Dauer des Impfschutzes gegen Tetanus bei Kindern,* Dtsch. med. Wochenschrift Nr. 95/1970, S. 1044–1050

Maschikian, MV, Stollermann, G. H. (Hospital-Pract-of-at 1994, Sept. 15, 29 [9:69–73,76,7]), *Vaczine Associated Polio: A Case and its Lessons*

Müller, Neil Z., *Vaccines: Are they really safe and effective? A Parents's Guide to Childhood Shorts,* New Atlantean Press, Santa Fe, New Mexico 1992

Müller, Markus Dr. jur., *Die M+M+R-Impfkampagne des Bundes auf dem juristischen Prüfstand,* Separatdruck Schweizerische Ärztezeitung, Band 75, Heft 10/1994, Hans Huber Verlag Bern

Nathanson, N., Langmeier, AD, *The Cutter incident. Polio following formaldehyde-inactivated poliovirus vaccination in the USA during the spring of 1955* (Am-J-Epidemiol. 1995 Juli 15, 142 [2], 190–40, discussion 107–8)

Oeter, D., *Impfschutz und überstandene Kinderkrankheiten der Hamburger Schulanfänger von 1981, S.* 44, R. G. Fischer Verlag, Frankfurt 1987

Pilars de Pilar, C. E., Spiess, H., *Diphtherie und Tetanusantikörper bei Kindern und jungen Erwachsenen,* Dtsch. med. Wochenschrift Nr. 106/1981, S. 1341–1344

Roy, Ravi u. Lage-Roy, Carola, *Homöopathischer Ratgeber*

Nr. 3 Impfschäden

Nr. 4 Homöopathische Impfung

Nr. 5 Grippe

Nr. 9 Säugling – Wochenbett

Nr. 10 Kinderkrankheiten

Nr. 14 Neurodermitis

Nr. 15 Impfschäden und Behandlung

Verlag Lage & Roy, Murnau

Roy, Ravi u. Lage-Roy, Carola, *Selbstheilung durch Homöopathie,* Droemer Knaur Verlag, München 1988

Rumke, H. C., Oostvogel, P. M., Polio *in the Netherlands* (Laboratory for Clinical Vaccine Research, Epidemiol.-Infekt., 1995 Oct, 115 [2]: 289–98)

Sitzmann, F. C., *Pädiatrie,* Hippokrates Verlag 1995

State of World's Children, 1993 (Oxford Univ. Press, New York 1993); WHO – *Expanded Programme of Immunization. Immunization Information System* (WHO, Genf, 1994)

Strebel u. a., *Intramuscular injections within 30 days of Immunization with oral poliovirus vaccine – a risk factor for vaccine-associated paralytic poliomyelitis,* N. Engl. J. Med. 1995

Udani, UNICEF (Postgraduate Institute of Medical Science, Bombay Hospital 1994), *BCG vaccination in India and tuberculosis in children: newer facets*

Wyatt, H. V., *Poliovaccines: lessons learnt and forgotten* (University of Leeds, Publ.-Stu-Zool-Napoli-II 1995, 17 [1], 91–112)

Nützliche Adressen

Ravi Roy
Lehr- und Forschungsinstitut für Homöopathie
Hörnleweg 36, 82418 Murnau
Tel. 0 88 41 / 44 55, Fax 0 88 41 / 42 98

Dr. Montinari
Viale Orazio Flacco 11/19, I-70100 Bari
(erforscht Impfschäden)

Arzneimittelkommission der deutschen Ärzteschaft
Aachener Straße 233–237, 50931 Köln
Tel. 02 21 / 4 00 40, Fax 02 21 / 43 15

arznei-telegramm
Petzower Straße 7, 14109 Berlin
Fax 0 30 / 8 05 42 03
(Institut für Arzneimittelinformationen, nimmt Meldungen entgegen)

Arbeitskreis zur Selbsthilfe bei chemisch-pharmazeutischen Gesundheitsschäden (ASG)
Bismarckstraße 66, 38667 Bad Harzburg
Tel. 0 53 22 / 29 56

Dr. Dieter Knapp
Privates Forschungsinstitut für Biophysik und bioenergetische Medizin
Mittenwalder Straße 8, 82481 Mittenwald
Tel. 0 88 23 / 35 24

Dr. med. Dieter Rings
Mohrengässchen 5, 55590 Meisenheim
Tel. 0 67 53 / 43 79
(arbeitet mit dem Plasma-Print-Verfahren)

Dr. med. Gerhard Buchwald
Am Wolfsbühl 28, 95138 Bad Steben
Tel. 0 92 88 / 83 28
(Impfschadensgutachter)

Prof. Dr. med. Wolfgang Ehrengut
Am Kroog 5, 22147 Hamburg
Tel. 040 / 647 39 79
(Impfschadensgutachter)

Prof. Dr. med. Ulrich Kreuth
Am Brückweiherhof 7, 66593 Neunkirchen/Saar
Tel. 0 68 21 / 3 13 82
(Impfschadensgutachter nach Diphtherieimpfung)

Prof. Dr. med. Hans W. Kreth
Universitätsklinik
Josef-Schneider-Straße 2, 97080 Würzburg
Tel. 09 31 / 20 11
(Impfschadensgutachter, besonders nach Masernimpfung und allen Komplikationen mit Herpes)

Prof. Dr. med. Christian von Deuster
Klinik und Poliklinik für HNO-Kranke
Josef-Schneider-Straße 11, 97080 Würzburg
Tel. 09 31 / 2 01 23 72
(Impfschadensgutachter, besonders bei Hörstörungen)

Schutzverband für Impfgeschädigte
Franz Josef Pfeifer
In den Gärten, Postfach 1105, 35620 Hüttenberg
Tel. 0 64 41 / 7 16 70

Wolfgang Wilhelm
Spandauer Straße 31, 57072 Siegen
Tel. 02 71 / 2 28 23, Fax 02 71 / 2 48 97
(Rechtsanwalt des Schutzverbandes für Impfgeschädigte)

Interessengemeinschaft Impffreiheit für unsere Kinder
Postfach 45, I-39043 Klausen/Südtirol
Tel. (von D) 00 39 – 472 / 85 51 53

Arbeitsgruppe für differenzierte MMR-Impfungen
Dr. Albonico
Postfach, CH-3000 Bern 9

Ligue Nationale pour la Liberté des Vaccinations
4, Rue Saulnier, F-75009 Paris
Tel. (von D) 00 33 – 1 / 48 24 43 60

Stichwortverzeichnis

Martin Hirte

Impfen Pro & Contra

Das Handbuch für die
individuelle Impfentscheidung

Ein sachkundiger und aufschlussreicher Ratgeber, der sich unter Einbeziehung der neuesten Forschungsergebnisse mit der Notwendigkeit und den Risiken von Impfungen auseinandersetzt. Anhand des umfassenden Überblicks über alle Impfmöglichkeiten kann man schnell und pragmatisch entscheiden, welche Impfungen man für sich selbst oder sein Kinder als sinnvoll erachtet.

MensSana
BEI KNAUR